Mareile Stademann | Irini Tsangaveli
Ergotherapie und Inklusion

Spektrum Ergotherapie

Herausgeber

DEUTSCHER VERBAND DER
ERGOTHERAPEUTEN E.V. | DVE

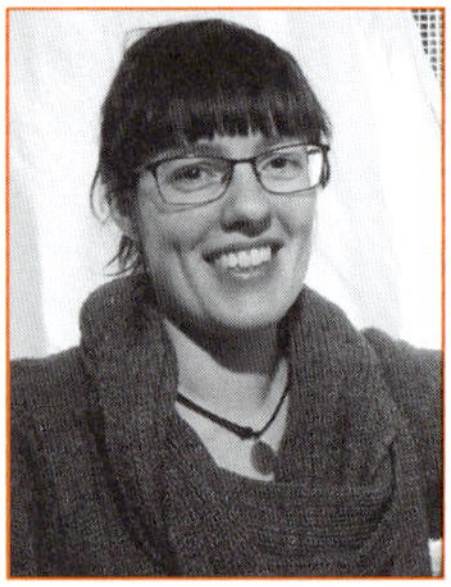

Mareile Stademann

ist Dipl.-Ergotherapeutin und Erlebnispädagogin. Lehrerfahrung sammelte sie während einer Lehrtätigkeit an der Alice-Salomon-Hochschule in Berlin mit den Schwerpunkten ‚Ergotherapeutische Grundlagen' und ‚Clinical Reasoning'. Derzeit ist sie als Ergotherapeutin in einer Praxis sowie nebenberuflich als Begleiterin für deutsch-französische Tandemsprachkurse tätig. Sie beschäftigt sich konstant mit der Herausforderung klientenzentrierter Kommunikation und inklusiver Prozessgestaltung, die Teilhabe ermöglicht und fördert – sei es die ihrer Klienten, Studenten, der jugendlichen Sprachkursteilnehmer oder im eigenen privaten und beruflichen Lebensumfeld.

- Kontakt: m.stademann@posteo.de

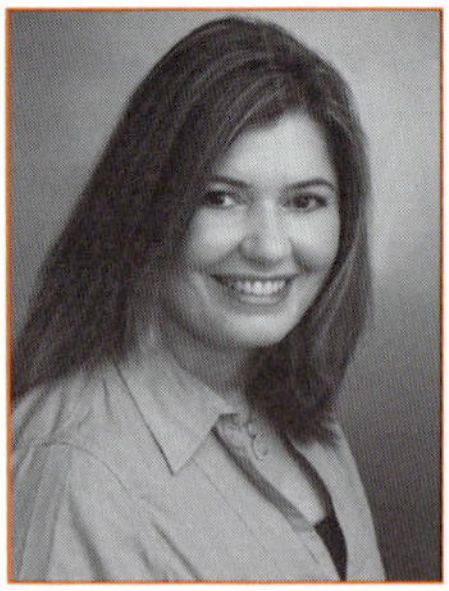

Irini Tsangaveli

absolvierte ihr Studium zur Dipl.-Ergotherapeutin mit dem Studienschwerpunkt Pädagogik/Lehre. Sie hat als wissenschaftliche Mitarbeiterin und Hochschuldozentin an der Hochschule Fresenius in Idstein gearbeitet, unter anderem mit den Lehrschwerpunkten ‚Ergotherapeutische Grundlagen', ‚arbeitstherapeutische' sowie ‚neurophysiologische und neuropsychologische Behandlungsverfahren'. Derzeit arbeitet sie in einer interdisziplinären Praxisgemeinschaft sowie als Referentin. Seit 2014 ist sie ehrenamtlich in der Landesgruppe Hessen des DVE tätig. Das Thema Inklusion begleitet sie seit ihrer Diplomarbeit in Fortbildungen und Infoveranstaltungen für verschiedene Berufsgruppen, in Projekten und in ihrer Arbeit mit Klienten.

- Kontakt: irini-tsangaveli@web.de

Mareile Stademann | Irini Tsangaveli

Ergotherapie und Inklusion

Schulz-Kirchner Verlag

Bibliografische Information der Deutschen Nationalbibliothek
Die Deutsche Nationalbibliothek verzeichnet diese Publikation in der Deutschen Nationalbibliografie; detaillierte bibliografische Daten sind im Internet über http://dnb.d-nb.de abrufbar.

1. Auflage 2016
ISBN 978-3-8248-1161-8
e-ISBN 978-3-8248-9975-3

Mollweg 2, D-65510 Idstein
Vertretungsberechtigte Geschäftsführer:
Dr. Ullrich Schulz-Kirchner, Nicole Haberkamm
Umschlagfoto: © Maren Ferber (bearbeitet von Jan Henker)
Lektorat: Susanne Koch, Petra Schmidtmann
Fachlektorat: Reinhild Ferber
Umschlagentwurf und Layout: Petra Jeck/Susanne Koch
Druck und Bindung: Medienhaus Plump, Rolandsecker Weg 33,
53619 Rheinbreitbach
Printed in Germany

Inhalt

Zur besseren Lesbarkeit und um die Sprache genderneutral zu halten, wird im Singular die weibliche Form, im Plural die männliche Form bei Personen benutzt. Selbstverständlich sind stets beide Geschlechter gemeint.

Vorwort

Liebe Leserinnen und Leser,

wir freuen uns sehr, dass Sie nun unser Buch in den Händen halten können. Die Auseinandersetzung mit Inklusion und die Frage nach Teilhabe begegnen uns mittlerweile nahezu überall in unserem Alltag, immer da, wo sich Menschen mit unterschiedlichen Interessen, Fähigkeiten und Zielen und unterschiedlichster Herkunft begegnen. Dass Ergotherapie und Inklusion zusammenhängen, wurde von unserer Berufsgruppe zu keiner Zeit infrage gestellt. Aber was bedeutet Inklusion für uns als Ergotherapeuten und als Teilhabende in verschiedenen Gemeinschaften? Mehr als nur die Frage, was es mit dem Wort und dessen Herkunft auf sich hat, sind uns im Laufe der Auseinandersetzung mit dem Thema die verschiedenen Dimensionen von Inklusion im alltäglichen Leben bewusster geworden. Lebe ich inklusiv? Handele ich inklusiv? Wo gehöre ich dazu? Warum gehöre ich dazu? Kann ich mitbestimmen? Diese und andere Fragen haben wir uns immer wieder gestellt, ganz unabhängig von unserem Beruf als Ergotherapeuten.

Als Ergotherapeuten sehen wir uns in der Umsetzung von Inklusion nicht nur als Unterstützer und Prozessbegleiter unserer Klienten, unter Umständen auch in neuen Arbeitsfeldern, sondern selbst als Akteure und Teilhabende.

So, wie wir in unserem Leben verschiedene Rollen einnehmen, von denen eine die der Ergotherapeutin ist, so sind wir auch in ganz verschiedenen Bereichen und auf unterschiedliche Weise mit Inklusion in Form von Teilhabe konfrontiert. In unserem Buch haben wir herausgearbeitet, in welcher Form uns Inklusion und die Frage nach Teilhabe von uns selbst und unseren Klienten in unserem täglichen Berufsumfeld begegnet, herausfordert und zu Veränderung inspirieren kann.

Ähnlich wie vermutlich viele unserer Leser wurden wir vor einigen Jahren auf den Begriff und die Diskussionen um Inklusion aufmerksam, woraufhin eine Diplomarbeit mit der Frage nach der Herkunft des Konstruktes Inklusion und der Kompatibilität mit ergotherapeutischen Grundannahmen entstand (Stademann, 2011). Aus dieser Herangehensweise resultiert vor allem der erste Teil des Buches.

Uns persönlich ist wichtig zu betonen, dass Inklusion nicht nur mit Schule und Behinderung zu tun hat. In der Auseinandersetzung mit den Hintergründen des Begriffs Inklusion wird schnell deutlich, dass es um weit mehr geht als eine ‚Schule für alle'. Daher ist uns auch der theoretische Teil besonders wichtig.

Irini Tsangaveli beschäftigte sich in ihrer Diplomarbeit (2011) konkret mit dem ergotherapeutischen Beitrag zum Projekt einer inklusiven Schule. Dieses Buch stellt Vorschläge und Ideen von verschiedenen etablierten und auch neuen Arbeitsfeldern vor und zeigt auf, wo der ergotherapeutische Beitrag in der Umsetzung von Inklusion liegen könnte.

Was erwartet Sie in diesem Buch?
Angehende und bereits praktizierende Ergotherapeuten, aber auch Vertreter anderer Professionen finden in diesem Buch eine intensive Auseinandersetzung mit dem Begriff und dem Konstrukt Inklusion. Enthalten ist ebenfalls ein Überblick über die aktuelle Gesetzeslage in Deutschland, besonders den Gesundheitsbereich betreffend. Ein weiterer Teil des Buches befasst sich mit der konkreten Umsetzung von Inklusion aus ergotherapeutischer Sicht und den Möglichkeiten der ergotherapeutischen Beteiligung.

Ziel des Buches ist es, Inklusion greifbarer zu machen. Hierzu setzen wir auf alltagsnahe Beispiele, besonders aber auch darauf, die Inklusion von ihrem hohen Sockel der Ideologie herunterzuholen und möglichst niedrigschwellige Ansätze aufzuzeigen.

Ob in der Rolle als Ergotherapeutin oder privat, die Frage nach Inklusion stellt sich überall. Und genauso sind auch die Antworten zur Umsetzung nahezu überall zu suchen und zu finden. Wir wünschen unseren Leserinnen und Lesern Mut und Ideenreichtum für ihren ganz persönlichen Weg zur Inklusion und in diesem Sinne viel Freude an unserem Buch.

Herzliche Grüße

Irini Tsangaveli Mareile Stademann

Teil I:
Theorie und Überlegungen zur Umsetzung von Inklusion in der Ergotherapie

1 Die Entwicklung des Inklusionsgedankens

Wenn Sie den Begriff *Inklusion* hören, lesen, oder er in einer Diskussion aufkommt, welche Assoziationen kommen Ihnen dann in den Kopf? Fragt man Menschen auf der Straße nach dem Begriff *Inklusion,* diskutiert man mit Ergotherapieschülern oder -studierenden darüber oder spricht man mit erfahrenen Praktikern: Die Meinungen über die Thematik sind sehr unterschiedlich. Einige der Befragten sagen, das sei eine gute Sache. Andere wiederum belächeln das Thema und fragen, wie bei immer knapper werdenden finanziellen Ressourcen im Gesundheits- oder Bildungsbereich Inklusion umgesetzt werden soll.

Im Jahr 2014 feierte der Deutsche Verband der Ergotherapeuten (DVE) sein 60-jähriges Jubiläum. Seit der Gründung des Verbandes am 1. Oktober 1954 hat sich viel getan: In den 1950er Jahren stand vor allem die Etablierung der ergotherapeutischen Ausbildung im Vordergrund. 60 Jahre später hat sich unser Berufsverband die Akademisierung der Ergotherapie, die Perspektiven DVE/ET 2020[1] und die Umsetzung und Weiterentwicklung des DVE-Aktionsplans zur UN-Behindertenrechtskonvention (UN-BRK) auf die Fahnen geschrieben (Ottinger, 2014, S. 28–29). Auf die Frage der Chefredakteurin der Zeitschrift ERGOTHERAPIE UND REHABILITATION, ob das Thema Inklusion in den Köpfen der Leute angekommen sei, antwortet der Vorsitzende des Verbandes Arnd Longrée Folgendes:
„Nein, vielfach leider wohl nicht. Sicherlich wird durch die begonnene Diskussion um ein Bundesteilhabegesetz Bewegung in das Thema kommen. Derzeit wird der Begriff Inklusion vor allem mit der gemeinsamen Beschulung von Kindern mit und ohne Behinderung gleichgesetzt, wobei die Inklusion hier mittlerweile wegen der vielfach unsystematischen Umsetzung zunehmend kritischer gesehen wird. Doch ein Bewusstsein für die gesamte Bandbreite an Menschen, um die es bei dieser Thematik geht, zum Beispiel Menschen mit psychischen Erkrankungen, mit Sinnesbehinderungen, geistiger und/oder Körperbehinderung, ist bei weitem nicht vorhanden" (Ottinger, 2014, S. 28–29).

Bereits im Jahr 2009 stellte Hinz folgende These auf:
„Inklusion ist im deutschsprachigen Diskurs ein noch neu und fremd erscheinender Begriff, der zugleich bereits mit verschiedenen Bedeutungen und zunehmend inhaltlich unspezifisch als Modebegriff benutzt wird" (Hinz, 2009, S. 171). Mit dieser These kritisiert Hinz die unreflektierte und nicht einheitliche Definition des Begriffes Inklusion in der deutschsprachigen Literatur. Führt eine nicht einheitliche Definition des Begriffes Inklusion dazu, wie Longrée beschreibt, dass die Bandbreite der Zielgruppe die Inklusion eigentlich erfasst, sie in dem Bewusstsein der Menschen aber noch nicht angekommen ist? Hat sich in den letzten fünf bis sechs Jahren, also seit 2009, nichts getan? Stehen wir immer noch am Anfang? Hier kann ruhigen Gewissens ein ganz klares *Nein* signalisiert werden. Inklusion wird mittlerweile in vielen Sektoren thematisiert und an der Umsetzung wird aus unterschiedlichen Richtungen gearbeitet. In den letzten Jahren haben sich viele Instrumente und Ansätze entwi-

1 https://www.dve.info/fileadmin/upload/pdf/dve/ziele/Perspektiven2016.pdf

ckelt, die Ideen und Hilfestellungen zur Umsetzung des Inklusionsgedankens liefern. Dazu gehören z. B.:

- UN-BRK
- DVE-Aktionsplan
- Index für Inklusion in Kindertageseinrichtungen
- Index für Inklusion in Schulen
- Kommunaler Index für Inklusion
- u. v. m.

Um die Bandbreite von Inklusion in das Bewusstsein der Gesellschaft und an dieser Stelle vor allem unserer Berufsgruppe näher zu bringen, gilt es zunächst eine Basis zu schaffen. Hierzu ist es hilfreich, die historische Entwicklung bis zur Phase der Inklusion, Inklusion als Begriff und die Ursprünge des Inklusionsgedankens kennenzulernen und vor allem die aktuelle Debatte über das Thema Inklusion zu betrachten.

1.1 Von der Exklusion zur Inklusion

Um sich dem zu nähern, was Inklusion meint und beschreibt, lohnt es sich einmal genauer hinzusehen, wie sich die Herangehensweisen an die Vielseitigkeit des menschlichen Lebens im Laufe der Geschichte entwickelt haben. Wo steht Inklusion im Bezug zu Exklusion, Integration und anderen Konzepten? Bürli (1997, S. 55) sieht mit dem Konzept der Inklusion den Beginn einer neuen historischen Entwicklungsphase, die der Phase der Integration nachfolge. Exklusion, Separation und Kooperation sind nach Sander (2008a, S. 28 ff), in Anlehnung an Bürli (1997, S. 55 ff) die historischen Meilensteine, die zu einer integrativen Bildung und Erziehung und nachfolgend dann zur Inklusion führten.

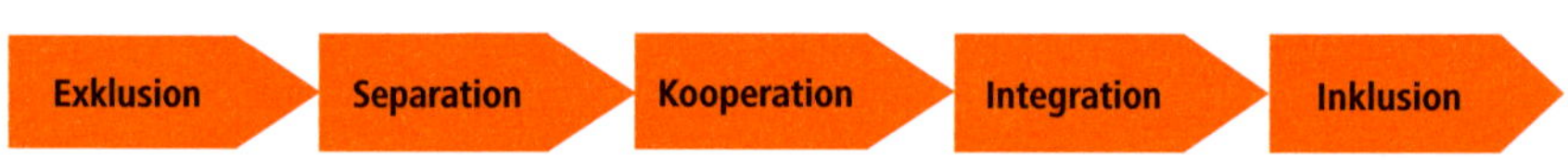

Abbildung 1: Die historischen Entwicklungsphasen bis zur Inklusion

Exklusion

Die Entwicklungsphase der Exklusion beschreibt Bürli (ebd., S. 56) mit der Ausgrenzung von Menschen mit Behinderung aus gesellschaftlichen Einrichtungen, insbesondere dem Bildungswesen. Sander (2008a, S. 28) zufolge lässt sich die Phase der Exklusion im geschichtlichen Kontext über 200 Jahre zurückzuverfolgen. Vor 200 Jahren existierte in der europäischen Kultur und Zivilisation keine öffentliche Unterstützung für Menschen mit Behinderung. Sie wurden in den meisten Fällen von ihren Familien oder Geschwistern miternährt und geduldet. Eine schulische oder berufsbezogene Ausbildung war für behinderte Menschen nicht vorgesehen (ebd.). Möckel (2007, S. 32) beschreibt, dass aus der Heilpädagogik vereinzelte Versuche zur Bildung behinderter Kinder hervorgegangen, diese jedoch Ausnahmen ohne Nachhaltigkeit geblieben seien.

Separation

Die zweite Entwicklungsphase, die der Separation, beginnt nach Sander (2008a, S. 28) mit dem Zeitalter der Aufklärung im 18. Jahrhundert. In dieser Zeit verbreitete sich nach und nach die theoretische Überzeugung, dass alle Menschen grundsätzlich bildungsfähig und gleichwertig seien. Die Folge waren verstärkte Bemühungen zur Durchsetzung der allgemeinen Schulpflicht. Insbesondere in diesem Zusammenhang entstanden die ersten systematischen Versuche, Kinder und Jugendliche mit Behinderungen auszubilden. Die Ausbildung erfolgte in besonderen Anstalten, abgetrennt vom übrigen Schulwesen. Im Laufe des 19. Jahrhunderts nahm die Zahl der Sonderschulen (heute: Förderschulen) für Kinder mit körperlichen oder geistigen Beeinträchtigungen aller Art beträchtlich zu. In Deutschland begannen die einzelnen Länder mit der Einführung der Pflicht zum Sonderschulbesuch. Diese verpflichtete die Eltern behinderter Kinder gesetzlich, ihr Kind auf eine separate Schule zu schicken. Das Stadium der Separation in Sonderschulen hielt über den Zeitraum des Ersten Weltkrieges sowie der Weimarer Republik an und kam den Nationalsozialisten im Zweiten Weltkrieg gelegen. Diese nutzten die separierten Behindertenschulen zur Verfolgung ihrer eigenen Ziele (ebd.).

Kooperation

Nach dem Zweiten Weltkrieg wurde das separate Sonderschulwesen in Deutschland erheblich ausgebaut (ebd., S. 30). Diese Phase beschreibt Sander als die Phase der Kooperation. In den 1960er Jahren wurde der Ausbau des Sonderschulwesens kritisiert. Die schulische Separation wurde als soziales Unrecht erkannt, insbesondere wenn sie ohne die Einwilligung der Betroffenen als negative Selektion erfolgte. Infolgedessen entstand der Versuch, die Separation der Sonderschulkinder durch vielfältige Formen der Zusammenarbeit mit Regelschulen abzubauen. In diesem Stadium begann die bildungspolitische Phase der Kooperation der Sonderschulen mit allgemeinen Schulen. Die Kooperation äußerte sich in unterschiedlichen Formen, z. B.:

- Besuch der Partnerklasse in anderen Schulen
- gemeinsame Schüler-Arbeitsgemeinschaften am Nachmittag
- Austausch einzelner Schüler oder Schülerinnen in bestimmten Unterrichtsfächern

Im Sinne der Separationsminderung blieb die Phase der Kooperation weitestgehend unwirksam. Sander (ebd., S. 31) kritisiert, dass dennoch in verschiedenen Regionen Deutschlands weiterhin auf Kooperation gesetzt werde. Er betrachtet die Phase der Kooperation als eine politisch wohlfeile Lösung. So erzeuge das Wort Kooperation auf dem Papier einen fortschrittlichen Eindruck, der eine weitergehende Forderung nach Gemeinsamkeit beschwichtige. Er trage aber in der Praxis innerhalb von Regelschulen zu keiner Öffnung für Kinder mit Behinderung, sondern im Gegenteil zu einem Fortbestand der Sonderschulen als selbstständige Institutionen bei (ebd.).

Daraus geht hervor, dass die Kritik an der schulischen Separation während der nachfolgenden Phase der Kooperation nicht verstummte. Hinzu kamen in den 1960er Jahren durchgeführte empirische Studien der Erziehungswissenschaften, die die pädagogische Effizienz der separierten Sonderschulformen infrage stellten. Das

Konzept der Pflicht-Sonderschule wurde in der Folge differenzierter, und zwar unter humanitären und pädagogischen Gesichtspunkten, auf einem Symposium des deutschen Bildungsrates 1973 diskutiert (ebd.). Etwa zur gleichen Zeit forderte auch erstmals die Vereinigung erwachsener Menschen mit Behinderung ihre Menschenrechte auf Nichtaussonderung in allen gesellschaftlichen Bereichen ein. Dies führte dazu, dass sich ab Mitte der 1970er Jahre immer mehr Eltern behinderter Kinder zusammenschlossen und gegen die Sonderschuleinweisungen wehrten. Die Phase der Integration hatte begonnen.

Integration

In Bezug auf die Sonderpädagogik wird nach Böhm (1994, S. 313) unter Integration das gemeinsame Unterrichten von Kindern mit und ohne Behinderung verstanden. Im Jahr 1974 beschrieb auch der Deutsche Bildungsrat unter dem Begriff Integration eine Konzeption, die einen gemeinsamen Unterricht von Kindern mit und ohne Behinderung ermöglichen sollte (Biewer, 2009, S. 122). Zu Beginn des 20. Jahrhunderts sind z.B. von Maria Montessori, Célestin Freinet und Peter Petersen von der Reformpädagogik wichtige Impulse für das gemeinsame Lernen ausgegangen (Eberwein, 2008, S. 19). Weiterführend stellen Schaub und Zenke (2000, S. 275) fest, dass innerhalb der Pädagogik der Begriff der Integration in verschiedenen Zusammenhängen definiert und verwendet wird. In diesem Zusammenhang kritisiert auch Markowetz (2007, S. 207 ff), dass die ursprüngliche Bedeutung des Begriffes Integration verlorengegangen scheine und heute völlig unterschiedliche Inhalte unter diesem Begriff verstanden würden. Dies führt er auf die Tatsache zurück, dass der Begriff der Integration heute auf eine vielfache Weise in allen Wissenschaftsbereichen und Alltagssprachen benutzt wird. Böhm (1994, S. 313) weist auf die unterschiedlichen Zusammenhänge hin, in denen Integration in der Pädagogik Verwendung findet. Als Anwendungsfelder benennt er die Ausländerpädagogik, die interkulturelle Pädagogik und die Sonderpädagogik. Nach Schaub und Zenke geht der Begriff Integration etymologisch zurück auf das lateinische „integratio", was im Deutschen mit „Erneuerung, Wiederherstellung eines Ganzen" (Schaub & Zenke, 2000, S. 275) übersetzt wird. Hillmann (1994, S. 377) bezieht sich bei der Wiederherstellung auf die Prozesse der verhaltens- und bewusstseinsmäßigen Eingliederung in beziehungsweise Angleichung an Wertstrukturen und Verhaltensmuster.

Nach Hillmann (ebd.) lässt sich der beschriebene Sachverhalt auf folgende drei Bereiche beziehen:

- Integration kann sich nur auf einzelne Personen beziehen, die in Gruppen, Organisationen oder andere relevante Bereichen einer Gesellschaft integriert werden.
- Integration kann zwischen verschiedenen Gruppen, Klassen, Schichten und Rassen einer Gesellschaft stattfinden.
- Integration kann zwischen verschiedenen Gesellschaften stattfinden, mit dem Ziel der Herausbildung neuer gemeinsamer kultureller Strukturen und sozialer Ordnungen.

1.2 Der Begriff Inklusion

Hinweis

Ein prägnantes Beispiel für die begriffliche Unsicherheit im Zusammenhang mit internationalen Dokumenten ist die deutsche Übersetzung der Salamanca-Erklärung (Biewer, 2009, S. 125).

Sander (2008a, S. 35) und Bürli (1997, S. 55) beschreiben die Entwicklungsphase der Inklusion als die Phase, die der Integration nachfolgt. Somit kann Inklusion als eine neue Entwicklungsphase angesehen werden. Innerhalb der deutschen Fachliteratur ist keine einheitliche Definition des Begriffes Inklusion erkennbar (Biewer, 2009, S. 125). Aufgrund dessen werden in den Debatten rund um die Thematik Inklusion auch kritische Thesen deutlich. So kritisiert z. B. Hinz (2002, S. 354) die undifferenzierte oder gar synonyme Verwendung der Begriffe Inklusion und Integration. Der Begriff Inklusion scheint ein viel verwendeter Begriff zu sein, doch ist er wenig geklärt und seine konkrete Bedeutung variiert je nach Kontext (Hajkova, 2006a, S. 112).

Den Grund, weshalb die Begriffe Inklusion und Integration nicht klar und differenziert definiert werden, führt Sander (2002, S. 9) auf die Auseinandersetzung in internationalen Dokumenten zurück.

Die österreichische UNESCO-Kommission übersetzte 1996 die Begriffe wie folgt:

- Inclusion = Integration
- Inclusive school = Integrative Schule

(Biewer, 2009, S. 125)

Die Übersetzung zeigt auf, dass die Begriffe Integration und Inklusion als ein und dasselbe Konzept angesehen und synonym verwendet wurden. Auch Biewer zufolge „… bestand zum damaligen Zeitpunkt noch kein Bewusstsein darüber, dass diese Übersetzung möglicherweise den Sachverhalt nicht genau trifft" (ebd.). Wie in der ersten Hälfte der 1990er Jahre im englischsprachigen Raum die Begriffe „Mainstreaming/Integration" zu „Inclusion" (ebd., S. 126) substituiert wurden, ist eine ähnlich schnelle Begriffssubstitution des Begriffes Integration durch Inklusion im deutschsprachigen Raum erkennbar.

Die ungenaue und dadurch unzutreffende Übersetzung der genannten Begriffe zeigt die elementare Notwendigkeit auf, den Begriff Inklusion genau zu betrachten und zu definieren.

Herleitung und Definition des Begriffes Inklusion

Nach Speck (2010, S. 60) geht der Begriff der Inklusion etymologisch auf das lateinische „includere" zurück, was mit „einschließen" übersetzt werden kann.
Auch im Duden online (2011[2]) wird Inklusion als „Einschließung, Einschluss; das Enthaltensein in etwas" definiert.

2 Duden online (2011). Inklusion. http://www.duden.de/zitieren/10121598/1.6 [14.10.2014].

Folgende Fragen sind bei diesen Definitionen naheliegend:
- Wer oder was ist oder wird eingeschlossen?
- Worin wird er oder sie eingeschlossen?

Beispiel

Im Mittelalter ließen sich z. B. fromme Menschen, die sich von der Welt abwandten und ihr Seelenheil in der Abgeschiedenheit als Eremiten suchten, in separaten Häuschen, sogenannten Klausen, einmauern, also einschließen (Speck, 2010, S. 62).
Diese Form des Eingeschlossenseins ist *nicht* im Sinne des Inklusionsgedankens.

Der Paradigmenwechsel der Gesellschaft hat zu einem gegenteiligen Begriffsverständnis geführt. Unter dem Begriff Inklusion wird aus heutiger Sicht ein soziales Eingeschlossensein verstanden (Speck, 2010, S. 62). Dabei sind folgende zwei Bereiche von Relevanz:
- Eingeschlossensein wird als ein Zugehörigsein zu einer Gemeinschaft und
- Einbezogensein in lebensrelevante Kommunikationszusammenhänge verstanden.

Definition des Begriffspaares Exklusion und Inklusion in der Soziologie
In der Soziologie wurde als Erstes versucht, das Begriffspaar Inklusion und Exklusion wissenschaftlich differenzierter zu sehen und zu klären. Dabei bezieht sich Speck im Besonderen auf Niklas Luhmann. Demnach bezog Luhmann den Begriff Inklusion auf die verschiedenen Partizipationsmöglichkeiten und -schwierigkeiten des Individuums in der modernen, funktional differenzierten Gesellschaft. Im weiteren Verlauf stellte er der Inklusion die Exklusion gegenüber und führte so das Begriffspaar in die wissenschaftliche Diskussion ein (ebd., S. 63).

Merke

Hier darf es zu keinen Verwirrungen kommen! Auch wenn vielerorts der Begriff Inklusion vorwiegend mit der Beschulung behinderter Kinder in Regelschulen einhergeht, umfasst Inklusion aber viele gesellschaftliche Bereiche.

Definition des Begriffes Inklusion im Bereich Bildung
Im Bereich der Bildung tritt die Phase der Inklusion dann ein, wenn die pädagogischen Bedürfnisse aller Kinder betrachtet werden. Somit setzt Inklusion bewusst bei der ganzen Klasse an, und ein inklusiver Unterricht berücksichtigt nicht nur das Integrationskind. Im Gegenteil werden die speziellen Bedürfnisse und Fähigkeiten **aller** Mitschüler beachtet, seien es Schwächen oder Begabungen.

Allgemeingültige Definition des Begriffes Inklusion
Nach Wunder (2010, S. 27) steht Inklusion im Kontext der Anforderungen und der Frage nach der Organisation eines Lebens in Vielfalt. Damit ist das wesentliche Bezugsthema der Inklusion grundsätzlich für jede Person von Interesse, sowohl in privater als auch in beruflicher Hinsicht.
Diese Vielfalt spiegelt sich auch in der Definition des Begriffes Inklusion von Frühauf (2010) wider, denn er geht einen Schritt weiter. Die Autorinnen dieses Buches nehmen diese Definition als Basis aller weiteren Überlegungen, Beschreibungen und Ausarbeitungen.

Definition nach Frühauf (2010, S. 21–22)
„Inklusion bemüht sich alle Dimensionen von Heterogenität in den Blick zu bekommen und gemeinsam zu betrachten. Dabei kann es um unterschiedliche Fähigkeiten, Geschlechterrollen, ethnische Herkünfte, Nationalitäten, Erstsprachen, Rassen (etwa in den USA), soziale Milieus, Religionen und weltanschauliche Orientierungen, körperliche Bedingungen oder anderes mehr gehen. Charakteristisch ist dabei, dass Inklusion sich gegen dichotome Vorstellungen wendet, die jeweils zwei Kategorien konstruieren: Deutsche und Ausländer, Männer und Frauen, Behinderte und Nichtbehinderte, Reiche und Arme usw."

Dies bedeutet, dass z. B. nicht Arme und Reiche, Deutsche und Ausländer, Behinderte und Nichtbehinderte etc. explizit benannt und nach diesem Kriterium unterschieden werden. Jede gesellschaftliche Marginalisierung steht im Gegensatz zur Inklusion (Hinz, 2008, S. 33–34).

Der Schwerpunkt von Inklusion liegt laut Hinz (2002) im „Einbezogen sein als vollwertiges Mitglied der Gemeinschaft" (S. 356). Inklusion ist geprägt durch die Annahme vom angeborenen Recht aller Menschen auf Selbstbestimmung und Teilhabe in allen Lebensbereichen. In ihrem Anspruch auf die Wahrung dieser Rechte werden Menschen als gleich betrachtet (Wocken, 2011, S. 53).

Merke

Inklusion versus Integration
„Einbezogensein als vollwertiges Mitglied der Gesellschaft"
versus
„Einbezogenwerden als neues Mitglied in der Gesellschaft"

1.3 Der Begriff Inklusion in verschiedenen Kontexten

Die Definition des Begriffes Inklusion hat aufgezeigt, wie facettenreich dieser ist. Inklusion kann in verschiedenen Kontexten auftauchen, wie die Definition von Frühauf (2010, S. 21–22) beschreibt, denn Inklusion beschreibt weit mehr als nur einen Lebensbereich. Es gibt verschiedene Bereiche im Leben einer Person, in denen Inklusion als Thema relevant ist.
Zu diesen Lebensbereichen gehören u. a.:

- Kindergarten
- Schule
- Arbeit
- Freizeit

aber auch weitergehende Bereiche wie:

- gesundheitliche Versorgung
- Politik
- Zugang zu Lebensmitteln
- verfügbarer und zugänglicher Wohnraum

Letztendlich spielt Inklusion in allen Lebensbereichen eine Rolle, die sich aus dem Leben einer Person heraus definieren lassen. Die Auseinandersetzung mit Inklusion und Exklusion findet zum Teil in den einzelnen Bereichen gesondert statt.

Beispiel

Kindergarten und Schule: Im Zusammenhang mit diesen zwei Bereichen wird z. B. eine inklusive Pädagogik diskutiert, die den Ansprüchen von Schülern mit unterschiedlichsten Bedürfnissen und Fähigkeiten optimal gerecht wird. Kindergärten in Deutschland nehmen schon seit einiger Zeit alle Kinder auf, ein gesondertes System – wie z. B. das Sonderschulsystem – gibt es hier nicht.

Arbeit: Im Zusammenhang mit Arbeit werden z. B. Alternativen zur Beschäftigung von Menschen mit Behinderung in Werkstätten gesucht und erprobt. Im Bereich der gesundheitlichen Versorgung werden u. a. die gemeindenahe Rehabilitation, die ambulante Versorgung und die verstärkte Bildung von Netzwerken diskutiert, um die Teilhabe auch bei längerer Erkrankung zu ermöglichen.

Politische Inklusion: Politische Inklusion beschäftigt sich sowohl mit der Frage der Staatszugehörigkeit als auch mit der Frage nach der Interessenvertretung in politischen Systemen, also wer Bürger eines Staates ist und wessen Interessen vertreten werden (Stichweh, 2000, S. 159; Waas, 2007, S. 54–55).

Merke

Bezüglich der gesellschaftlichen Analyse von Marginalisierungsgefahren legitimiert Hinz (2008, S. 39) das Vorgehen, zunächst weiterhin „… in Gruppenkategorien, auch im Sinne alltagstheoretischer ‚Zwei-Gruppen-Theorien' zu denken und mit ihnen zu arbeiten" und lässt dies sogar notwendig erscheinen.

Die eigentliche Bedeutung von Inklusion ändert sich in den jeweiligen Bereichen nicht. Grundsätzlich ist mit Inklusion immer der Anspruch gemeint, die größtmögliche Teilhabe und Selbstbestimmung zu erreichen, lediglich die konkrete Umsetzung orientiert sich an den jeweiligen Settings und Ausgangssituationen und variiert daher. Es geht immer um die Frage, wer dazu gehört und wer nicht, und wonach dies entschieden wird. Innerhalb der Lebensbereiche lassen sich entsprechend aktueller Studien und Auseinandersetzungen bestimmte Exklusionsrisiken feststellen, die je nach Bereich mal mehr oder weniger zum Tragen kommen.

Zu diesen gehören u. a.:

- Armut
- Behinderung
- Migrationshintergrund
- sexuelle Orientierung
- Religion
- andere Muttersprache als deutsch

Mit Exklusionsrisiko ist gemeint, dass Personen, die einer dieser Gruppen zugeordnet werden, häufig Opfer von Diskriminierung unterschiedlichster Form sind, und damit in ihrer Teilhabe eingeschränkt werden.
Der Inklusionsgedanke geht von einer strukturellen Umstellung sämtlicher Lebensbereiche aus, mit dem Ziel, dass Barrieren und Diskriminierung und damit Exklusionsrisiken abgebaut werden. Genau genommen widerspricht schon die Einteilung von Personen in entsprechende Gruppen dem Inklusionsgedanken. Dennoch können sie eine mögliche Orientierung in der Frage sein, ob z. B. der Zugang zur eigenen ergotherapeutischen Praxis inklusiv ist oder für eine dieser Gruppen mit Barrieren verbunden ist.

Merke

Bezogen auf das gesamte Schulsystem sind die Auswirkungen von Armut und Migrationshintergrund auf den Zugang zu höheren Bildungsangeboten und Chancengleichheit schon lange bekannt.

1.4 Ursprünge des Inklusionsgedankens

Die vorhergehenden Kapitel haben die umfangreiche Bedeutung und umfassende Definition des Begriffes Inklusion aufgezeigt. Ebenso wurde eine historische Einordnung und Abgrenzung vorgenommen. Wie ist aber der Inklusionsgedanke entstanden? Um ein weiteres Verständnis von Inklusion zu entwickeln, ist ein Blick zu den Ursprüngen des Inklusionsgedankens hilfreich.

Dem Inklusionsgedanken liegen Bemühungen verschiedener Gruppierungen zugrunde, die sich in der Vergangenheit für die Belange marginalisierter Gruppen innerhalb von Gesellschaften einsetzten. Inklusion als Wort wurde in diesem Kontext nicht benannt, aber der Inklusionsgedanke spiegelte sich bereits wider. Besonders traten Themen wie Gleichberechtigung und die Betrachtung aller Dimensionen von Heterogenität hervor. Ursprünge des Inklusionsgedankens eindeutig zu kennzeichnen oder auf ein bestimmtes Datum zurückzuführen, erscheint angesichts der vielseitigen Verknüpfungen und Verbindungen des Begriffs mit unterschiedlichen Konzepten äußerst schwierig (Stademann, 2011, S. 10).

Der Inklusionsgedanke selbst ist in verschiedenen Bewegungen zu identifizieren. Hinz (2002, S. 355) nennt als Grundlage für die Entwicklung von Integration und weiterführend der Inklusion in den Vereinigten Staaten die Bürgerrechtsbewegungen, deren Inhalte durch die Forderungen nach Gleichstellung von Schwarzen, von Frauen und von Homosexuellen bestimmt waren. Eine Reihe von Bewegungen in den USA, die aber auch in Europa ihr Pendant haben, ist Ausdruck der Forderung nach Selbstbestimmung.

Hierzu gehören z. B.
- die Independent-Living-Bewegung in den USA, das Netzwerk ‚People First'
- ‚Advocacy in Action' in Großbritannien, Kanada und den USA"

(Hajkova, 2006a, S. 104)

Die oben genannten Beispiele aus den USA, Großbritannien und Kanada beziehen sich konkret auf die Entwicklung des selbstbestimmten Lebens von Menschen mit Behinderung.

Die Suche nach dem Ursprung des Inklusionsgedankens im Bereich Bildung führt vor allem zu einer Gruppe britischer Wissenschaftler, die den Begriff Inklusion geprägt und weltweit verbreitet haben, und die in die Tätigkeiten der UNESCO einbezogen waren (Biewer, 2009, S. 125). Nachfolgend werden einige Beispiele genannt, wie sich der Inklusionsgedanke im Bereich Bildung entwickelte und widerspiegelt.

Die Erklärung der ersten Weltkonferenz der Organisation der Vereinten Nationen für Erziehung, Wissenschaft und Kultur (UNESCO) in Jomtien (Thailand) 1990, mit dem Thema „Bildung für alle" (Biewer, 2009, S. 125), legte den Fokus auf einen „... universellen Zugang zu Bildung für alle Kinder, Jugendlichen und Erwachsenen, sowie Förderung von Gerechtigkeit" (Deutsche UNESCO-Kommission [DUK], 2009, S. 8).

Erläuterung
Die Erklärung von Jomtien hat die Grundlagen zur Entwicklung des bildungspolitischen Begriffs der Inklusion gelegt (ebd.). Der inhaltliche Schwerpunkt der Erklärung, die Forderung, einen universellen Zugang zu Bildung zu schaffen, bedeutet vor allem, proaktive Barrieren zu identifizieren, die Einfluss auf Lernmöglichkeiten ausüben. Des Weiteren war der Schwerpunkt gesetzt, Barrieren zu überwinden und die Ressourcen zu identifizieren, die diesen universellen Zugang ermöglichen.

Die Erklärung von Salamanca (Spanien), 1994
Der Hauptanstoß für ein inklusives Bildungssystem erfolgte vier Jahre später auf der UNESCO-Weltkonferenz in Salamanca (Spanien) im Jahr 1994. Auf dieser diskutierten 92 Regierungen mit mehr als 300 Teilnehmern und 25 Organisationen über den fundamentalen politischen Wandel. Der Wandel wurde als notwendig erachtet, um in der Lage zu sein, alle Kinder und insbesondere Kinder mit besonderen Bedürfnissen, durch ein inklusives Bildungssystem zu fördern (ebd.).

Merke

Im Umgang mit Menschen mit Behinderung hat sich im Laufe der Geschichte ein Wandel gezeigt: Angefangen von der *Verwahrung* (bis in die 1970er Jahre) über die *Förderung* (ab den 1960er Jahren) hin zur *Selbstbestimmung* (ab Mitte der 1980er Jahre) (Hajkova, 2006a, S. 96).

Die Anfänge des Inklusionsgedankens in Deutschland wurden vor allem durch die Vertretungen der Behindertenorganisationen geprägt. Im Bildungsbereich sprachen sich die Eltern behinderter Kinder gegen eine Aussonderung ihrer Kinder aus. Auch in diesem gesellschaftlichen Bereich wurde somit der Leitgedanke von Inklusion, also die Gleichstellung behinderter und nicht behinderter Menschen verfolgt (Hinz, 2002, S. 355). Im Zuge dieser Entwicklung haben sich auch die Versorgungsstrukturen in der Behindertenhilfe mit einer Tendenz zur Deinstitutionalisierung verändert (Hajkova, 2006a, S. 95). Die Praxismodelle der Behindertenhilfe und somit die praktische Umsetzung der veränderten Wahrnehmung von behinderten Menschen entwickelten sich von einem Normalisierungsprinzip über das Konzept der Integration hin zur Selbstbestimmung und somit schließlich zum Inklusionsgedanken (ebd., S. 100–102).

1.5 Debatte um die Begriffe Inklusion und Integration in Deutschland und im Ausland

Wie weit gefächert die Debatte und die Meinungen um die Begriffe Inklusion und Integration in Deutschland sind, zeigt Abbildung 2.

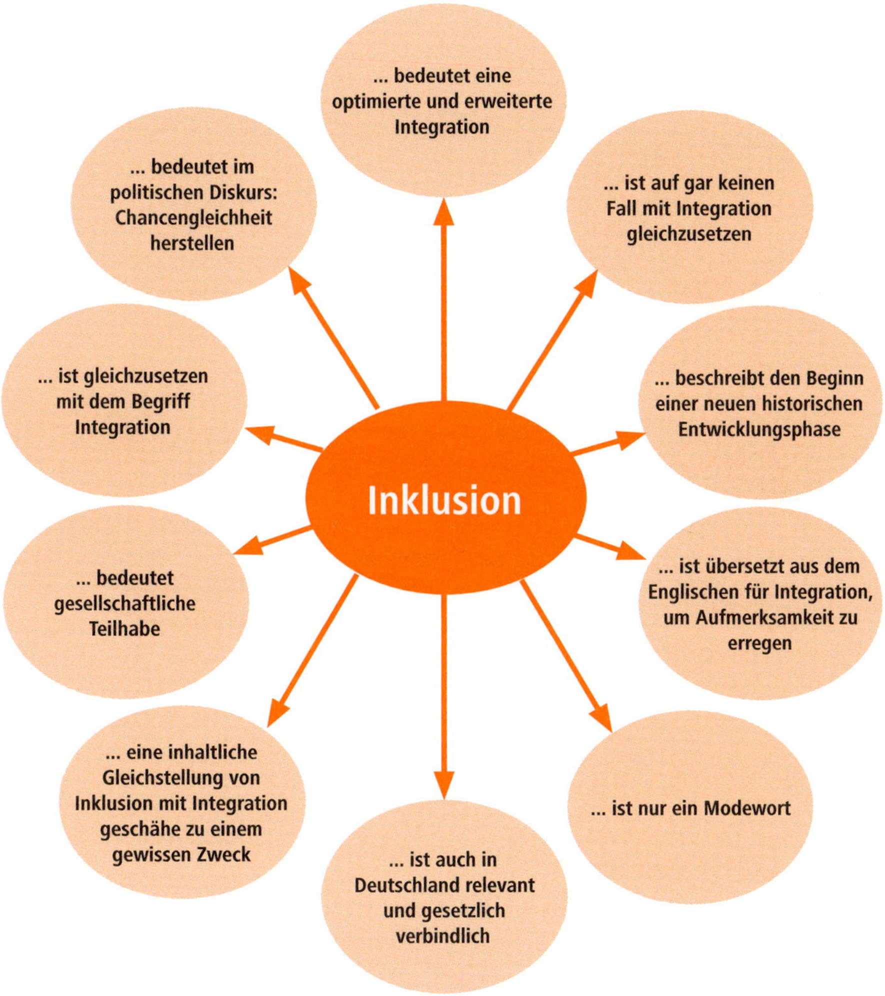
Inklusion
... bedeutet eine optimierte und erweiterte Integration
... ist auf gar keinen Fall mit Integration gleichzusetzen
... beschreibt den Beginn einer neuen historischen Entwicklungsphase
... ist übersetzt aus dem Englischen für Integration, um Aufmerksamkeit zu erregen
... ist nur ein Modewort
... ist auch in Deutschland relevant und gesetzlich verbindlich
... eine inhaltliche Gleichstellung von Inklusion mit Integration geschähe zu einem gewissen Zweck
... bedeutet gesellschaftliche Teilhabe
... ist gleichzusetzen mit dem Begriff Integration
... bedeutet im politischen Diskurs: Chancengleichheit herstellen

Abbildung 2: Meinungsbild zum Begriff Inklusion

Besonders im Bereich der Pädagogik, aber auch in der Behindertenhilfe, wird eine rege Debatte um die beiden Begriffe Integration und Inklusion geführt, die sich im Wesentlichen darum dreht, ob und warum letzterer nötig und berechtigt ist. Wie in den vorhergehenden Kapiteln deutlich wurde, handelt es sich bei den Begriffen Integration sowie Inklusion um viel genutzte Begriffe (Hinz, 2002, S. 354). Die teilweise synonyme Verwendung lässt darauf schließen, dass der Begriff Inklusion den Begriff Integration ablöst (Sander, 2001, zitiert nach Hinz, 2002, S. 354).
Die Debatte um Inklusion und Integration wird auf der einen Seite angeheizt durch die Aussage, Inklusion beinhalte nichts Neues gegenüber der Integration. Einige Kritiker vertreten die Meinung, es handle sich dabei nur um ein neues Wort, welches nach der Aussage einiger Autoren sogar nur als Modewort fungiert, übersetzt aus dem Englischen für Integration, um Aufmerksamkeit zu erregen (Hausotter & Oertel, 2000, S. 33, zitiert nach Hinz, 2002, S. 354). Auf der anderen Seite stehen die Vertreter der Ansicht, dass Inklusion auf gar keinen Fall mit Integration gleichzusetzen ist. Auf dieser Seite gibt es u. a. Aussagen, denen zufolge die inhaltliche Gleichstellung von Inklusion mit Integration zu einem gewissen Zweck geschähe (Wunder, 2010, S. 23).

Die verschiedenen Standpunkte rund um die Debatte zu den Begriffen Inklusion und Integration werden im Folgenden näher beleuchtet.

Fixierung auf die institutionelle Ebene (Boban & Hinz, 2004, S. 12)

Integration

Das Ziel der Integration scheint erreicht zu sein, wenn eine Person, die zuvor aus einer bestimmten Institution ausgeschlossen war, jetzt einen Zugang zu dieser hat.

Inklusion

Im Rahmen der Inklusion ist das oberste Ziel nicht alleine dadurch definiert, dass sich z. B. alle Kinder im gleichen Raum befinden. Nicht einzelne Personen sollen in Institutionen integriert, sondern die Institution in ihrem Selbstverständnis transformiert werden, hin zu Strukturen, die die Anerkennung der Zielgruppe als „untrennbar heterogene Gruppe" gestatten und sämtlichen Dimensionen der Heterogenität gerecht wird.

Selektivität (ebd.)

Integration

Im Rahmen der integrativen Förderung werden zuerst die Fähigkeiten von Personen ermittelt, um danach ihre Integrierbarkeit zu prüfen. Auf diese Art und Weise geht man sehr selektiv vor. Je schwerer z. B. eine Behinderung, desto schlechter die Chancen auf Integration.

Inklusion
Im Rahmen der inklusiven Förderung werden die Barrieren identifiziert, die zu einer Exklusion eines Menschen führen und seine Teilhabe verhindern.

2- Gruppen-Theorie (Hinz, 2002, S. 358)

Integration
Im Rahmen der Integration werden immer 2 Gruppen betrachtet, z. B. Behinderter und Nichtbehinderter. Nach Wocken (2011, S. 58) stabilisiert das Konzept der Integration die Trennung von Behinderten und Nichtbehinderten. In der Praxis wird immer noch zwischen diesen beiden Personengruppen unterschieden und eine administrative Etikettierung bleibt bestehen (Boban & Hinz, 2004, S. 12). Warum eine administrative Etikettierung behinderter Kinder für Schulen notwendig erscheint, ist auf die damit verbundenen finanziellen Ressourcen, die z. B. der Schule zugesprochen werden, zurückzuführen.

Inklusion
Im Rahmen der Inklusion wird eine administrative Etikettierung abgelehnt, da diese Diskriminierung und Behinderung der Teilhabe begünstigt. Es entstehen keine unterschiedlichen Gruppierungen.

1.6 Begriffe im Kontext der Inklusion

Einige Begriffe werden im Kontext der Inklusion immer wieder verwendet und sind elementare Grundbausteine für eine inklusive Denkweise. Die nachfolgende Tabelle soll einen Überblick über die wichtigsten Begriffe im Kontext von Inklusion geben.

Tabelle 1: Begriffe im Kontext der Inklusion

Teilhabe
Teilhabe ist einer der zentralen Begriffe in der Diskussion um Inklusion, er wird als Leitbegriff im Modell Inklusion bezeichnet (Frühauf, 2010, S. 22). Im Sinne der Inklusion gilt es Barrieren z. B. für das Lernen und für die gesellschaftliche Teilhabe abzubauen (Boban & Hinz, 2003, S. 10[3]). Teilhabe im Zusammenhang mit Inklusion hat ihren Ursprung in dem ihr zugesprochenen Status als Menschenrecht. Teilhabe ist die „... menschenrechtsethische Grundlage wie Zielbestimmung einer inklusiven Praxis ..." (Lob-Hüdepol, 2010, S. 14). Teilhabe im Sinne der Inklusion kann aus zwei Perspektiven betrachtet werden. Auf der einen Seite bedeutet dies, dass Inklusion Teilhabe als Ziel hat. Auf der anderen Seite wird Teilhabe genau darüber auch zur Grundlage von Inklusion, da Inklusion als Umsetzung der Forderung nach Partizipation gesehen wird.

3 Boban, I. & Hinz, A. (2003). Index für Inklusion. Lernen und Teilhabe in der Schule der Vielfalt entwickeln. http://www.eenet.org.uk/resources/docs/Index%20German.pdf [22.01.2014].

Selbstbestimmung

Selbstbestimmung stellt neben Teilhabe und Gleichberechtigung ein Grundrecht eines jeden Menschen dar. Das Recht auf Selbstbestimmung beruht auf der Allgemeinen Erklärung der Menschenrechte (Wocken, 2011, S. 53). In Artikel 1 heißt es: „Alle Menschen sind frei und gleich an Würde und Rechten geboren"[4]. Grenzen der Selbstbestimmung beschreibt Theunissen (2009, S. 41) in Bezug auf Menschen, deren geistige Fähigkeiten eingeschränkt sind. In dieser Form gilt der Selbstbestimmungsbegriff folglich nicht uneingeschränkt für alle Menschen. Eine weitere Möglichkeit, Selbstbestimmung zu erlangen, besteht im Zusammenhang mit der Forderung Betroffener nach Selbstbestimmung, die sich in Form von Entscheidungen und Regiekompetenz äußert. Der Selbstbestimmungsgedanke findet sich in vielen bürgerlichen Bewegungen wieder, in denen vor allem behinderte Menschen erstmals ihre Belange in Form von selbst koordinierten Gruppen in die Hand genommen haben (ebd., S. 98). Ebenso ist er wesentliches Element verschiedener Modelle im Bereich der Behindertenhilfe, wie z. B. dem Modell der persönlichen Assistenz und dem Empowerment-Konzept (Wocken, 2011, S. 53). Der Bezug zur Inklusion besteht darüber hinaus darin, dass innerhalb der Inklusion das Recht auf Selbstbestimmung als eine Maxime verankert ist (Theunissen, 2009, S. 47). Nach Wocken (2011, S. 57) kann Inklusion als Handlungskonzept stehen. Demnach wäre Selbstbestimmung das Recht, das sich in Assistenz äußert und darüber hinaus Teil von Inklusion ist.

Gleichberechtigung

Gleichberechtigung ist das dritte Grundrecht in der von Wocken (ebd., S. 56) dargestellten Trias der Grundrechte, die die Menschenwürde sichern. Gleichberechtigung ergibt sich aus dem menschenrechtsethischen Postulat nach Gleichheit. Hierbei bezieht sich Gleichheit auf die dem Menschen innewohnende Würde und sein Recht auf Freiheit und Selbstbestimmung, welches allen Menschen gleich zugeschrieben ist. Das ist auch im Sinne der Inklusion. Allen Menschen soll ohne Einschränkung und Zugangsvoraussetzungen Zugehörigkeit zur Gemeinschaft möglich sein. Im Sinne der Gleichstellung als Handlungsfolge der Gleichberechtigung sind alle Menschen gleichgestellt (ebd., S. 54–57).

Vielfalt/Heterogenität

Zielsetzung der Inklusion sind das Miteinander unterschiedlicher Mehr- und Minderheiten (Hinz, 2002, S. 355) und der Umgang mit Unterschiedlichkeiten innerhalb von Gemeinschaften (Wunder, 2010, S. 27). Im Sinne der Inklusion stellt die Zielgruppe immer eine heterogene Gruppe oder Gesellschaft dar.

4 http://www.un.org/depts/german/menschenrechte/aemr.pdf

(Nicht-)Diskriminierung

„Inklusion verfolgt die Vision einer Gesellschaft, die Diskriminierung und Marginalisierung abbaut" (Hinz, 2008, S. 34). Über eine Diskriminierung kann gesprochen werden, „… wenn die fundamentalen Grundwerte Selbstbestimmung, Gleichberechtigung und Teilhabe nicht gewährt werden" (Wocken, 2011, S. 56). Das Gebot zur Nicht-Diskriminierung ist in vielen Gesetzestexten verankert, wie z. B. im Allgemeinen Gleichbehandlungsgesetz (AGG) und im Behindertengleichstellungsgesetz (BGG) (siehe *Kapitel 2 – Gesetzliche Grundlagen für Inklusion in Deutschland*).

Barrierefreiheit

Das große Anliegen der Inklusion besteht darin, Barrieren abzubauen, um eine größtmögliche Teilhabe zu gewährleisten (Boban & Hinz, 2003, S. 10). Dies setzt vor allem voraus, dass „allgemeine soziale und kulturelle Systeme für alle Mitglieder der Gemeinde verfügbar und zugänglich sein müssen" (Theunissen, 2010, S. 48). Im Anliegen, Barrieren präventiv zu erkennen und abzubauen, findet sich eine Übereinstimmung mit dem Ansatz, im Rahmen der Anerkennung der Heterogenität einer Gemeinschaft Strukturen zu schaffen, welche diese Heterogenität schätzen.

1.7 Fazit

Wie stehen nun Integration und Inklusion begrifflich zueinander?

Zusammenfassend kann festgehalten werden, dass die Kritik an dem Begriff der Inklusion mit dem Problem der Inflationierung von Begriffen zusammenhängt.

Neu eingeführte Begriffe werden für alles Mögliche benutzt, was in der Folge die Suche nach neuen Begriffen für die eigentliche Idee des ursprünglichen Begriffs lostritt.

In den letzten Jahrzehnten hat sich eine Vielzahl von Konzepten und Methoden entwickelt, die als integrativ bezeichnet werden. Kritisiert werden kann die Tatsache, dass die wahre Tragweite des integrativen Gedankens dabei verschwimmt. Ein wirkliches Hinterfragen findet kaum mehr statt (Hinz, 2002, S. 354 ff). Inklusion „… klagt ein, was ursprüngliches Anliegen der Theorie und Praxis von Integration war. Die neue Phase Inklusion greift das auf, was bei der Integration im Laufe der Umsetzung verloren gegangen ist und treibt den Prozess im ursprünglichen Sinne wieder voran" (ebd., S. 354).

Selbst wenn der ursprüngliche Ansatz der Integration inklusiv ist bzw. unter dem Namen der Integration inklusionistische Ziele erreicht werden sollen, so sind die praktischen Ansätze, die im Namen der Integration erfolgen, doch nicht ausreichend, um inklusive Strukturen zu gewährleisten. Auch von Vertretern der Integration selbst wird der Bedarf an einer eingehenden Reflexion integrativer Praktiken genannt und diese als absolut notwendig erachtet (Booth, 2008, S. 55). Hinz (2003, S. 15) betont auch, dass mit dem kritischen Blick auf Integration nicht etwa die Arbeit möglicherweise bereits inklusiv arbeitender Pädagogen abgewertet werden soll. Er lenkt den Blick eher auf Strukturen, welche die inklusive Arbeit behindern, statt sie zu fördern.

In diesem Sinne nimmt Inklusion „Momente des Steckenbleibens [der Integration] in alten Bahnen in den Blick" (Hinz, 2002, S. 354) und kann damit als „Weiterentwicklung der Integration" (Bundschuh, Heimlich & Krawitz, 2007, S. 139) betrachtet werden.

2 Gesetzliche Grundlagen für Inklusion in Deutschland

Etwas ist nicht recht, weil es Gesetz ist,
sondern es muss Gesetz sein, weil es recht ist.
Charles de Montesquieu (1689–1755),
französischer Staatstheoretiker und Schriftsteller

Nach einer ausführlichen Erläuterung und Beschreibung des Begriffes Inklusion im vorhergehenden Kapitel gilt es jetzt einen Blick in die gesetzlichen Grundlagen für Inklusion in Deutschland zu werfen. Ganz im Sinne des Zitates von Charles de Montesquieu sollte man davon ausgehen, dass Inklusion in Deutschland in allen gesellschaftlichen Bereichen gesetzlich verankert ist, weil es recht ist. Dies ist aber leider nicht immer der Fall. Tatsächlich ist aber der Inklusionsgedanke in verschiedenen Gesetzestexten und Konventionen verankert. Der eigentliche Begriff Inklusion ist jedoch in der deutschen Gesetzgebung bisher nur sehr vereinzelt zu finden. Im Folgenden werden die wichtigsten Konventionen und Gesetzestexte hinsichtlich des Inklusionsgedankens und des Begriffes Inklusion analysiert.

2.1 Die Allgemeine Erklärung der Menschenrechte[1]

Die Allgemeine Erklärung der Menschenrechte hat nicht den Status eines Gesetzes. Allerdings bildet sie die Grundlage für Gesetzesentwicklungen der Staaten, die die allgemeinen Menschenrechte anerkennen. Der Inklusionsgedanke findet sich in Form der Grundrechte auf Selbstbestimmung, Teilhabe und Gleichberechtigung in den Menschenrechten wieder (Wocken, 2011, S. 55–56).

Merke

Inklusion bzw. der Inklusionsgedanke finden in der Allgemeinen Erklärung der Menschenrechte ihre ethische Grundlage und Berechtigung, aber auch ihre Zielbestimmung (Lob-Hüdepol, 2010, S. 14).

Im Kontext Inklusion werden heute folgende, den Inklusionsgedanken widerspiegelnde Begriffe verwendet:

- Teilhabe
- Gleichberechtigung

2.2 Das Grundgesetz der BRD

Das Grundgesetz der Bundesrepublik Deutschland erkennt die Allgemeine Erklärung der Menschenrechte an. Die im Grundgesetz verankerten Grundrechte sind bindend für die deutsche Gesetzgebung.

1 Die Allgemeine Erklärung der Menschenrechte wurde auf der Generalversammlung der Vereinten Nationen am 10. Dezember 1948 verkündet.

Beispiel

Artikel 1 des Grundgesetzes sichert die Unantastbarkeit der Würde des Menschen und erkennt unverletzliche und unveräußerliche „... Menschenrechte als Grundlage jeder menschlichen Gemeinschaft ..." an (Bundesministerium der Justiz, 1949).

Ebenso sind dort die Rechte auf freie Entfaltung der Persönlichkeit, auf die Unverletzbarkeit der Freiheit der Person, das Versammlungsrecht sowie die Rechte auf den Zusammenschluss zu Verbänden und die freie Wahl von Beruf und Ausbildungsstätte verankert. Artikel 3 hält das allgemeine Verbot der Benachteiligung mit einem besonderen Hinweis auf Behinderung fest (Bundesministerium der Justiz, 1949).

2.3 Das Allgemeine Gleichbehandlungsgesetz (AGG)

Das AGG hieß früher Antidiskriminierungsgesetz. „Ziel des Gesetzes ist, Benachteiligungen aus Gründen der Rasse oder wegen der ethnischen Herkunft, des Geschlechts, der Religion oder Weltanschauung, einer Behinderung, des Alters oder der sexuellen Identität zu verhindern oder zu beseitigen" (§ 1 AGG) (Bundesministerium der Justiz, 2006a).

Die Nichtbenachteiligung wird im AGG in Zusammenhang mit folgenden Merkmalen genannt, die auch in der Auseinandersetzung mit Inklusion als Exklusionsrisiken gelten können:

- Rasse
- ethnische Herkunft
- Geschlecht
- Religion oder Weltanschauung
- Behinderung
- Alter
- sexuelle Identität

Alle diese Punkte wurden von Frühauf (2010, S. 21–22) auch in seiner Definition von Inklusion mit aufgeführt (siehe *Kapitel 1.2 – Der Begriff Inklusion*).

2.4 Das Behindertengleichstellungsgesetz (BGG)

Hinweis

Im BGG werden, im Gegensatz zum AGG, Teilhabe und Selbstbestimmung bereits im Gesetzesziel benannt. Der Fokus liegt allerdings auf einer bestimmten Zielgruppe, jener der behinderten Menschen.

Das BGG wurde ergänzend zum AGG verabschiedet. „Ziel dieses Gesetzes ist es, die Benachteiligung von behinderten Menschen zu beseitigen und zu verhindern sowie die gleichberechtigte Teilhabe von behinderten Menschen am Leben in der Gesellschaft zu gewährleisten und ihnen eine selbstbestimmte Lebensführung zu ermöglichen. Dabei wird besonderen Bedürfnissen Rechnung getragen" (§ 1 BGG).

Folgende prägnante Aspekte im BGG spiegeln den Inklusionsgedanken wider:

- Ausführung zur Definition von Behinderung
- Ausführung zur Definition von Barrierefreiheit
- Regelung über die Organisation der Umsetzung

Insbesondere die Definition von Barrierefreiheit und die damit verbundenen Angaben bezüglich Zielvereinbarungen und mit wem solche zur Herstellung von Barrierefreiheit getroffen werden sollen (§ 4 und § 5 BGG), behandeln ein Thema, das auch im Kontext des Inklusionsgedankens eine wichtige Rolle spielt (siehe *Kapitel 1.6 – Begriffe im Kontext der Inklusion*). Das BGG kann für die Ergotherapie ein wichtiger Ansatzpunkt in der Umsetzung von Inklusion im Kontext Behinderung sein.

2.5 Das Sozialgesetzbuch (SGB)

Hinweis

Das SGB bildet eine wesentliche Grundlage für die Ansprüche von Menschen, deren Teilhabe an der Gesellschaft eingeschränkt ist.

Im SGB sind in insgesamt 12 einzelnen Büchern insbesondere Leistungen, damit zusammenhängende Zuständigkeiten und Leistungsempfänger definiert und geregelt. Vor allem die Paragrafen „Leistungen zur Teilhabe" sowie die „Eingliederungshilfe" erwecken den Eindruck, Inklusion zu fördern. Die Leistungen scheinen dabei jedoch ausschließlich individuenzentriert infrage zu kommen (Zinsmeister & Reischle, 2004, S. 89). Hierbei ist zu berücksichtigen, dass die Leistungen zur Teilhabe im Wesentlichen in Verbindung mit Krankheit oder Behinderung definiert werden. Somit werden nicht alle Zielgruppen im Sinne der Inklusionsdefinition nach Frühauf (2010, S. 21–22) erfasst. Inklusion als Begriff taucht in den einzelnen Büchern des SGB nicht auf, weshalb auch nicht von einer Übereinstimmung aller Leistungen zur Teilhabe mit dem Inklusionsgedanken ausgegangen werden darf. Zinsmeister und Reischle (2004, S. 92) heben die mit dem SGB IX angestrebte Stärkung der Eigenverantwortung und Rechtstellung der Betroffenen hervor. Der Inklusionsgedanke spiegelt sich in folgenden Paragrafen anhand des Begriffes Teilhabe wider:

Tabelle 2: Der Inklusionsgedanke im Kontext der Gesetze

Inhalt	Beispiel im SGB
Eingliederungshilfe für Kinder und Jugendliche, auch im Zusammenhang mit Teilhabe	■ § 35a SGB VIII Eingliederungshilfe für seelisch behinderte Kinder und Jugendliche ■ § 13 SGB VIII Jugendsozialarbeit ■ § 35 SGB VIII Intensive sozialpädagogische Einzelbetreuung
Einbezug der betroffenen Personen in die Hilfeplanung	■ § 9 SGB IX Wunsch- und Wahlrecht der Leistungsberechtigten ■ § 4 SGB IX Leistungen zur Teilhabe ■ § 36 SGB VIII Mitwirkung, Hilfeplan
Grundsicherung für Arbeitssuchende	■ § 4 SGB II Leistungsformen
Hinweise auf Aufgaben von Integrationsfach-diensten	■ § 109 SGB IX Begriff und Personenkreis
Bedarfe für Teilhabe nicht im Zusammenhang mit Behinderung	■ § 28 SGB II Bedarfe für Bildung und Teilhabe ■ § 34 SGB XII Bedarfe für Bildung und Teilhabe ■ § 19 SGB II Arbeitslosengeld II, Sozialgeld und Leistungen für Bildung und Teilhabe
Mitwirkung in Werkstätten für Menschen mit Behinderung	■ § 139 SGB IX Mitwirkung
Umfang der Leistungen zur Teilhabe	■ § 58 SGB IX Hilfen zur Teilhabe am gemeinschaftlichen und kulturellen Leben ■ § 55 SGB IX Leistungen zur Teilhabe am Leben in der Gemeinschaft auch hervorgehoben: Umfeldnahe Hilfen, möglichst mit nicht-behinderten Kindern zusammen: ■ § 4 SGB IX Leistungen zur Teilhabe
Wem und wozu dienen die Leistungen zur Teilhabe?	■ § 10 SGB I Teilhabe behinderter Menschen ■ § 10 SGB VI Persönliche Voraussetzungen
Persönliches Budget	■ § 17 SGB IX Ausführung von Leistungen, Persönliches Budget
Hilfen, um möglichst selbstbestimmte Lebens-führung zu ermöglichen	■ § 10 SGB I Teilhabe behinderter Menschen
Zuständigkeit und Kostenübernahme verschiedener Leistungen der gesetzlichen KK	■ SGB V

Alle genannten Gesetzestexte sind eine wichtige Argumentationsgrundlage für Ergotherapie, da die Ergotherapie als Heilmittel im Gesundheitswesen eine wichtige Rolle spielt. Vor allem bei der Beantragung von Kostenübernahmen für geplante Leistungen können die Gesetzestexte herangezogen werden.

Tipp

Die Verankerung inklusiver Elemente im SGB kann für die Ergotherapie hinsichtlich der Beteiligung an der Umsetzung von Relevanz sein, da auch die Ergotherapie sich in ihren Leistungen auf das SGB bezieht (Miesen, 2004, S. 45).

2.6 Die Erklärung von Jomtien und die Erklärung von Salamanca

Die Erklärung von Jomtien (1990) sowie die Erklärung von Salamanca (1994) bilden die Grundlagen des inklusiven Bildungssystems. In der Erklärung von Jomtien, die durch den Leitsatz *'Bildung für alle'* geprägt ist, wurde der Fokus auf einen universellen Zugang zu Bildung gelegt. Die inhaltliche Weiterentwicklung erfolgte vier Jahre später auf der Konferenz in Salamanca (siehe *Kapitel 1.4 – Ursprünge des Inklusionsgedankens*).

Biewer (2009, S. 137) betont, dass das Recht jedes Menschen auf Bildung erstmals 1948 in der Allgemeinen Erklärung der Menschenrechte verankert worden ist. Demzufolge basieren die Erklärungen von Jomtien und Salamanca auf der Allgemeinen Erklärung der Menschenrechte, die das Recht auf Bildung jedes Menschen bereits rechtlich verankert (DUK, 2009, S. 8). Die weitere inhaltliche Auseinandersetzung mit dem Inklusionsgedanken erfolgt aber erst seit 1990.

2.7 Die UN-Konvention über die Rechte von Menschen mit Behinderung (UN-BRK)

Tabelle 3: Beispielhafte Übersicht über die UN-BRK mit expliziter Nennung des Begriffs Inklusion

Englisch	Deutsch (entsprechend der Schattenübersetzung der UN-BRK)
Article 3 General principles c) Full and effective participation and inclusion in society	Allgemeine Grundsätze c) die volle und wirksame Teilhabe an der Gesellschaft und Einbeziehung in die Gesellschaft
Article 19 – Living independently and being included in the community	Artikel 19 – Selbstbestimmt Leben und Einbeziehung in die Gemeinschaft
Article 24 – Education → „goal of full inclusion"	Artikel 24 – Bildung → „Ziel der vollständigen Inklusion"
Article 26 – Habilitation and rehabilitation → „… full inclusion and participation in all aspects of life"	Artikel 26 – Habilitation und Rehabilitation → „… die Einbeziehung in die Gemeinschaft und die Gesellschaft in allen ihren Aspekten sowie die Teilhabe daran …"
Article 27 – Work and employment → „… labour market and work environment that is open, inclusive and accessible to persons with disabilities"	Artikel 27 – Arbeit und Beschäftigung → „… einem offenen, inklusiven und für Menschen mit Behinderungen zugänglichen Arbeitsmarkt und Arbeitsumfeld …"

2.8 Der Nationale Aktionsplan der Bundesregierung zur Umsetzung der UN-BRK

Hinweis

Der Aktionsplan kann online über http://www.bmas.de bezogen werden.

Mit der Ratifizierung der UN-BRK im Jahre 2009 hat sich die Bundesregierung deren Umsetzung zum Ziel gemacht. In der Folge entstand der Nationale Aktionsplan zur Umsetzung der UN-BRK unter dem Slogan „einfach machen". Dieser wurde von der Bundesregierung unter Einbezug von Behindertenverbänden und Menschen mit Behinderung entwickelt (BMAS, 2011, S. 12). Ziel des Aktionsplanes ist die Beschreibung von aktuellen und zukünftigen Maßnahmen der Bundesregierung zum Abbau von Barrieren und der Förderung von Teilhabe. Hierfür wurde zu Beginn ein Zeitrahmen von zehn Jahren festgelegt. Einige der Maßnahmen sind zum jetzigen Zeitpunkt bereits abgeschlossen, andere laufen noch. Die Zielgruppe der Maßnahmen sind alle Menschen, die die deutsche Staatsbürgerschaft besitzen. Gezielt ist im Aktionsplan von Menschen mit und ohne Behinderung die Rede, welche zukünftig in allen Lebensbereichen selbstbestimmt gemeinsam und unter gleichen Qualitätsstandards leben sollen (ebd., S. 10). Auf politischer Ebene hat der Aktionsplan die Funktion eines Maßnahmenpakets, es handelt sich nicht um ein Gesetzespaket. Der Ansatz ist es, „bestehende Lücken zwischen Gesetzeslage und Praxis zu schließen“ (ebd., S. 12).

Der Aktionsplan gibt die Richtung der Umsetzung der UN-BRK in Deutschland vor. Er beinhaltet u. a. das Vorhaben der Bundesregierung, neue Gesetze oder Änderungen bestehender Gesetze zu prüfen, wie z. B. die Schulgesetze oder das Patientenrechtegesetz. Für Ergotherapeuten bietet er Hinweise auf mögliche Veränderungen der Gesetzeslage besonders in den Bereichen ‚Gesundheit, Prävention, Rehabilitation etc.‘ und ‚Barrierefreier Zugang zu Rehabilitation‘ (ebd., S. 17–18). Des Weiteren werden sämtliche Initiativen genannt, die auf verschiedene Weisen mit der Umsetzung der UN-BRK in Verbindung stehen. Dies ist besonders unter dem Aspekt möglicher Fördergelder für Projekte oder Einzelpersonen interessant.

Merke

Für Ergotherapeuten können die Initiative für Ausbildung und Beschäftigung und die Initiative Inklusion sowohl als Tätige im Bereich der beruflichen Rehabilitation als auch in der Position als Arbeitgeber oder leitende Person in einer größeren Einrichtung interessant sein.

Der Aktionsplan ist in zwölf Handlungsfelder und sieben Querschnittsthemen untergliedert. Sämtliche Lebensbereiche einer Person sind abgebildet. Ein essenzieller Punkt in der Umsetzung ist die Beteiligung der Menschen, deren Lebensbereich von den Maßnahmen berührt wird. Diesem Anspruch wird Rechnung getragen u. a. durch den *„Ausschuss zum Nationalen Aktionsplan,* der aus Vertreterinnen und Vertretern der Behinderten-, Sozial- und Wohlfahrtsverbände sowie der Sozialpartner und der Wissenschaft besteht, ferner durch den beim Beauftragten der Bundesregierung für die Belange behinderter Menschen eingerichteten *Inklusionsbeirat"* (ebd., S. 13). Für die einzelnen Lebensbereiche werden untergeordnete Institutionen oder Beiräte genannt, welche die Umsetzung des Maßnahmeplanes im Detail unterstützen. So gibt es z. B. die *‚Initiative für Ausbildung und Beschäftigung‘*. Diese bietet u. a. finanzielle Hilfe für die Schaffung von Arbeitsplätzen für Menschen mit Behinderung. Die **Initiative Inklusion** verfügt über Gelder für eine verbesserte Berufsorientierung von schwerbehinderten Jugendlichen (ebd., S. 15). Zahlreiche weitere Initiativen und Arbeitsgruppen werden im Aktionsplan genannt.

Hinweis

Die verschiedenen Initiativen zu kennen und Klienten über mögliche Unterstützung zu informieren, fällt in das Handlungsfeld ‚Bewusstseinsbildung‘ einer möglichen Beteiligung an der Umsetzung von Inklusion.

Innerhalb des Nationalen Aktionsplans wird zudem ausdrücklich zur Entwicklung von kommunalen Aktionsplänen aufgerufen. Mehr zu diesem Thema finden Sie in *Kapitel 4.6 – Kommunale Aktionspläne.*

2.9 Das Gesetz zur Verbesserung der Rechte von Patientinnen und Patienten (Patientenrechtegesetz)

Merke

Das Patientenrechtegesetz bildet eine Schnittstelle zwischen der ergotherapeutischen Arbeit und gesetzlichen Grundlagen zur Umsetzung der UN-BRK.

Im Jahr 2013 wurde das neue Patientenrechtegesetz verabschiedet. Dies war zuvor im Rahmen des Aktionsplanes unter dem Schwerpunkt ‚Barrierefreier Zugang zu Rehabilitation' veranlasst worden (BMAS, 2011, S. 13). Durch das Gesetz werden die Rechte von Patienten neu definiert und gestärkt. In fünf Artikeln werden einige bestehende Gesetze verändert. Die Gesetze können als Volltext im Internet eingesehen werden.

Tabelle 4: Die fünf Artikel des Patientenrechtegesetzes (Kosick, 2014)

Artikel 1: Änderungen des BGB	
§ 630a BGB	Behandlungsvertrag
§ 630b BGB	Behandlungsverhältnis
§ 630c BGB	Informationspflicht
§ 630d BGB	Einwilligung
§ 630e BGB	Aufklärungspflichten
§ 630f BGB	Dokumentation
§ 630g BGB	Einsichtnahme Patientenakte
§ 630h BGB	Beweislast
Artikel 2: Änderungen SGB V	
§ 13 Abs. 3a SGB V Krankenkasse: Antrag auf Leistungen	
§ 66 SGB V Unterstützung der Versicherten bei Behandlungsfehlern	
§ 73b Abs. 3 SGB V Widerruf Teilnahme Hausarztmodell	
Artikel 3: Änderung der Patientenbeteiligungsverordnung	
Artikel 4: Änderung des Krankenhausfinanzierungsgesetzes	
Artikel 5: Inkrafttreten	

Die Patientenrechte betreffen die Arzt-Patient-Beziehung und die Therapeut-Patient-Beziehung gleichermaßen. Das Gesetz hat also zum einen für die ergotherapeutische Behandlung und Versorgung eine bindende Wirkung. Zum anderen ist es im Sinne der Bewusstseinsbildung in Richtung Inklusion wichtig, Patienten in der Ergotherapie oder anderen medizinischen Einrichtungen bei Bedarf über ihre Rechte aufklären zu können. So kann die Selbstbestimmung einzelner Patienten innerhalb der medizinischen Versorgung gestärkt werden.

2.10 Die deutschen Schulgesetze

Inklusion und Bildung lassen sich kaum trennen, das ist mittlerweile eine unumgängliche Tatsache. Entsprechend lohnt es sich, einen Blick in die Landschaft der deutschen Schulgesetze zu werfen:

Gibt es bereits eine rechtliche Grundlage,
um Inklusion im Bildungssystem umzusetzen?
Gibt es Unterschiede in den jeweiligen Bundesländern?

Mißling und Ückert (2014[2]) veröffentlichten im Auftrag des Deutschen Instituts für Menschenrechte eine Studie mit dem Titel *‚Inklusive Bildung: Schulgesetze auf dem Prüfstand'*. In dieser betonen sie, dass seit Inkrafttreten der UN-BRK in Deutschland von allen Bundesländern Anstrengungen unternommen worden sind, um die Umsetzung des in Artikel 24 der Konvention verbürgten Rechts auf inklusive Bildung zu gewährleisten bzw. anzustreben.

Wie sieht dies im Konkreten aber aus?
- Die meisten Bundesländer haben in ihren Schulgesetzen oder auf der untergesetzlichen Ebene gesetzgeberische Anpassungen vorgenommen, um ein Recht auf inklusive Bildung zu verankern.
- Die gesetzlichen Grundlagen innerhalb der jeweiligen Bundesländer haben eine unterschiedliche Reichweite und führen zu einer differenzierten Bewertung, da sie in Bezug zum Recht auf inklusive Bildung sehr unterschiedlicher Auffassung sind.
- Die Überwindung des Parallelsystems (Sonder- bzw. Förderschulwesen) hin zu einem inklusiven Bildungssystem wird differenziert betrachtet.

(ebd., S. 14–15).

Im Jahre 2013 veröffentlichte die Bertelsmann Stiftung[3] einen Bericht mit Statistiken zum Förderbedarf und Inklusionsgrad von Schülern in Deutschland. Der bundesweite Vergleich zeigt erhebliche Unterschiede zwischen den einzelnen Bundesländern. So liegt z. B. die Förderquote in Rheinland-Pfalz bei 4,9 % und die von Mecklenburg-Vorpommern bei 10,9 %. Diese große Bandbreite lässt vermuten, dass die Bundesländer bei der Diagnose eines sonderpädagogischen Förderbedarfs ganz unterschiedlich vorgehen. Im Vergleich der Schuljahre 2000/2001 mit 2011/2012 stieg die bundesweite Förderquote von 5,3 % auf 6,4 %.
Zu erwähnen ist, dass die Quote der Schüler, die separate Einrichtungen besuchen, gleich geblieben ist. Im Gegensatz verdoppelte sich die Quote jener Schüler, die an einer inklusiven Schule unterrichtet wurden von 0,7 auf 1,6 %.

---

2 Mißling, S. & Ückert, O. (2014). Inklusive Bildung: Schulgesetze auf dem Prüfstand. http://www.unesco.de/fileadmin/medien/Dokumente/Bildung/DIMR_Vorabfassung_Studie_Schulgesetze_M%C3%A4rz_2014.pdf [24.04.2015].

3 Klemm, K. (2013). Inklusion in Deutschland – eine bildungsstatistische Analyse. https://www.unesco.de/fileadmin/medien/Dokumente/Bildung/Studie_Inklusion_Klemm_2013.pdf (24.04.2015)

Hinweis

Anschauliche Statistiken und Grafiken zu den Förderquoten, Exklusionsquoten im Ländervergleich sowie der Verteilung der Schüler und Schülerinnen mit sonderpädagogischem Förderbedarf in Deutschland u. v. m. finden Sie unter folgendem Link: https://www.unesco.de/fileadmin/medien/Dokumente/Bildung/Studie_Inklusion_Klemm_2013.pdf

Die Umsetzung des Inklusionsgedanken ist in den einzelnen Bildungsstufen unterschiedlich stark ausgeprägt. In der Bildungseinrichtung des Kindergartens liegt der Inklusionsanteil mit 67,1 % am höchsten. Bei den Grundschulen liegt der Inklusionsanteil bei 39,2 % und bei den weiterführenden Schulen der Sekundarstufe I bei nur noch 21,9 %. Am wenigsten verbreitet ist der Inklusionsgedanke in Realschulen und Gymnasien. Hier lernten im inklusiven Unterricht im Schuljahr 2011/2012 nur 9,8 % der Schüler zusammen. 2011 verließen fast drei Viertel aller Schüler mit Förderbedarf die Schule ohne einen Hauptschulabschluss. Für diese Schüler ist die Integration in den allgemeinen Arbeitsmarkt äußerst schwierig (ebd.).

Die Kultusministerkonferenz (KMK) hat sich früh des Themas *‚Inklusive Bildung in der Schule'* angenommen und bisher folgende Schritte in die Wege geleitet:

- Überarbeitung der aus dem Jahre 1994 stammenden „Empfehlungen zur sonderpädagogischen Förderung an den Schulen der Bundesrepublik Deutschland": Die Überarbeitung erfolgte unter den Gesichtspunkten eines inklusiven Bildungssystems.
- Ergebnis dieser Überarbeitung war die Veröffentlichung eines Positionspapiers zu pädagogischen und rechtlichen Aspekten der Umsetzung der UN-BRK.
- 2011 wurden umfangreiche Empfehlungen zur inklusiven Bildung von Kindern und Jugendlichen in Schulen verabschiedet und veröffentlicht.

(Mißling & Ückert, 2014, S.15).

Merke

Die KMK stellte mit den Empfehlungen zu inklusiver Bildung einen ersten Schritt zu einer möglichst flächendeckenden und vor allem einheitlichen Umsetzung des Rechts auf inklusive Bildung im deutschen Schulsystem dar.

Folgende Punkte beinhalten die Empfehlungen von 2011, die an alle Bundesländer gerichtet sind, mit dem Ziel der besseren Umsetzung der Inklusion von Schülerinnen und Schüler mit Behinderung:

- Inklusive Bildungsangebote
- Bildungs-, Beratungs- und Unterstützungsangebote am Lernort Schule
- Personal im inklusiven Unterricht
- Partner in schulischen Bildungsangeboten

Weitere politische Maßnahmen auf Landesebene sind z. B. Koalitionsverträge aus Bundesländern, die von Koalitionsregierungen regiert werden, wie etwa Bremen, Brandenburg, Baden-Württemberg oder Hessen. Darüber hinaus wird der politische Handlungswille in Aktionsplänen oder Maßnahmenpaketen festgelegt. Dies hat den Vorteil, dass das zeitliche und inhaltliche Vorgehen bereits im Vorfeld festgelegt werden (ebd.). Aber auch fraktionsübergreifend werden Entscheidungen getroffen. Der *‚Bremer Schulkonsens'* ist eines der ersten Beispiele, das zeigt, dass die Umsetzung von Inklusion in der Schule Gegenstand einer fraktionsübergreifenden schulpolitischen Grundentscheidung geworden ist. Nach dem Beschluss, auch in rechtlicher Hinsicht, haben sich die Entwicklung des Bremer Schulsystems und der schulpolitische Prozess positiv auf die Umsetzung des Inklusionsgedanken ausgewirkt.

Zusammenfassend kann gesagt werden, dass seit Inkrafttreten der UN-BRK im Jahr 2009 in vielen Bundesländern nicht unerhebliche Änderungen und Anpassungen des Landesschulrechts vorgenommen wurden. Die angelegten verbindlichen Kriterien, welche im Recht auf inklusive Bildung verankert werden, bildet aber kein Bundesland vollständig ab (ebd., S. 40).

Hinweis

Eine umfangreiche und übersichtliche Liste aller rechtlichen Änderungen seit 2009 im Hinblick auf ein inklusives Schulsystem ist bei Mißling und Ückert (2014) ab Seite 50 zu finden.

Nach folgenden Kriterien wird gemäß der Studie die inklusive Bildung im jeweiligen Bundesland ermittelt (ebd., S. 22–39):

I. Erfüllung der Kriterien der Verfügbarkeit inklusiver Bildung im deutschen Schulrecht

1. Vorrang gemeinsamen Unterrichts
2. Institutionelle Voraussetzungen
3. Schulentwicklungsplanung
4. Kostenbeantragung und Ressourcenzuweisung, Haushaltsrecht

II. Erfüllung von Kriterien der Zugänglichkeit inklusiver Bildung

1. Individueller Rechtsanspruch auf Zuweisung zu einer allgemeinen Schule (Zugang zum allgemeinen Bildungssystem und inklusive Beschulung)
2. Anspruch auf angemessene Vorkehrungen
3. Organisations- und Ressourcenvorbehalt
4. Barrierefreiheit des tatsächlichen Zugangs

III. Erfüllung von Kriterien der Annehmbarkeit

1. Zieldifferenter Unterricht
2. Partizipation

IV. Erfüllung von Kriterien der Adaptierbarkeit

1. Bildungsziele
2. Aus- und Weiterbildung von Lehrkräften

Die am weitesten reichenden Anpassungen haben aktuell Bremen und Hamburg gemacht. Es folgen Niedersachsen, Nordrhein-Westfallen und Schleswig-Holstein. In den Bundesländern Baden-Württemberg, Brandenburg, Mecklenburg-Vorpommern, Rheinland-Pfalz, Saarland, Sachsen und Sachsen-Anhalt besteht großer Anpassungsbedarf. Anpassungsbedarf besteht auch in den Bundesländern Bayern und Hessen. Hier gab es bereits Änderungen im Schulrecht, allerdings reichen diese bei Weitem noch nicht aus (ebd., S. 40).

2.11 Fazit

Die oben aufgeführten gesetzlichen Grundlagen, sprich Gesetztexte und Konventionen, vermitteln einen ersten Eindruck davon, wo der Inklusionsgedanke bereits verankert ist. Dies hat für Ergotherapeuten eine große Bedeutung bei der Beantwortung der Frage: Wie kann sich die Ergotherapie gegebenenfalls an der Umsetzung eines Inklusionsgedankens beteiligen oder inwiefern tut sie dies bereits mit ihrer Arbeit?
Zur Umsetzung und Begründung inklusiver Konzepte/Projekte sollten die gesetzlichen Grundlagen herangezogen werden.

3 Überlegungen zur Umsetzung von Inklusion in verschiedenen Bereichen – auf dem Weg zur inklusiven Gesellschaft

3.1 Tragweite der Umsetzung

Dieses Kapitel gibt einen Überblick über grundsätzliche Überlegungen zur Umsetzung von Inklusion in verschiedenen Bereichen. Anhand dieser Überlegungen wird die Tragweite der Umsetzung verdeutlicht.
Das Bild, welches das Ziel der inklusiven Gesellschaft abzeichnet, ist das „eines Umfeldes oder Systems, das in der Lage ist, auf Vielfalt einzugehen, und zwar so, dass alle Kinder, Jugendliche und Erwachsene gleichermaßen wertgeschätzt werden" (Booth, 2008, S. 55). Im vorherigen Kapitel kamen bereits bestimmte Lebensbereiche zur Sprache. Ein Zusammenleben, das so organisiert ist, dass in möglichst vielen Lebensbereichen Armut, Behinderung, Migrationshintergrund, sexuelle Orientierung, Religion und andere Merkmale keine Rolle für die grundsätzliche Zugehörigkeit und Teilhabe spielen, stellt größte Ansprüche an sämtliche Ebenen einer Gesellschaft.
In der Umsetzung von Inklusion ist einer der Grundsätze, aussondernde Bedingungen zu identifizieren und zu ändern. Dabei wird nicht eine bestimmte Technik oder ein Standardweg angestrebt, sondern die Maßnahmen werden an ihrem Beitrag zur effektiven Teilhabe von Personen gemessen, wobei es verschiedene Vorschläge zur Gestaltung des Prozesses gibt. Es tritt auch die Annahme hervor, dass nicht jede Person in allen Bereichen gleich stark teilhaben kann. Es geht vielmehr um die Zugehörigkeit zu Teilsystemen, die als gesellschaftliche Funktionssysteme grundsätzlich jeder Person zugänglich sein sollen (Theunissen, 2010, S. 50).

Gesellschaftliche Tragweite

Die positive Empfindung von Vielfalt als Voraussetzung für Inklusion ist in Deutschland nicht selbstverständlich. Abweichungen von der Norm werden wahrgenommen und bilden eine Grundlage für Diskriminierung unterschiedlichster Art. Das deutsche Bildungssystem ist traditionell eindeutig auf Homogenität und Leistung ausgerichtet. Im Sport steht häufig der ‚Sieg über andere' als Ziel im Fokus, im Gegensatz zu einer gemeinsamen Verbesserung der Fähigkeiten. In der Medizin bestehen Ansätze, sogenannte fehlerhafte Entwicklungen des ungeborenen Kindes schon im Mutterleib zu erkennen und die Geburt zu verhindern, wodurch Beeinträchtigungen langfristig immer weniger als Teil eines normalen Gesellschaftsbildes empfunden werden.

> Merke
>
> **Inklusion fordert jeden einzelnen Menschen zur Reflexion eigener Verhaltens- und Denkmuster auf. Dies geht fast immer damit einher, sich eigenen Ängsten und Vorurteilen zu stellen. In diesem Bewusstsein kann jede Umsetzung von Inklusion nur kleinschrittig erfolgen.**

Eine inklusive Gesellschaft ist nur dann möglich, wenn alle Menschen ein Bewusstsein der Würde und des Selbstwertgefühls sich selbst und anderen Menschen gegenüber entwickeln. Die Konstruktion von etwas ‚Fremden' steht immer auch in

Verbindung mit dem eigenen Identitätsverständnis. Auf dem Weg zur Inklusion ist zunächst jeder einzelne Mensch zur Reflexion eigener Denk- und Handlungsmuster aufgefordert. Es sollte eine Bereitschaft entwickelt werden, eigene Ängste und Vorurteile zu erkennen und zu verändern.

Professionelle Tragweite

Als die ersten Überlegungen zur Umsetzung von Inklusion aufkamen und die ersten Stimmen dazu laut wurden, war ziemlich schnell von einer Auflösung von Werkstätten von Menschen mit Behinderung und einer Abschaffung des Sonderschulsystems die Rede, um nur zwei radikale Beispiele zu nennen. Sofort kamen Gegenstimmen, was denn mit den Arbeitsplätzen der entsprechenden Berufsgruppen passiere, und dass ja ganze Berufsgruppen wie z. B. die Sonderpädagogen auf einen Schlag überflüssig würden. Eine solche radikale Umsetzung war jedoch von Beginn an keine Forderung im Sinne der Inklusion. Es ist von struktureller Veränderung die Rede, die sowohl den Arbeitsmarkt als auch das Bildungssystem in Deutschland betrifft. Dabei geht es nicht um eine Entprofessionalisierung und Ersetzen sämtlicher Fachgruppen durch Inklusionstherapeuten. Angestrebt werden eine Umprofessionalisierung und eine verstärkte interdisziplinäre Zusammenarbeit. Der Aktionsraum von Fachkräften im Gesundheits- und Sozialwesen verschiebt sich vermehrt aus den Institutionen heraus in die direkte Lebensumwelt der Klienten. Der Anspruch soll es auch nicht sein, ganze Institutionen radikal abzuschaffen. Es geht vielmehr darum, Alternativen zu entwickeln und den Grad der Selbstbestimmung für mehr und mehr Menschen in allen Bereichen zu erhöhen, indem sie als Leistungsnehmer maßgeblich an Entscheidungsprozessen ihre Situation betreffend beteiligt sind. Zunächst geht es darum, den Blick weg von der Zugehörigkeit zu einer bestimmten Klientel hin zum spezifischen Bedarf des einzelnen Menschen sowie den notwendigen strukturellen Veränderungen in seiner Umgebung zu wenden (Wunder, 2010, S. 28).

Merke

Inklusion ist nicht gleichbedeutend mit der Schließung von Werkstätten für Menschen mit Behinderung oder anderen Einrichtungen. Es geht um die individuelle Gestaltung der Teilhabe von Menschen an Entscheidungs- und Veränderungsprozessen in unterschiedlichen Lebensbereichen und auf verschiedenen Ebenen.

Inklusion stellt auch die Vertreter aller Fachrichtungen vor die Aufgabe, sich eigenen und fremden Vorbehalten und Vorurteilen zu öffnen, auch in Bezug auf Inklusion, um diese konstruktiv nutzen zu können und so ein Stück weiter in Richtung Inklusion vorwärts zu kommen (O'Brien & O'Brien, 1997, S. 29).

Die Auseinandersetzung mit Inklusion und deren Umsetzung geht mit Gedanken zur Stärkung der Zivilgesellschaft einher. Ein zentraler Punkt ist die Bewusstseinsbildung, wie sie auch in der UN-Behindertenrechtskonvention explizit gefordert wird (NETZWERK ARTIKEL 3 e. V., 2010[1]). Es geht darum, Menschen zu unterstützen und darin zu ermutigen, Verantwortung für sich und andere zu übernehmen (Wittig-Koppe,

1 NETZWERK ARTIKEL 3 e. V. (2010). Übereinkommen über die Rechte von Menschen mit Behinderungen. http://www.netzwerk-artikel-3.de/dokum/schattenuebersetzung-endgs.pdf [14.07.2011].

2010, S. 63). An die einzelnen Vertreter verschiedener Fachrichtungen wird der Anspruch gestellt, einen Perspektivenwechsel vorzunehmen und den Wandel mitzutragen.
In allen Bereichen geht es verstärkt um den Ausbau von Netzwerken zur Unterstützung von Bedürftigen zur Stärkung der Zivilgesellschaft.

Politische Tragweite

Ein Großteil der Überlegungen zur nachhaltigen und umfassenden Umsetzung von Inklusion erfordert eine entsprechende Lenkung und Unterstützung seitens der Politik. Mit ‚der Politik' ist hier die Ebene gemeint, auf der Gesetze zur Finanzierung von Leistungen zur Förderung, zur Verteilung von Zuständigkeiten, Baunormen etc. verabschiedet werden. Dabei muss klar sein, dass Inklusion mehr ist als die nette, aber utopische Idee von einem schönen Zusammenleben. Es ist der Versuch einer Antwort auf Probleme und Chancen einer Situation, wie sie in ganz Europa z. B. durch Migration innerhalb und außerhalb von Landesgrenzen besteht. Die Vielfalt ist da, daran gibt es nichts zu rütteln. Auch Schwierigkeiten im Umgang mit dieser Vielfalt sind deutlich, wie sich z. B. an immer noch bestehenden Diskussionen zur Integration von Menschen mit Migrationshintergrund, dem Umgang mit geflüchteten Menschen aus Kriegsgebieten zeigt. Demzufolge scheint es nur logisch, dass es Aufgabe der Europäischen Mitgliedsstaaten ist, einen nachhaltigen Umgang mit dieser Vielfalt zu entwickeln und dabei auch bestehende Strukturen infrage zu stellen.

Merke

Inklusion ist keine utopische Idee, sondern eine Antwort auf die unausweichliche Frage nach einer Politik, die der Vielfalt einer zusammenwachsenden Welt gerecht werden kann.

In der Literatur zur Entwicklung in Europa wird ganz explizit die Pflicht europäischer Länder betont, „... mit ihrer Politik zur Schaffung einer Umwelt beizutragen, in der kulturelle Vielfalt und menschliche Heterogenität geschätzt werden" (Hajkova, 2006b, S. 117).
Die Umsetzung von Inklusion in Deutschland ist unter den gegebenen Voraussetzungen definitiv eine große Herausforderung. Letztendlich auch, weil z. B. an der gegebenen Struktur des Gesundheits- und Bildungssystems auch große wirtschaftliche Interessen hängen. Schule soll u. a. vergleichbare Leistungen im Wettbewerb fordern und so auf den Arbeitsmarkt vorbereiten. Eine Ausrichtung auf soziale Kompetenzen und persönliche Fähigkeiten in vielfältigsten Bereichen steht hierzu in einem deutlichen Gegensatz. Gleichzeitig wird mit der Bildung und Erziehung der Kinder auch das zukünftige politische Klima in Deutschland beeinflusst, sodass sich vorhandene Strukturen auf dem Arbeitsmarkt auch nur mit der frühzeitigen Etablierung sozialer Werte verändern lassen. Wenn sich in der Struktur von Unternehmen etwas ändern soll, so braucht es Menschen in Führungspositionen, die Vielfalt als Selbstverständlichkeit und Bereicherung sehen. So wird auch im Rahmen der Soltauer Initiative für Sozialpolitik und Ethik in sozialen Arbeitsfeldern (2010) die Umsetzung der UN-BRK, die in Bezug zur Inklusion steht, nur mit wirtschafts- und sozialpolitischem Systemwandel als möglich gesehen, da ein derzeitiger „... Zielkonflikt zwischen einer am Wettbewerb orientierten Ökonomie und den ethisch-idealen Forderungen der Konvention" (ebd., S. 155) besteht.

Besonders in den Blick rückt auch das Finanzierungssystem von Hilfen zur Teilhabe und Eingliederung. Das Finanzierungssystem stellt eine mögliche Barriere für inklusive Praxis dar (Meijer, 2010[2]). Steinhart (2010, S. 74) fordert eine Finanzierung, die fallunspezifische Leistungen im Gemeinwesen ermöglicht. Inklusion ist langfristig nur mit einem Strukturwandel auf verschiedenen Ebenen realistisch.

Merke

Die Veränderungen in Richtung Inklusion müssen auf verschiedenen Ebenen gleichzeitig geschehen. Neben den notwendigen Gesetzen für die Rahmenbedingungen muss es Veränderungen in grundsätzlichen Strukturen geben. Ebenso wichtig und ausschlaggebend ist die persönliche Einstellung eines jeden Menschen.

Auch im Gesundheitssystem bestimmen Wirtschaftlichkeit und Kosteneffizienz die Debatten. Zum einen ist es Aufgabe der Politik, hier strukturelle Veränderungen voranzutreiben. Zum anderen ruft dieser Umstand dazu auf, alternative Lösungen der Finanzierung zu entwickeln und sich in der Umsetzung des Inklusionsgedankens nicht auf bundesweite politische Veränderungen zu verlassen. Zudem besteht die Möglichkeit, durch gezielte Forschung auch Zusammenhänge zwischen Inklusion und Gesundheit und damit Kosteneinsparungen im Gesundheitssystem zu untersuchen.

3.2 Inklusive Pädagogik

Im Kontext der Inklusion und vor allem der Forderung nach einem inklusiven Bildungssystem besteht der Anspruch einer inklusiven Pädagogik. Vor allem zu Beginn, sprich nach der Unterzeichnung der UN-BRK, standen Pädagogen vor einer großen Herausforderung. Diese sogenannten Modernisierungsprozesse stellen immer wieder neue Anforderungen an alle Menschen (Ecarius, 2007, S. 264).

Inklusive Bildung ja, aber wie?

Aus diesem Grund beschreiben Habermann und Moser (2008, S. 20) Erziehung als einen fortlaufenden Prozess. Bildung kann nicht als ein Status des „Gebildetseins" verstanden werden, sondern als ein dynamischer und vor allem lebenslanger Prozess (Weber, 1999, S. 441). Dies greifen Boban und Hinz (2003, S. 10) in Bezug auf eine inklusive Pädagogik im Index für Inklusion auf. Sie beschreiben eine inklusive Pädagogik ebenfalls als einen nicht endenden Prozess von gesteigertem Lernen. Betrachtet man die Grundannahmen und Hauptaspekte der Inklusion, so haben in der inklusiven Pädagogik Lernprozesse und Teilhabe aller Schüler einen hohen Stellenwert.

2 Meijer C.J.W. (2010). Special Needs Education in Europe: Inclusive Policies and Practices. http://www.inklusion-online.net/index.php/inklusion/article/view/56/60 [20.07.2011].

Die folgenden Faktoren charakterisieren nach Boban und Hinz (2003, S. 10) den inklusiven Gedanken in Erziehung und Bildung:

- Gleiche Wertschätzung für alle Schüler und Mitarbeiter
- Steigerung der Teilhabe aller Schüler an der Gemeinschaft ihrer Schüler, Kultur und Unterrichtsgegenständen
- Weiterentwicklung der drei Dimensionen Kultur, Struktur und Praktiken des Index (siehe *Kapitel 4.2 – Der Index für Inklusion an Schulen)*, mit dem Ziel, auf die Vielfalt der Schüler ihres Umfeldes einzugehen
- Gewährleistung des Abbaus von Barrieren für Lernen und Teilhabe für alle Schüler
- Projekte anregen, die Barrieren für Zugang und Teilhabe bestimmter Schüler überwinden
- Unterschiede zwischen Schülern als Chance für das gemeinsame Lernen sehen und nicht als Probleme, die überwunden werden müssen
- Recht aller Schüler auf eine wohnortnahe Bildung und Erziehung
- Nicht für die Schüler, sondern für alle ist eine Verbesserung von Schulen förderlich
- Die Wichtigkeit erkennen, dass durch die Schulen Gemeinschaften aufgebaut sowie Werte entwickelt und Leistungen gesteigert werden können
- Den Fokus auf den Auf- und Ausbau nachhaltiger Beziehungen zwischen Schulen und Gemeinden legen
- Die Inklusion in Erziehung und Bildung als einen Aspekt von Inklusion in der Gesellschaft sehen

Biewer (2009, S. 193) greift die inhaltlichen Aspekte von Boban und Hinz (2003, S. 10) einer inklusiven Pädagogik auf und definiert inklusive Pädagogik wie folgt:
Unter inklusiver Pädagogik wird die Theorie zur Bildung und Entwicklung einer Pädagogik verstanden, die Etikettierung und Klassifizierung ablehnt und die ihren Fokus auf die Rechte vulnerabler und marginalisierter Menschen legt. Die inklusive Pädagogik plädiert für eine Partizipation aller Menschen in allen Lebensbereichen. Ihr Ziel muss eine strukturelle Veränderung der regulären Institutionen sein, um der Verschiedenheit, den Voraussetzungen und Bedürfnissen aller Nutzer gerecht zu werden.
Das Aufgabenspektrum einer inklusiven Pädagogik muss sich über bloße behindertenpädagogische Implikationen hinaus entwickeln und eine Pädagogik reflektieren, die alle Kinder, egal mit welchen Lernbedürfnissen, einschließt (Speck, 2010, S. 79).

Die praktische Umsetzung dieser Ansätze haben sich in den letzten Jahren viele Pädagogen angeschaut und erarbeitet. Erste Hilfestellungen und Orientierungshilfen gaben pädagogische Konzepte, die ein gemeinsames Lernen und einen gemeinsamen Lernort für alle als Grundsatz haben. Beispielhaft sind hierbei folgende pädagogische Konzepte zu erwähnen:

- Reformpädagogik
- Montessori-Pädagogik
- Jenaplan-Pädagogik
- Freinet-Pädagogik

3.3 Inklusion im Gesundheitsbereich

Wie inklusiv ist eigentlich unser Gesundheitssystem?
Die Frage lässt sich auf viele verschiedene Arten angehen und der Versuch einer Antwort ist in jedem Fall höchst komplex. Die komplizierten Zusammenhänge zwischen Finanzierungsvorgaben, traditioneller ärztlicher Versorgung, neuen Behandlungsmethoden etc. erschweren eine transparente Darstellung.
Letztendlich landet man wieder bei der alles entscheidenden Frage: Wie sieht es mit der realen Teilhabe in unserem Gesundheitssystem aus? Und selbst dann ist die Rettung aus dem Dilemma noch denkbar fern: Teilhabe von wem? Patienten, Ärzten, Therapeuten etc.? Und als Nächstes: Teilhabe wobei? Selbstbestimmung in welchen Bereichen? Gestaltung der medizinischen Einrichtung, Wahl der Behandlungsform? Wahl der Finanzierungsform? Oder ganz einfach bei der Entscheidung: Wann bin ich gesund?
Keine Frage, der Gesundheitsbereich verändert sich. Das medizinisch-reduktionistische Modell von Krankheit macht immer mehr Platz für ein bio-psycho-soziales Modell der Gesundheit. Der Blick der Forschung richtet sich nicht mehr automatisch nur hin zu den Faktoren, die Menschen krank machen. Immer mehr verbreitet sich auch der Ansatz zu fragen, was Menschen gesund macht bzw. sie gesund hält. An dieser Stelle haben wir es mit einem bedeutsamen Paradigmenwechsel zu tun.
In der Praxis kommt dieser allerdings langsam und schleppend an, wie es bei vielen großen Veränderungen der Fall ist. Der Inklusion geht es da nicht anders. Im Gesundheitsbereich zeigt sich der Umbruch besonders durch die ICF. Die Klassifikation basiert auf dem bio-psycho-sozialen Modell der Gesundheit und nimmt erstmals offiziell die Aktivitäten und Teilhabe sowie die Kontextfaktoren neben den Körperfunktionen und -strukturen in die Klassifikation eines Gesundheitsproblems auf. Die ICF bietet sämtlichen Vertretern im interdisziplinären Versorgungsteam eine einheitliche Sprache. Sie ist ein guter Schritt hin zu mehr Partizipation der Klienten am eigenen Gesundheitsprozess und zu mehr Gewicht der persönlichen Lebensumstände in der gesundheitlichen Versorgung, sofern die ICF dementsprechend eingesetzt wird (mehr dazu in *Kapitel 8 – Modelle, Konzepte und Klassifikationen in Verbindung mit dem Inklusionsgedanken)*. Gesetze wie z. B. das Patientenrechtegesetz schließen die ausführliche Information von Patienten über Behandlungsinhalte und z. B. Operationsvorgänge ein. Die umfassende Information von Klienten über Möglichkeiten und Risiken verschiedener Behandlungsmöglichkeiten ist absolute Voraussetzung für die selbstbestimmte Teilhabe am Behandlungsprozess. Obwohl solche Gesetze bestehen, zeigen Erfahrungen täglicher ergotherapeutischer Arbeit, dass viele Klienten nicht wissen, was bei ihrer Operation eigentlich gemacht wurde und warum es gemacht wurde, oder ob es Alternativen gegeben hätte.
Auf der Suche nach Teilhabe und Selbstbestimmung im Gesundheitsbereich stößt man auch an anderen Stellen auf Grenzen. Ein Großteil der Menschen in Deutschland ist gesetzlich pflichtversichert. Damit besteht Anspruch auf notwendige ärztliche und therapeutische Versorgung – in einer Form, wie sie von den Krankenkassen anerkannt und vorgegeben wird. In den meisten Fällen beschränken sich die Leistungen auf Angebote der klassischen Schulmedizin. Sogenannte alternativmedizinische Angebote müssen privat bezahlt, oder eine entsprechende Zusatzversicherung ab-

geschlossen werden. Eine Alternative besteht in der privaten Krankenversicherung, die – gegen entsprechend höhere Beiträge – in der Wahl der Behandlungsform etwas mehr Freiraum lässt. Beide Versicherungsformen basieren jedoch auf dem Konzept der pauschalen Beiträge, egal ob die enthaltenen Leistungen letztendlich in Anspruch genommen werden oder nicht.

Eine Alternative zu klassischen Krankenversicherungen sind Solidargemeinschaften, von denen es mittlerweile einige auch in Deutschland gibt. Solche Solidargemeinschaften gelten gesetzlich gesehen als anderweitige vergleichbare Absicherung in Krankheits- und Unglücksfällen (§ 5, Abs. 1, Nr. 13, SGB V), womit die Versicherungspflicht in einer gesetzlichen Krankenkasse aufgehoben ist. Üblicherweise haben solche Gemeinschaften einen Hauptsitz und mehrere Ortsgruppen. Grundsätzlich kann jede gewünschte Behandlung finanziert werden, die Entscheidung darüber geschieht dezentral in den relativ kleinen Ortsgruppen durch die Mitglieder selbst. Überregionale Zusammenschlüsse und Solidarfonds sichern ab, falls eine Ortsgruppe eine notwendige Behandlung nicht tragen kann. Ausführlichere Informationen hierzu finden sich im Internet (Smith, 2015[3]). Der große Unterschied zwischen Solidargemeinschaften und Krankenkassen in der Selbstbestimmung liegt darin, dass in der Solidargemeinschaft grundsätzlich keine Behandlungsform ausgeschlossen wird, wohingegen die Mitglieder gesetzlicher Krankenversicherungen nur Anspruch auf Leistungen innerhalb des Leistungskatalogs haben. Die Möglichkeit der Selbstbestimmung bei der Wahl der Behandlungsform, wie sie in einer Solidargemeinschaft ermöglicht wird, ist ein guter Ansatz für Inklusion in Form von Teilhabe am gesundheitlichen Versorgungsprozess.

Für Heilmittel wie die Ergotherapie ist es derzeit noch üblich, dass eine ärztliche Verordnung Grundlage für die Ausführung von Behandlung ist. So gesehen kann auch der Zugang zur ergotherapeutischen Behandlung nicht als grundsätzlich inklusiv gesehen werden, da zuvor eine entsprechende Diagnose gestellt und Ergotherapie verordnet werden muss. Klientenzentrierung und Betätigungsorientierung sowie Teilhabe als Ziel müssen immer eingepasst werden in den Rahmen einer diagnoseabhängigen Verordnung von Behandlung. Und hier taucht wieder die oben bereits erwähnte Frage auf: Wer entscheidet, ob ich gesund bin? Wer entscheidet, ob ich eine Behandlung benötige, und welche? An dieser Stelle soll in keinem Fall die Kompetenz und Notwendigkeit von Ärzten infrage gestellt werden. Es geht lediglich darum, die Frage in den Raum zu stellen, inwiefern Menschen die Möglichkeit gegeben ist, ihren eigenen Gesundheitsprozess selbstbestimmt mitzugestalten.

3 Smith, P. (2015). Alternative zur Krankenkasse – Solidargemeinschaft für alle Fälle. Ärzte Zeitung Verlags-GmbH – Springer Medizin (Hrsg.). http://www.aerztezeitung.de/panorama/article/867702/alternative-krankenkasse-solidargemeinschaft-alle-faelle.html [16.05.2015].

Eine weitere Richtung, in die die Frage ausgeweitet werden kann – die an dieser Stelle aber nur als Gedankenanstoß erwähnt sei –, ist die Frage nach dem Recht auf ärztliche und (ergo)therapeutische Behandlung für geflüchtete Menschen oder sogenannte ‚Illegale'; Menschen ohne offizielle Aufenthaltsgenehmigung, ohne jegliche Form finanzieller Absicherung in Krankheitsfällen. Inklusion schließt alle Menschen ein, die einzige Voraussetzung, um dazu zu gehören, ist es, geboren zu sein und zu leben.

Hinweis

Die Schleswig-Holsteinische Initiative *Alle Inklusive* (2015[4]) weist auf ihrer Internetseite aktuell auf eine Dokumentation zu Menschenrechtsverletzungen im Zusammenhang mit Flüchtlingskindern mit Behinderungen hin.
Im Zusammenhang mit Ergotherapie kann die Internetseite der Organisation OOFRAS[5] interessant sein, die sich mit der ergotherapeutischen Versorgung von geflüchteten Menschen in Australien beschäftigt.

3.4 Inklusion in der Behindertenhilfe

Ganz im Sinne des Mottos *‚Nicht ohne uns über uns',* spielt der Begriff Inklusion in der Behindertenhilfe eine sehr große Rolle.[6]
In diesem Kontext tauchen in der Behindertenhilfe gehäuft die Begriffe Paradigmen- oder Perspektivenwechsel auf (Bosse & Wacker, 2006, S. 48). Die gesamte Ausrichtung der Behindertenhilfe scheint sich unter dem Dach der Inklusion zu verändern. Bereits 2008 veröffentlichte die Lebenshilfe ein Visionspapier, in welchem Menschen mit Behinderung beschreiben, wie sie in Zukunft leben wollen. Einen Auszug ihrer Version fasst die Lebenshilfe wie folgt zusammen:

- „Menschen mit Behinderung sind selbstbewusst und nehmen nach ihren eigenen Vorstellungen die gesellschaftlichen Angebote in ihrer Gemeinde wahr. Sofern sie dabei Unterstützung, Schutz und Rücksichtnahme benötigen, entspricht dies dem, was sie selbst möchten und was sie brauchen.
- Im Wohnquartier, in der Gemeinde und in der Gesellschaft sind die Hindernisse, die Teilhabe verhindern, abgebaut und die zur Teilhabe und zur Entwicklung der eigenen Persönlichkeit erforderlichen Hilfen und Angebote werden selbstverständlich bereitgestellt. Insbesondere die Menschen mit hohem Hilfebedarf haben die Sicherheit, dass ihnen die zur Teilhabe notwendigen Hilfestellungen von der Gesellschaft selbstverständlich zur Verfügung gestellt werden.

4 Alle Inklusive (2015). Menschenrechtsverletzungen in Berlin – Dokumentation über Flüchtlingskinder mit Behinderung. http://www.alle-inklusive.de/menschenrechtsverletzungen-in-berlin-dokumentation-uber-fluchtlingskinder-mit-behinderung/ [16.05.2015].

5 Occupational Opportunities for Refugees & Asylum Seekers (OOFRAS) Inc. (o. J.). Home. http://www.oofras.com/ [05.09.2015].

6 Die Bundesregierung (o. J.). Menschen mit Behinderung. Nicht ohne uns über uns. http://www.bundesregierung.de/Content/DE/Artikel/2014/03/2014-03-25-5-jahre-ratifizierung-un-konvention-inklusion.html [15.05.2015].

- Die Bürger sind stolz darauf, dass kein Mitbürger ausgegrenzt wird, dies wird in Gemeinden, Bund und Ländern höher bewertet als ökonomische Ziele.
  Die Bürger erleben ihre Mitbürger mit Behinderung als Bereicherung, sie bewerten das Zusammenleben in Vielfalt positiv, gehen selbstverständlich auf sie zu und beziehen sie ein. Unternehmen bieten ihnen gerne Arbeitsplätze an, Bildungs- und Freizeiteinrichtungen begrüßen ihre Beteiligung.
  Alle Gesetze, das Gesundheitswesen und alle öffentlichen und privaten Angebote werden stetig nach diskriminierenden Bestimmungen überprüft und im Sinne von Teilhabemöglichkeit und erleichtertem Zugang verbessert. Die Gesellschaft stellt die zur Teilhabe notwendigen finanziellen Ressourcen zur Verfügung – möglichst aus einer Hand. Die Politik trifft entsprechende Entscheidungen und die Verwaltungen setzen den Anspruch der behinderten Menschen auf gleichberechtigte Teilhabe selbstverständlich um.

Merke

Das nachfolgende Zitat zeigt auf, wie unterschiedlich Begriffe verstanden oder, wie in diesem Fall, nicht verstanden werden. Es ist wichtig, im Inklusionsprozess immer zu reflektieren, mit welchen Personen kommuniziert wird. In dem folgend beschriebenen Fall wäre ein einfacherer Sprachgebrauch angemessen gewesen.

„Bei der Vorbereitung der Tagung mit behinderten Menschen wurde deutlich, dass die Begriffe ‚Barriere' bzw. ‚Barrierefreiheit' selbst nicht geläufig und schwer verständlich waren. Sie stellten selbst Barrieren dar und konnten durch den verständlicheren Begriff ‚Hindernis' leicht ersetzt werden" (Niehoff, 2008, S. 3).

Betroffene können am leichtesten Barrieren identifizieren, die sie an einer Teilhabe hindern oder einschränken.

- Eltern erfahren, dass die von ihnen geleistete Betreuung und Erziehung ihrer behinderten Kinder als gesellschaftliche Leistung anerkannt wird. Sie haben die Sicherheit, dass ihre Töchter und Söhne, auch wenn sie hohen Hilfebedarf haben und wenn sie älter werden, ihren Platz in der Gesellschaft als akzeptierte, gleichberechtigte Bürger haben, ohne Sorgen hinsichtlich ihrer Begleitung, Versorgung und auch der notwendigen Pflege.
- Freiwillige und professionelle Unterstützer von Menschen mit Behinderungen sehen es als ihre selbstverständliche Aufgabe an, in der Kommune Hindernisse abzubauen, den Menschen mit Behinderungen zu assistieren und sie bei ihren Rechten und Wünschen nach Selbstbestimmung und Teilhabe im Sinne der ‚Enthinderung' zu unterstützen.
- In der Lebenshilfe wirken Eltern, Freunde, Fachleute und Menschen mit Behinderung gleichberechtigt zusammen. Die Lebenshilfe vor Ort, in Land und Bund erweist sich als Bürgerbewegung, die gemeinsam die genannten Ziele verfolgt und sie konsequent überall vertritt. In den Vereinen haben die Menschen mit Behinderung ihr eigenes Sprachrohr und Vereinsleben.
- Die Lebenshilfe sichert die Teilhabe von Menschen mit Behinderungen, indem sie ihre Fachkompetenz bedarfsgerecht in die regulären Dienstleistungen vor Ort in den Gemeinden einbringt. Soweit erforderlich, eröffnet und unterhält die Lebenshilfe auch eigene, gemeindeintegrierte Angebote in allen Lebensbereichen, insbesondere in den Bereichen des Wohnens, des Arbeitens, der Bildung und der Freizeitgestaltung."

(Niehoff, 2008, S. 5 f).

Die oben aufgeführten Visionen von behinderten Menschen und ihrer Organisationen und Träger, in diesem Fall der Lebenshilfe, spiegeln in vielen Punkten den Inklusionsgedanken wider. Nach 50 Jahren muss die Lebenshilfe neue Ziele bestimmen (ebd., S. 6).

3.5 Empowerment

,Empowerment' bedeutet wörtlich übersetzt Ermächtigung/Stärkung/Unterstützung (Pons GmbH, o. J.[7]). Der Begriff benennt unter anderem ein Konzept, das in den 1990er Jahren in den USA im Zuge der Selbstbestimmungsbewegungen von Menschen mit Behinderungen entstanden ist. Der Selbstbestimmungsgedanke ist zentrales Element des Empowerment-Konzepts (Theunissen, 2009, S. 40). Die Ermächtigung zu eben dieser Selbstbestimmung ist Ziel des Konzepts (Wocken, 2011, S. 53). Dazu gehört auch, Zusammenschlüsse von Personen zur Vertretung ihrer Interessen zu unterstützen, besonders wenn diese Personen dabei aufgrund von Einschränkungen geistiger Fähigkeiten behindert sind (Theunissen, 2010, S. 53).
Mittlerweile taucht der Begriff Empowerment auch immer häufiger losgelöst von dem ursprünglichen Konzept im Zusammenhang mit Partizipationen von Menschen in sämtlichen Lebensbereichen auf.

3.6 Assistenz

Der Begriff ,Assistenz' steht für das Modell der Persönlichen Assistenz, das aus den Bürgerrechtsbewegungen ,Independent Living' in den USA und ,Selbstbestimmt-Leben' in Deutschland und Österreich hervorgegangen ist (Wocken, 2011, S. 50). Das Modell selbst bezieht sich auf das Verhältnis zwischen Menschen mit Behinderung und professionellen Unterstützern, Betreuungsorganisationen und Rehabilitationsträgern. Ausgehend von weitestgehend fremdbestimmten Situationen, in denen sich Menschen mit Behinderung oft befanden und befinden, verkörpert das Assistenzmodell einen Ansatz, der das selbstbestimmte Leben zum Ziel hat (ebd.).

Das Verhältnis von der Person, die die Assistenz leistet, zu der, die die Assistenz in Anspruch nimmt, gleicht einem Arbeitsverhältnis, wobei Letztere der Arbeitgeber ist (Theunissen, 2007, S. 67). Assistenz wird verstanden „im Sinne von ,jemandem nach dessen Anweisung zur Hand gehen'" (Wunder, 2010, S. 29). Bedenken gegenüber dem Modell werden mit Bezug auf Menschen mit schweren Lern- oder Entwicklungsbeeinträchtigungen genannt (ebd., S. 68). Es besteht die Gefahr einer Überforderung von Personen, welche durch eine Überschätzung ihrer Fähigkeiten und den Verzicht auf Hilfen provoziert würden. Möglicherweise werden Fähigkeiten vorausgesetzt, welche erst am Ende „... eines Prozesses als beste der Möglichkeiten herauskommen sollen" (ebd., S. 31). Das Modell der Assistenz läuft damit Gefahr,

7 Pons GmbH (o. J.). Online-Wörterbuch. http://de.pons.com/%C3%BCbersetzung?q=empowerment&l=deen&in=ac_en&lf=de [15.05.2015].

eine Gruppe von Menschen auszuschließen. Damit würde es in Bezug auf Inklusion seine Berechtigung verlieren (Theunissen, 2007, S. 68).
Als Alternative zum Modell der Assistenz wird die ,Care Ethik' genannt. Ihr wird, in Verbindung mit Inklusion, das Potenzial zugeschrieben, die Grenzen der Assistenz zu überwinden und damit die kritischen Elemente aufzuheben (Wunder, 2010, S 32).

3.7 Community Care

Community Care wird europaweit als „Organisation- und Erbringungsform für gemeinwesenorientierte Hilfen" diskutiert (Aselmeier, 2008, S. 67). Der Ansatz hat als ein Ziel, „... Menschen mit Unterstützungsbedarf ein möglichst selbstbestimmtes und eigenständiges Leben in ihrer eigenen Wohnung zu ermöglichen" (ebd.) und geht mit Überlegungen zur Deinstitutionalisierung und informeller Hilfeleistung einher. Dem Gemeinwesen werden dabei eine rechtlich-politische, räumliche und eine soziale Dimension zugeschrieben. Überlegungen zur Umsetzung des Ansatzes beschäftigen sich auch mit Anforderungen und notwendigen Veränderungen in allen drei Dimensionen (ebd., S. 65).
Aselmeier betont, die Verwirklichung solle unter der Wahrung von Selbstbestimmung, Bürgerrechten, Chancengleichheit und Teilhabe geschehen (ebd., S. 64). Die Unterstützung soll nicht in Form standardisierter Komplexleistungen, sondern angepasst an die individuellen Bedürfnisse und Wünsche erbracht werden. Dabei wird nicht von der Zugehörigkeit zu einer bestimmten Personengruppe als Voraussetzung für die Inanspruchnahme von Leistungen ausgegangen (ebd., S. 68).
Im deutschsprachigen Raum sind die Konturen der Community Care und was damit genau bezeichnet wird noch nicht klar definiert (ebd., S. 73). Mit einer tragfähigen Definition von Community Care für die Modernisierung der Behindertenhilfe verbindet Aselmeier ein stabiles Netzwerk gemeinwesenorientierter professioneller Hilfen, welches folgende Merkmale aufweist (ebd., S. 79):

- Menschen mit geistiger Behinderung werden individuell und bedarfsgerecht „dabei unterstützt, so eigenständig und bedarfsgerecht wie möglich in ihrer eigenen Wohnung zu leben".
- Menschen mit geistiger Behinderung werden dabei begleitet, „Ressourcen im Gemeinwesen zu erschließen und nutzen zu können".
- Informelle Netzwerke werden erschlossen und gestützt.
- Die Mitarbeiter verinnerlichen eine Haltung, die durch anwaltschaftliche Assistenz bestimmt ist.

3.8 Fazit

Die Ausführungen in diesem Kapitel haben erkennen lassen, welche Dimensionen die Umsetzung von Inklusion auf gesellschaftlicher Ebene hat. Die Frage nach Teilhabe lässt sich für sämtliche Personen in sämtlichen Lebensbereichen stellen. Letztendlich sind alle Faktoren, die die Lebensumstände von Personen bestimmen, in der Frage nach Inklusion relevant. Das Kapitel hat auch gezeigt, dass die Umsetzung von Inklusion aus verschiedenen Perspektiven betrachtet jeweils andere Schwerpunkte hervorbringt. Im Rahmen der Konzepte des Empowerment, der Assistenz und Community Care finden schon seit Längerem – unabhängig von dem übergeordneten Thema Inklusion – Überlegungen zu Selbstbestimmung in der Hilfe von Menschen mit Unterstützungsbedarf statt. Die Schwerpunkte haben jedoch alle gemein, dass sie wiederum Veränderungen in den Strukturen über den eigentlichen Bereich hinaus erfordern. So hängen z. B. die Überlegungen aus der inklusiven Pädagogik auch mit dem Sonderschulsystem zusammen, welches eine Überschneidung mit der Behindertenhilfe zeigt. In der Behindertenhilfe sind Veränderungen angedacht, die sich auf die Gestaltung des ersten Arbeitsmarktes beziehen. In den meisten Bereichen ist die Diskussion vertreten, wie realistisch die Umsetzung wirklich ist. Allerdings ist der Kerngedanke der Inklusion, Marginalisierung und Barrieren zur Teilhabe abzubauen, in sämtlichen Überlegungen zur Umsetzung eindeutig erkennbar.

4 Instrumente und Orientierungshilfen zur Umsetzung von Inklusion in Deutschland

Die Frage, die sich wohl jede Person im Verlauf der Auseinandersetzung mit Inklusion, ganz egal in welchem Zusammenhang, irgendwann stellt ist:

Ja, aber wie kann man Inklusion umsetzen?

In der Regel lautet die Antwort in etwa so: Für Inklusion gibt es kein Rezept, Inklusion ist ein Prozess, der sich je nach Setting und Beteiligten immer anders gestaltet. Punkt. Ende der Diskussion? Nein. An der Aussage selbst lässt sich erst einmal nicht rütteln. An mehreren Stellen in diesem Buch wurde bereits aufgezeigt, dass sich die Dimension von Inklusion und deren Umsetzung je nach Kontext und Blickwinkel, und nach den Personen, die in einem bestimmten Bereich beteiligt sind, verändern. Eine Anleitung für Inklusion gibt es also tatsächlich nicht. Was es allerdings gibt sind Hilfestellungen in Form von Strukturierungshilfen für den Prozess in unterschiedlichen Bereichen. Diese Strukturierungshilfen, häufig in Form von Aktionsplänen oder Indexen, enthalten allesamt mehr oder weniger konkrete Vorschläge, wie der Prozess der Inklusion in verschiedenen Bereichen gestartet und gestaltet werden kann. Auch die jeweiligen Autoren betonen, dass es sich nicht um eine Anleitung im Sinne eines Kochrezeptes handelt. Dennoch ist der allgemeine Ansatz und Hintergrund dieser Instrumente, eine Auseinandersetzung mit und vor allem Umsetzung von Inklusion zu starten, zu strukturieren, zu erleichtern. Einige wesentliche dieser Instrumente werden im Folgenden vorgestellt.

Merke

Die vorgestellten Instrumente sind von ihrer Grundausrichtung und dem Aufbau her vielfältig einsetzbar und somit an viele verschiedene Kontexte adaptierbar!

4.1 Der Index für Inklusion

Wenn von *dem* Index für Inklusion die Rede ist, so war lange Zeit ganz klar jener von Ainscow und Booth (2002)[1] entwickelte Index zur Förderung inklusiver Schulentwicklung gemeint. Mittlerweile gibt es ergänzend u. a. den Index für Kindertagesstätten (Ainscow, Booth & Kingston, 2006)[2] und einen Kommunalen Index für Inklusion (Montag Stiftung Jugend und Gesellschaft, 2011). Alle drei werden im

1 Ainscow, M. & Booth, T., Centre for Studies on Inclusive Education (Hrsg.) (2002). Index for Inclusion: developing learning and participation in schools. www.eenet.org.uk/resources/docs/Index%20English.pdf [06.11.2014].

2 Ainscow, M. & Booth, T. & Kingston, D. (2006). Index for inclusion: Developing play, learning and participation in early years and childcare. www.eenet.org.uk/resources/docs/Index%20EY%20English.pdf [06.11.2014].

Folgenden nacheinander kurz skizziert und in ihrem möglichen konkreten Nutzen für die Ergotherapie beurteilt.

Alle drei Indexe sind unabhängig von der UN-BRK entstanden. Sie vertreten durchgängig einen Inklusionsbegriff, der für Vielfalt und den Abbau jeglicher Barrieren zur Teilhabe steht. Sie beschränken sich dabei nicht auf die Belange von Menschen mit körperlichen oder geistigen Einschränkungen. Die Indexe für Schulen und Kitas finden bereits seit vielen Jahren in unterschiedlicher Form Anwendung in Deutschland. Die Originalversionen werden ständig erweitert und sind grundsätzlich zur individuellen Adaption konzipiert. Sie werden häufig als Grundlage für neue Indexe in spezifischen Bereichen genommen. Es ist also durchaus denkbar, dass inzwischen schon wieder weitere hinzugekommen sind, deren Einsatz sich noch besser mit der ergotherapeutischen Arbeitsumgebung vereinbaren lässt.

Derzeit wird von den Entwicklern der Indexe für Schulen und Kindertagesstätten an einem neuen Index für Inklusion gearbeitet, der sich auf den gesamten Bereich ‚Bildung' bezieht, also nicht mehr auf eine spezifische Einrichtungsart. Stärken und Schwächen der bisherigen Indexe und den daraus hervorgehenden Erweiterungsbedarf für die neue Version beschreiben Boban und Hinz (2013[3]) in einem Artikel, der u. a. in der Online-Zeitschrift für Inklusion veröffentlicht wurde. Das Erscheinen des neuen Index für Inklusion wurde für 2014 vorausgesagt, bisher sind aber noch keine Anzeichen einer Veröffentlichung erkennbar.

4.2 Der Index für Inklusion an Schulen

Hinweis

Der Index für Inklusion an Schulen kann online (Ainscow & Booth, 2002[4]; Boban & Hinz, 2003) oder als Printausgabe über die Martin-Luther-Universität Halle-Wittenberg bezogen werden.
Die Vervielfältigung wird ausdrücklich unterstützt (Boban & Hinz, 2003, S. 2).

Der Index für Inklusion mit dem Ziel und Untertitel „Lernen und Teilhabe in der Schule der Vielfalt entwickeln" (Boban & Hinz, 2003) wurde im Jahr 2002 von Ainscow und Booth[4] in zweiter Auflage publiziert. Er erschien in englischer Sprache und war auf die Anwendung in Großbritannien ausgelegt. Bei der deutschen Ausgabe handelt es sich um eine Übersetzung von Boban und Hinz. Die beiden Herausgeber haben sich zusätzlich die Mühe gemacht, die Inhalte und Bezüge für den Einsatz im deutschen Sprachraum an die nationalen Rahmenbedingungen anzupassen. Hiervon betroffen sind z. B. Punkte, welche die nationale Gesetzgebung oder das Schulsystem betreffen.

---

3 Boban, I. & Hinz, A. (2013). Der neue Index für Inklusion – eine Weiterentwicklung der deutschsprachigen Ausgabe. http://www.inklusion-online.net/index.php/inklusion-online/article/view/11/11 [12.11.2014]

4 Ainscow, M. & Booth, T., Centre for Studies on Inclusive Education (Hrsg.) (2002). Index for Inclusion: developing learning and participation in schools. www.eenet.org.uk/resources/docs/Index%20English.pdf [06.11.2014].

Der Index für Inklusion versteht sich als Hilfsmittel und Unterstützung im Prozess der Inklusion und basiert auf der grundlegenden Zielvorstellung und Vision, „alle Barrieren in Bildung und Erziehung für alle SchülerInnen auf ein Minimum zu reduzieren" (Boban & Hinz, 2003, S. 11). Der Begriff Inklusion wird bewusst verwendet und verdeutlicht den Ansatz, den Blick weg von der Förderung und Integration einzelner und hin zur Etablierung inklusiver Strukturen zu lenken (ebd., S. 8). In diesem Zuge rücken besonders strukturelle Veränderungen an der Institution Schule und den Kommunikationsprozessen in den Fokus (ebd.).
Aufbau und Inhalt des Index für Inklusion orientieren sich an vier Hauptelementen (Tab. 5).

Tabelle 5: Die vier Elemente des Index für Inklusion (Boban & Hinz, 2003, S. 9)

Vier Elemente des Index für Inklusion	Inhalt
Schlüsselkonzepte	Einführung in die Reflexion über inklusive Schulentwicklung
Der Index-Prozess	5 Phasen im Prozess der Index-Anwendung werden chronologisch vorgestellt und begleitend erläutert. Ziel ist, die inklusive Qualität im Prozess der Anwendung des Index zu sichern
Rahmen für die Analyse	Dimensionen und Bereiche, die den Zugang zu Evaluation und Entwicklung der Schule strukturieren helfen
Materialien für die Analyse	Indikatoren und Fragen, die eine detaillierte Betrachtung aller Aspekte einer Schule ermöglichen und dabei helfen, Prioritäten für nächste Entwicklungsschritte herauszufinden und einzuleiten

Die Autoren des Index beschreiben mit dem Index-Prozess (Tab. 6) eine von vielen Möglichkeiten, den Index und dessen Materialien für die Umsetzung von Inklusion zu nutzen. Damit liefert der Index konkrete Ansatzpunkte für die Umsetzung von Inklusion, wobei die Struktur derart gehalten ist, dass jede Einrichtung die Schwerpunkte individuell setzen und den Prozess für sich adaptieren kann. Das übergeordnete Ziel bleibt es, auch während der Anwendung des Index die inklusive Qualität der Vorgehensweise zu sichern, d. h. die Partizipation aller Beteiligten und von Änderungen Betroffenen zu gewährleisten.

Merke

Die Autoren des Index betonen ausdrücklich: „Jede Nutzung, die die Reflexion über Inklusion fördert und zur Verbesserung der Teilhabe aller SchülerInnen an Kulturen, Unterrichtsgegenständen und Gemeinschaften ihrer Schulen führt, ist legitim und willkommen" (Boban & Hinz, 2003, S. 9).

Tabelle 6: Der Index-Prozess (Boban & Hinz, 2003, S. 22)

Phase 1 → Mit dem Index beginnen (6 Wochen)

- Das Index-Team bilden
- Den Zugang zur Entwicklung innerhalb der Einrichtung reflektieren
- Ein Bewusstsein für den Index in der Einrichtung wecken
- Sich über das Konzept des Index und den Rahmen der Bestandsaufnahme austauschen
- Beschäftigung mit Indikatoren und Fragen intensivieren
- Die Arbeit mit anderen Gruppen vorbereiten

Phase 2 → Die Schulsituation beleuchten (3 Monate)

- Einschätzungen von MitarbeiterInnen und schulischen Gremien erkunden
- Einschätzungen der SchülerInnen erkunden
- Einschätzungen der Eltern und der Mitglieder der Gemeinde erkunden
- Prioritäten für die Entwicklung setzen

Phase 3 → Ein inklusives Schulprogramm entwerfen

- Den Rahmen des Index in das Schulprogramm einbauen
- Prioritäten in das Schulprogramm einarbeiten

Phase 4 → Die Prioritäten umsetzen (laufend)

- Prioritäten in der Praxis umsetzen
- Entwicklungen nachhaltig gestalten
- Fortschritte dokumentieren

Phase 5 → Den Index-Prozess reflektieren (laufend)

- Entwicklungen evaluieren
- Die Arbeit mit dem Index reflektieren
- Den Index-Prozess weiterführen

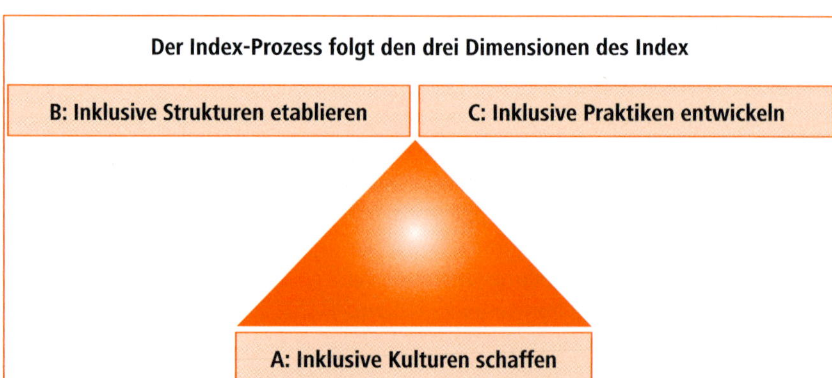

Abbildung 3: Die drei Dimensionen des Index (in Anlehnung an Boban & Hinz, 2003, S. 15)

Der Index stellt die Schaffung von inklusiven Kulturen an die Basis, sieht aber dennoch alle drei Dimensionen als Ergänzungen zueinander. Die Materialien stellen es den einzelnen Institutionen frei, an welcher Stelle sie im Prozess ansetzen.

Der Nutzen für Ergotherapeuten beginnt bei der Beispielfunktion des Index als Instrument zur Umsetzung von Inklusion. Er gibt einen umfassenden und nachvollziehbaren Überblick darüber, was alles zur Umsetzung von Inklusion gehören kann und wo mögliche Ansatzpunkte sind. Er ist damit eine hervorragende Orientierungshilfe. Konkreter ist er besonders für Ergotherapeuten relevant, die sich im Rahmen einer Tätigkeit an Fachschulen und Hochschulen der Umsetzung von Inklusion widmen. Ihnen liefert er ein umfassendes Instrument, den Prozess zu initiieren und zu gestalten.

In *Kapitel 9.8 – Umsetzung von Inklusion innerhalb einer therapeutischen Einrichtung* finden Sie u. a. eine beispielhafte Adaption des Index für die Anwendung in therapeutischen Einrichtungen.

Ferner kann er herangezogen werden, um Stellenprofile für die Arbeit von Ergotherapeuten an inklusiven Modellschulen oder allgemeinen Schulen auf dem Weg zur Inklusion zu erstellen. Der Index liefert in diesem Fall Anhaltspunkte für die strukturellen Anforderungen und Aufgaben, welche unter der Beteiligung von Ergotherapeuten in Angriff genommen werden können.

4.3 Der Index für Inklusion in Kindertagesstätten

Der Index für Inklusion in Kindertagesstätten ist das Äquivalent zum Index für Schulen, speziell auf die Situation in Kindertagesstätten adaptiert. Er wurde ebenfalls von Ainscow und Booth in Zusammenarbeit mit Denise Kingston verfasst. Die englische Fassung wurde 2006 vom Centre for Studies on Inclusive Education herausgegeben.[5]

Grundlagen, Inhalte und Aufbau gleichen im Wesentlichen dem Index für Schulen, da diese Form der Aufbereitung für den gewünschten Zweck sich bereits bewährt hatte.

Es besteht freier Zugriff auf die digitale Version des Index (Boban & Hinz, 2003).

Die deutsche Version wurde 2006 von der Gewerkschaft Erziehung und Wissenschaft (GEW) herausgegeben[6]. Bei dieser Version handelt es sich jedoch um eine reine Übersetzung mit Bezügen zu britischen Gegebenheiten, ohne Anpassung an die deutschen

5 Booth, T. & Ainscow, M. & Kingston, D. (2006). Index for inclusion: Developing play, learning and participation in early years and childcare. www.eenet.org.uk/resources/docs/Index%20EY%20English.pdf [06.11.2014].

6 Gewerkschaft Erziehung und Wissenschaft (GEW) (2006). Index für Inklusion – Lernen, Partizipation und Spiel in der inklusiven Kindertageseinrichtung entwickeln. http://www.gew.de/publikationen/publikationen/list/reset/0/suche/Index/bundesland/hauptvorstand/ [05.09.2015].

Rahmenbedingungen (GEW, 2006, S. 5). Relevante deutsche Literatur und Gesetze sind im Anhang angefügt und vom Anwender bei Bedarf selbst heranzuziehen. Die Herausgeber betonen ausdrücklich den Anspruch an die deutschen Nutzer, an den gegebenen Stellen den Transfer auf die jeweiligen Rahmenbedingungen selbst zu leisten. Sie stellen die Auseinandersetzung mit der grundlegenden Konzeption des Index als Anregung für den eigenen Prozess in den Vordergrund. Die deutsche Fassung wird als Anregung verstanden, „... sich selbst das geeignete Handwerkszeug zu schaffen" (ebd.).

Diese Hinweise erwecken den Eindruck, der Index sei nicht direkt nutzbar und eigentlich für deutsche Verhältnisse unbrauchbar. Dies ist jedoch keineswegs der Fall. Der Index eignet sich tatsächlich als Strukturierungshilfe für den Inklusionsprozess an deutschen Kindertagesstätten. Die Adaption auf die hiesigen Rahmenbedingungen geschieht mehr oder weniger intuitiv an den entsprechenden Stellen.

Somit kann dieser Index eine Hilfe für Ergotherapeuten sein, die bereits fest in einer Kita angestellt sind. Ebenso bietet er eine gute Grundlage für niedergelassene Therapeuten, die eng mit den Kitas in ihrer Umgebung zusammenarbeiten und dort den Inklusionsprozess unterstützen möchten. Des Weiteren kann er ebenso wie der Index für Schulen die Schaffung von standardisierten Stellenprofilen für Ergotherapeuten an Kitas unterstützen.

4.4 Der Kommunale Index für Inklusion

Hinweis

Zum kommunalen Index existieren ein Arbeitsbuch und das Praxishandbuch. Das Arbeitsbuch war als Vorgängerversion Teil des Projekts zur Erstellung des Handbuchs. Es steht derzeit noch kostenlos im Internet zur Verfügung (Montag Stiftung Jugend und Gesellschaft, o. J.).

Die ‚Montag Stiftung Jugend und Gesellschaft' hat 2011 den Kommunalen Index für Inklusion in Form eines Praxishandbuchs als Hilfe zur Umsetzung von Inklusion für kommunale Einrichtungen jeglicher Art herausgegeben. Ziel ist es, den Inklusionsprozess zusätzlich zu der Entwicklung an Schulen und Kindertagesstätten auch im kommunalen Bereich zu starten. Das Praxishandbuch wurde über einen Zeitraum von einigen Jahren und unter Beteiligung vieler Praxisvertreter und Pilotkommunen anhand eines Arbeitsbuches erstellt.

Der zugrunde liegende Inklusionsbegriff bezieht sich auf das Konzept des menschlichen Zusammenlebens (Montag Stiftung Jugend und Gesellschaft, o. J., S. 4) mit dem Ziel, Barrieren für Teilhabe an der Gemeinschaft zu erkennen und abzubauen. Ausgehend von der Annahme, dass Inklusion als Prozess von verschiedenen Stellen aus gestartet wird, bezeichnet der Index Inklusion als Leitidee „... für jegliche Institution, die die Verschiedenheit von Menschen anerkennen und einbeziehen will" (ebd.). Das Praxishandbuch definiert verschiedenen Ebenen, auf denen der Prozess der Inklusion stattfinden kann (ebd., 2011, S. 25–26):

- **Ich mit mir:** die Ebene der einzelnen Person
- **Ich mit dir:** die Ebene von Mensch zu Mensch
- **Wir:** die Ebene öffentlicher Organisationen
- **Wir und wir:** die Ebene der Vernetzung
- **Alle gemeinsam:** die Kommune als Ganzes

Aus einer Adaption der Fragen der Indexe für Schulen und Kindertagesstätten heraus liefert der erste Teil des Index ein umfangreiches Fragenangebot mit Anwendungshinweisen als Anregung zur gezielten Auseinandersetzung mit der Inklusivität der eigenen Einrichtung oder Kommune. Der Fragenkatalog ist sehr offen strukturiert und dadurch sehr flexibel einsetzbar.
Der zweite Teil besteht aus Strukturierungshilfen für den Prozess und die Arbeit mit den Fragen. Es werden konkrete Beispiele gegeben für die Moderation von Gruppenprozessen, in denen größtmögliche Partizipation im Vordergrund steht. Hinzu kommen Beispiele aus der kommunalen Praxis und hilfreiche Tipps im Prozess zur Inklusion.

Merke

Der Index kann von Ergotherapeuten auf vielfältige Weise genutzt werden, z. B. als Grundlage zum Inklusionsprozess in der eigenen Einrichtung. Ein Fallbeispiel dazu finden Sie in *Kapitel 9.9 – Arbeit mit dem Kommunalen Index für Inklusion.*

Der kommunale Index für Inklusion ist im Vergleich zu den oben genannten Indexen offener und weniger konkret in den vorgeschlagenen Anwendungsmöglichkeiten. Er liefert z. B. keine Arbeitsblätter oder andere Dokumente für die Gestaltung des Prozesses. Gleichzeitig ist die Schwelle zum Einstieg in die Arbeit mit dem Index durch die konsequent hierarchiefreie Darstellung der Inhalte niedrig und einladend. Der Einstieg in die Arbeit mit dem Index ist an jeder beliebigen Stelle und in jeder erwünschten Form möglich.

Tipp

Externe Prozessbegleitung kann z. B. über die Montag Stiftung Jugend und Gesellschaft organisiert werden.

Der effektive Nutzen für Ergotherapeuten ist vielfältig. Der Index bezieht sich auf einen Bereich, in den auch klassische Arbeitsstätten von Ergotherapeuten fallen, z. B. soziale Einrichtungen, Rehabilitationseinrichtungen, Tageskliniken, Altenpflegeheime etc. Der Index kann dort als Grundlage mit Anregungen genutzt werden, den Inklusionsprozess anzustoßen. Zudem ist der Index insbesondere für Ergotherapeuten relevant, die sich für Quartiersmanagement, kommunale Entwicklung, ‚Community Care‘ etc. interessieren.

4.5 Der DVE-Aktionsplan zur UN-BRK

Der DVE hat 2012 als Antwort auf das Inkrafttreten der UN-BRK den „Aktionsplan des Deutschen Verbandes der Ergotherapeuten e. V. (DVE) zur UN-Behindertenrechtskonvention (BRK)“ in der Zeitschrift ERGOTHERAPIE UND REHABILITATION veröffentlicht.

Hinweis

Der Aktionsplan enthält hilfreiche Handlungsvorschläge und Aufgaben für den Verband und einzelne Vertreter der Profession und liefert damit eine gute Grundlage für jeden, der sich aus ergotherapeutischer Sicht mit Inklusion und der BRK befasst.
Über die Internet-Seite des DVE www.dve.info besteht uneingeschränkter Zugang zum Aktionsplan.

Der DVE definiert eingangs sein Bestreben, einen „Beitrag zur Umsetzung der BRK in Deutschland zu leisten". In einem einleitenden Teil wird verdeutlicht, warum gerade Ergotherapeuten für die Beteiligung an der Umsetzung der Konvention durch die Ausbildungs- bzw. Studieninhalte und die grundlegende ergotherapeutische Arbeitsweise prädestiniert sind. Kerninhalt des Aktionsplans sind Handlungsvorschläge und Ideen, welche Aufgaben und Möglichkeiten zum einen für den Verband und zum anderen für einzelne Berufsvertreter bestehen.

Die inhaltliche Struktur orientiert sich an den Artikeln der BRK. Die aus ergotherapeutischer Sicht besonders relevanten Artikel wurden ausgewählt und in die Handlungsfelder Bewusstseinsbildung, Selbstversorgung, Produktivität, Freizeit und soziales Leben eingeordnet (siehe Tab. 7).

Tabelle 7: Übersichtsdarstellung des DVE zum Aktionsplan (Deutscher Verband der Ergotherapeuten, 2012, S. 25[7])

Übersicht DVE-Aktionsplan: Vier Handlungsfelder mit elf ausgewählten Artikeln der BRK	
Handlungsfeld Bewusstseinsbildung	
▪ Artikel 8	Bewusstseinsbildung
Handlungsfeld Selbstversorgung	
▪ Artikel 9	Barrierefreiheit
▪ Artikel 20	Mobilität
▪ Artikel 25	Gesundheit
▪ Artikel 26	Habilitation und Rehabilitation
Handlungsfeld Produktivität	
▪ Artikel 24	Bildung
▪ Artikel 27	Arbeit und Beschäftigung
Handlungsfeld Freizeit und soziales Leben	
▪ Artikel 19	Selbstbestimmt leben und Einbeziehung in die Gemeinschaft
▪ Artikel 21	Recht der freien Meinungsäußerung
▪ Artikel 29	Teilhabe am politischen und öffentlichen Leben
▪ Artikel 30	Teilhabe am kulturellen Leben sowie an Erholung, Freizeit und Sport

7 Deutscher Verband der Ergotherapeuten (2012). Aktionsplan des deutschen Verbandes der Ergotherapeuten e. V. (DVE) zur UN-Behindertenrechtskonvention (BRK) https://www.dve.info/fileadmin/upload/pdf/ergotherapie/fachthemen/un-brk/2012-Aktionsplan.pdf [16.09.2015].

Der DVE liefert mit dem Aktionsplan bewusst ein Instrument, das erweiterungs-, präzisierungs- und korrekturfähig ist. Der Aktionsplan gibt auf diese Weise Anregungen zur Beteiligung an der Umsetzung der BRK, schlägt Aufgaben und Möglichkeiten vor, versteht sich jedoch nicht als ultimatives Rezept oder differenzierte Handlungsanleitung.

Beispiel für Handlungsvorschläge und Aufgaben im Aktionsplan (Deutscher Verband der Ergotherapeuten, 2012, S. 26)

Handlungsfeld Bewusstseinsbildung – Art. 8: Bewusstseinsbildung

Der Deutsche Verband der Ergotherapeuten e. V. (DVE)
klärt seine Mitglieder über die BRK sowie die besondere Bedeutung und Verpflichtung der Ergotherapie auf. Hierzu dienen u. a. dieser Aktionsplan, Veröffentlichungen, Vorträge und Fortbildungen;

Ergotherapeutinnen und Ergotherapeuten
reflektieren ihren Umgang mit Menschen mit Behinderungen in Bezug auf ressourcenorientiertes und klientenzentriertes sowie alltags- und partizipationsorientiertes Arbeiten;

Der Aktionsplan hält sich bewusst sehr eng an die Artikel der BRK, um die Handlungsvorschläge auf eine argumentationsfähige Basis zu stellen. Diese Herangehensweise bringt es mit sich, dass der Aktionsplan die Situation von Menschen mit Behinderungen in den Fokus nimmt und damit einen Teilbereich in der Umsetzung von Inklusion aus ergotherapeutischer Sicht abdeckt. In diesem Bereich liefert er eine gute Grundlage sowohl für die theoretische als auch für die praktische Weiterentwicklung und Erprobung der Ideen. Der DVE lädt explizit zu Anregungen und Vorschlägen sowie Erfahrungsberichten ein (DVE, 2012, S. 26).

4.6 Kommunale Aktionspläne

Das Inkrafttreten der UN-BRK in Deutschland im Jahre 2009 hatte die Entwicklung eines Nationalen Aktionsplanes zu deren Umsetzung in der BRD zur Folge (siehe *Kapitel 2 – Gesetzliche Grundlagen für Inklusion in Deutschland*). In Anlehnung an diesen Aktionsplan sind weitere Aktionspläne auf Länder- und Kommunalebene entwickelt worden. Letztere befassen sich mit Maßnahmen zur Umsetzung der UN-BRK innerhalb einer Gemeinde. Sie beschreiben gezielt, welche Ideen bestehen und wie, wann und von wem diese umgesetzt werden sollen. Ebenso wird geplant, welche Leistungen in Zukunft in verschiedenen Institutionen erbracht werden sollen und durch welche Berufsgruppen diese gesichert werden sollen. Die Grundstruktur folgt dem Aufbau des Nationalen Aktionsplans mit seinen zwölf Handlungsfeldern, wobei in einigen Fällen nur einzelne Handlungsfelder schwerpunktmäßig herausgegriffen werden. Aufbau und Inhalt eines Aktionsplans sind am Beispiel des Aktionsplanes der Stadt Hofheim im Taunus (Kommunaler Beirat für die Belange von Menschen mit Behinderung der Kreisstadt Hofheim am Taunus, o. J.[8]) gut nachvollziehbar.

Auf der Internetseite zur Umsetzung der UN-BRK des Bundesministeriums für Arbeit und Soziales (o. J.) finden sich zahlreiche Links und Dokumente zu weiteren realen Beispielen von kommunalen Aktionsplänen. Des Weiteren gibt es dort den Handlungsleitfaden für Aktionspläne vom Bundesverband evangelische Behindertenhilfe e. V. (o. J.[9]).

Für Ergotherapeuten besteht zum einen die Möglichkeit, sich an der Erstellung solcher Aktionspläne in ihrem Umfeld zu beteiligen bzw. sich dafür einzusetzen, dass der Prozess zur Erstellung überhaupt erst gestartet wird. Darüber hinaus bietet ein solcher Aktionsplan, der auch gezielt die aktuelle Versorgungssituation vor Ort erfasst, die Chance, die Ergotherapie und ihren Nutzen in der Umsetzung der UN-BRK und von Inklusion ins Bewusstsein zu rufen. Auf diese Weise kann gezielt die Professionalisierung in Abstimmung mit weiteren Berufsgruppen (Sonderpädagogik, Heilpädagogik, Logopädie, Physiotherapie etc.) bezogen auf einen klar definierten Aktionsraum vorangetrieben werden.

4.7 Fazit

Das Kapitel hat gezeigt, dass es bereits aus verschiedenen Richtungen konkrete Überlegungen und Hilfen gibt, wie Inklusion im ganz persönlichen Arbeitsumfeld umgesetzt werden kann. Dabei legen besonders die verschiedenen Indexe für Inklusion den Fokus ganz klar auf die inklusive Prozessgestaltung, ohne den Erfolg eines Inklusionsprozesses an einem konkreten Ergebnis festzumachen. In allen drei Indexen sind zum einen konkrete Indikatoren und Fragen enthalten, anhand derer sich eine Einrichtung auf den Weg zur Inklusion begeben kann. Zum anderen liefern auch alle drei Indexe konkrete Vorschläge, wie der Prozess der Entwicklung hin zur Inklusion gestaltet werden kann, wobei der kommunale Index auch konkrete Methoden zur Gestaltung der Teambesprechungen bietet. Die Indexe bieten eine kostenfreie bis -günstige Möglichkeit, sich Inklusion zu nähern, und dabei ganz konkret in der eigenen Arbeitsumgebung zu starten. Der Aktionsplan des DVE gibt Ergotherapeuten Vorschläge, welche Aufgaben sie im Rahmen der Umsetzung von Inklusion übernehmen können. Die kommunalen Aktionspläne dagegen sind eher auf der Ebene der Organisation von Strukturen in

8 Kommunaler Beirat für die Belange von Menschen mit Behinderung der Kreisstadt Hofheim am Taunus (o. J.). Aktionsplan zur Umsetzung der Zielsetzungen der UN-Behindertenrechtskonvention in der Kreisstadt Hofheim am Taunus. http://www.hofheim.de/download/zentraler-dienst/Aktionsplan_UN_BRK_Hofheim.pdf [15.05.2015].

9 Bundesverband Evangelische Behindertenhilfe e. V. (o. J.). Handlungsanleitung – Aktionsplan des BeB als Handlungsmuster für seine Mitgliedseinrichtungen. http://www.beb-ev.de/wp-content/uploads/2013/04/BeB_Bro-Handlungsleitfaden_UN-BRK_normaleSprache.pdf [05.09.2015].

einer Gemeinde angesiedelt. Sie bieten einzelnen Ergotherapeuten keine direkten Handlungsanweisungen oder -vorschläge. Sie zeigen jedoch geplante Interventionen und Veränderungen in der Gemeinde auf und können Ergotherapeuten als Ideenlieferant dienen, wo eventuell ergotherapeutische Kompetenzen hilfreich und nötig sind.

5 Finanzierungsmöglichkeiten

‚Schön, aber wer soll denn das alles bezahlen?'

Haben Sie diese Frage schon einmal gehört? Bestimmt. Auch im Zusammenhang mit Inklusion? Wir schon. So wie wahrscheinlich jede andere Person, die mit anderen Menschen über Inklusion und deren Umsetzung spricht. Bestimmt haben Sie sie sich auch schon selbst gestellt. Wir auch.

Und es lässt sich tatsächlich nicht anders sagen: Die Finanzierung von Ansätzen zur Umsetzung von Inklusion ist keine leichte Aufgabe.

Wer sich mit Inklusion beschäftigt, ist mitunter auch schon daran gewöhnt, dass es keine einheitliche Antwort, geschweige denn eine Regelung gibt. So vielfältig Inklusion ist, so vielfältig sind auch die Finanzierungsmöglichkeiten, wobei diese natürlich nicht grenzenlos sind. Die Möglichkeiten reichen von privaten Krediten für kleine Projekte über Crowdfunding und Projektförderung durch Stiftungen und z. B. die Lotterie der *Aktion Mensch* bis hin zu EU-Fördergeldern und gezielten Maßnahmen der Bundesregierung beispielsweise im Rahmen der *Initiative Inklusion.* Mit Sicherheit können an dieser Stelle nicht alle möglichen Geldquellen aufgezählt werden. Es soll aber ein kleiner Überblick geschaffen werden über verschiedene Arten der Finanzierung und deren Hauptmerkmale bzw. -bedingungen. Über einige der in diesem Kapitel genannten Internetquellen gelangen Sie zu Übersichten über direkte Ansprechpartner, Listen von Stiftungen oder Beratungsangeboten.

Grundsätzlich konnten folgende Unterstützungsquellen identifiziert werden:

- Private Kredite
- Bankkredite
- Crowdfunding
- Stiftungen
- EU-Fördermittel
- Förderung der Bundesregierung
- Leistungen im Rahmen des SGB

Einige Fördermöglichkeiten erfolgen individuengebunden, wie z. B. die Leistungen zur Teilhabe im Rahmen des SGB. Andere Möglichkeiten erlauben die Finanzierung ganzer Projekte, ohne an die Ausweisung spezieller Bedarfe einzelner Personen gebunden zu sein.

Einzelne Beispiele zu den Finanzierungsmöglichkeiten werden im Folgenden kurz vorgestellt. Es empfiehlt sich, bei weitergehendem Interesse die jeweiligen Internetseiten zu konsultieren oder mit den Vertretern in den entsprechenden Beratungsstellen direkt Kontakt aufzunehmen.

5.1 Aktion Mensch e. V.

Förderquelle	Lotterie/eingetragener Verein
Förderart	Je nach Förderprogramm: Projekt oder Starthilfe; Pauschale oder anteilige Kostenübernahme
Ziel/Bereich der Förderung: Förderprogramme	■ Förderaktion ‚Noch viel mehr vor': bis zu 5.000 Euro für kleine inklusive Aktionen von Vereinen vor Ort ■ Förderschwerpunkt Inklusion: Projekte und Initiativen zur Inklusion, in denen sich unterschiedliche lokale Akteure aus allen Bereichen des gesellschaftlichen Lebens miteinander vernetzen ■ Menschen mit Behinderung: Projekte, Investitionen, ambulante Dienste mit bis zu 250.000 Euro Förderung ■ Kinder- und Jugendhilfe: Projekte mit bis zu 250.000 Euro ■ Menschen in besonderen sozialen Schwierigkeiten: Beratung, Hilfe zur Selbsthilfe und sonstige Unterstützung ■ Stiftung Deutsche Behindertenhilfe: Modellprojekte von frei gemeinnützigen Organisationen, die wegweisende Impulse geben, insbesondere Inklusion zu verwirklichen
Förderberechtigte	Freie gemeinnützige Einrichtungen und Organisationen für: ■ Menschen mit Behinderung ■ Menschen in besonderen sozialen Schwierigkeiten ■ Kinder und Jugendliche bis 27 Jahre
Antragsstellung/ Ansprechpartner	I. d. R. vor Projektbeginn, online über die Internetseite möglich
Förderperiode	Derzeit unbegrenzt
Weitere Informationen:	https://www.aktion-mensch.de/

Leistungen an Arbeitgeber

Voraussetzungen des *Förderprogramms Inklusion* (Aktion Mensch e. V., o. J. a[1]):

- „Ansatz und Anliegen des späteren Inklusionsprojektes sind erkennbar.
- Ein frei gemeinnütziger Antragsteller plant eine Kooperation mit mindestens zwei feststehenden oder potenziellen Partnern, die benannt werden und bei denen grundsätzlich Interesse besteht; davon einer außerhalb der Behindertenhilfe.
- Die Vorlauf- und Planungsaktivitäten – wie Zukunftskonferenzen oder Vernetzungsforen – verfolgen die Idee des späteren Inklusionsprojektes. Die eingesetzten Mittel und Methoden müssen erläutert sein.
- Die Ziele beziehen sich auf mindestens eines der Handlungs- und Themenfelder Arbeit, Wohnen, Bildung, Freizeit, Barrierefreiheit.
- Region und Einzugsbereich sind soziologisch konkret beschrieben.
- Die Teilnahme von Menschen mit Behinderung an der Planung, Durchführung und Nachbereitung ist gesichert.
- Das geplante Projekt ist für die avisierte Zielgruppe barrierefrei umzusetzen."

1 Aktion Mensch e.V. (n. d. a). Förderung – Die Förderung der Aktion Mensch. https://www.aktion-mensch.de/projekte-engagieren-und-foerdern/foerderung/foerderprogramme/inklusion/foerderprogramm-inklusion.html [16.05.2015].

5.2 Europäischer Sozialfonds (ESF)

Förderquelle	EU-Fördermittel
Förderart	Finanzielle Zuschüsse und spezielle Programme
Ziel/Bereich der Förderung	■ Förderung nachhaltiger und hochwertiger Beschäftigung und Unterstützung der Mobilität der Arbeitskräfte ■ Förderung der sozialen Inklusion und Bekämpfung von Armut und jeglicher Diskriminierung ■ Investitionen in Bildung, Ausbildung und Berufsbildung für Kompetenzen und lebenslanges Lernen
Förderberechtigte	Unterschiedlich nach Programm
Antragsstellung/ Ansprechpartner	Je nach Programm direkte Ansprechpartner auf der Internetseite zum ESF
Förderperiode	Aktuell 2014–2020
Quellen und weitere Informationen	http://www.esf.de/portal/DE/Foerderperiode-2014-2020/inhalt.html

5.3 Initiative Inklusion

Förderquelle	Bund
Förderart	Zuschuss bis 10.000 Euro je Arbeits-/Ausbildungsplatz
Ziel/Bereich der Förderung	Arbeit, Aus- und Weiterbildung, Gesundheit und Soziales
Förderberechtigte	Unternehmen, Öffentliche Einrichtung, Verband/Vereinigung
Antragsstellung/ Ansprechpartner	Bundesministerium für Arbeit und Soziales (BMAS)
Förderperiode	Unbekannt
Quellen und weitere Informationen	Bundesministerium für Arbeit und Soziales (BMAS) http://www.foerderdatenbank.de/Foerder-DB/Navigation/Foerderrecherche/suche.html

5.4 Lokale Integrationsämter

Förderquelle	‚Initiative Inklusion', Bundesregierung im Rahmen des Nationalen Aktionsplans zur Umsetzung der UN-BRK, Ausgleichsabgaben anderer Unternehmen
Förderart	■ Finanzielle Leistungen an Arbeitgeber ■ Finanzielle Leistungen an Arbeitnehmer ■ Technischer Beratungsdienst ■ Integrationsfachdienst (IFD) ■ Unterstützte Beschäftigung ■ Kündigungsschutz ■ Kurse ■ Publikationen
Ziel/Bereich der Förderung	Schaffung von Arbeits- und Ausbildungsplätzen für Menschen mit Behinderung
Förderberechtigte	Einzelpersonen und Unternehmen
Antragsstellung/ Ansprechpartner	Über zuständiges Integrationsamt
Förderperiode	Unbekannt
Quellen und weitere Informationen	Bundesarbeitsgemeinschaft der Integrationsämter und Hauptfürsorgestellen GbR, o. J. a–d[2, 3, 4, 5] https://www.integrationsaemter.de; http://www.esf.de/portal/DE/Foerderperiode-2014–2020/inhalt.html

Finanzielle Leistungen an Arbeitgeber

Die wichtigsten Förderungen (Bundesarbeitsgemeinschaft der Integrationsämter und Hauptfürsorgestellen GbR, o. J., a–d):

- **Investitionen** in die Schaffung neuer Arbeits- und Ausbildungsplätze
- **Behindertengerechte Einrichtung** von Arbeitsplätzen, inklusive technischer Ausstattung

2 Bundesarbeitsgemeinschaft der Integrationsämter und Hauptfürsorgestellen (BIH) GbR (o. J. a). Leistungen. https://www.integrationsaemter.de/Leistungen/498c214/index.html [17.05.2015]

3 Bundesarbeitsgemeinschaft der Integrationsämter und Hauptfürsorgestellen (BIH) GbR (o. J. b). Leistungen. https://www.integrationsaemter.de/Leistungen-An-Arbeitgeber/507c/index.html [17.05.2015]

4 Bundesarbeitsgemeinschaft der Integrationsämter und Hauptfürsorgestellen (BIH) GbR (o. J. c). Leistungen. https://www.integrationsaemter.de/Leistungen-An-Arbeitnehmer/508c/index.html [17.05.2015]

5 Bundesarbeitsgemeinschaft der Integrationsämter und Hauptfürsorgestellen (BIH) GbR (o. J. d) Leistungen. https://www.integrationsaemter.de/Technischer-Beratungsdienst/500c/index.html [17.05.2015]

- **Außergewöhnliche Belastungen** bei der Beschäftigung eines schwerbehinderten Menschen, z. B. bei behinderungsbedingt verminderter Arbeitsleistung oder bei zusätzlichem Aufwand für Betreuung und Anleitung des Betroffenen
- **Ausbildung** von jungen Menschen mit Behinderung

Weitere Informationen:
https://www.integrationsaemter.de/Leistungen-An-Arbeitgeber/507c/index.html

5.5 Crowdfunding

Förderquelle	Sammlung projektgebundener privater Spenden
Förderart	Vorwiegend finanzielle Unterstützung
Ziel/Bereich der Förderung	Individuelle Unterstützung von Projekten aller Art
Förderberechtigte	Keine Einschränkung: Privatpersonen, Vereine, Unternehmen etc.
Antragsstellung/ Ansprechpartner	Präsentation und Organisation über entsprechende Internetseiten
Förderperiode	Unbegrenzt
Quellen und weitere Informationen	http://www.crowdfunding.de/plattformen/

5.6 Kredit

Förderquelle	Genossenschaftliche Banken, Sparkassen, Banken
Förderart	Einmalige Kreditvergabe abhängig von Art und Umfang des Projekts sowie einer Einschätzung der entsprechenden Bank
Ziel/Bereich der Förderung	Ohne Angabe
Förderberechtigte	Einzelpersonen, Vereine, Unternehmen etc.
Antragsstellung/ Ansprechpartner	Finanzberater in lokalen Filialen
Förderperiode	Unbegrenzt
Quellen und weitere Informationen	http://www.crowdfunding.de/plattformen/#kredit

Kredite sind eine klassische Form der finanziellen Unterstützung. Sie erfordern die präzise Formulierung eines umfassenden Finanzplanes. Die Kreditvergabe ist abhängig von den Aussichten des Projekts auf Gewinnerwirtschaftung. Ebenso erfolgt die Rückzahlung plus Zinsen innerhalb eines festgelegten Zeitrahmens. Die Aufnahme eines Kredits sollte also gut bedacht sein. Sie kann aber eine gute Möglichkeit bieten, eine inklusive Einrichtung mit Aussicht auf Einnahmen von Grund auf neu zu erschaffen.

5.7 Leistungen zur Teilhabe nach SGB IX

Förderquelle	▪ Gesetzliche Krankenkassen ▪ Bundesagentur für Arbeit ▪ Träger der gesetzlichen Unfallversicherung ▪ Träger der gesetzlichen Rentenversicherung ▪ Träger der Kriegsopferversorgung und der Kriegsopferfürsorge im Rahmen des Rechts der sozialen Entschädigung bei Gesundheitsschäden ▪ Träger der öffentlichen Jugendhilfe ▪ Träger der Sozialhilfe
Förderart	Zuschuss oder Kostenübernahme
Ziel/Bereich der Förderung	Leistungen zur Teilhabe
Förderberechtigte	Behinderte und von Behinderung bedrohte Menschen nach SGB
Antragsstellung/ Ansprechpartner	Die einzelnen Träger und Kassen direkt, z. B. über die Internetseiten
Förderperiode	Unbegrenzt
Quellen und weitere Informationen	http://www.sozialgesetzbuch-sgb.de Bundesarbeitsgemeinschaft für Rehabilitation, 2006, S. 27

Tabelle 8: Trägerspezifische rechtliche Grundlagen für Leistungen zur Rehabilitation und Teilhabe (Bundesarbeitsgemeinschaft für Rehabilitation, 2006, S. 27[6])

Träger	Leistungen zur medizinischen Rehabilitation	Leistungen zur Teilhabe am Arbeitsleben	Leistungen zur Teilhabe am Leben in der Gemeinschaft	Unterhaltsichernde und ergänzende Leistungen
Gesetzliche Krankenversicherung	§§ 40–42 SGB V	–	–	§ 42, §§ 44–51 SGB V
Bundesagentur für Arbeit	–	§§ 97ff SGB III §§ 14–18a SGB II	–	§§ 160–168 SGB III
Gesetzliche Unfallversicherung	§§ 27, 33, 34 SGB VII	§ 35 SGB VII	§§ 39–43 SGB VII	§§ 39–43, 45–52 SGB VII
Gesetzliche Rentenversicherung	§ 15 SGB VI	§ 16 SGB VI	–	§§ 20–30 SGB VI
Versorgungsverwaltung (soziales Entschädigungsrecht)	§§ 11f, 27d BVG			§§ 16–16f, 26a, 27ff BVG
Jugendhilfe	§§ 11–41 SGB VIII			–
Sozialhilfe	§§ 53ff, § 60 SGB XII, §§ 14–18a SGB II			–

6 Bundesarbeitsgemeinschaft für Rehabilitation (2006). ICF-Praxisleitfaden. http://www.lvglth.de/download/ICF-Praxisleitfaden.pdf [19.05.2015].

5.8 Weitere Möglichkeiten der Finanzierung sowie Informationsmöglichkeiten und Beratung

Inklumat: Finanzierungsmöglichkeiten von Projekten der offenen Jugendhilfe	
→ http://www.inklumat.de/glossar/finanzierung-von-inklusiven-angeboten-projektarbeit	
Kreisjugendring Rems-Murr e. V.	www.inklumat.de
Jugendstiftung Baden-Württemberg	www.jugendstiftung.de
Kulturarbeit	www.ccp-deutschland.de
Projektmittel für soziokulturelle Initiativen	www.fonds-soziokultur.de
Deutsches Informationszentrum Kulturförderung	www.kulturfoerderung.org
Stiftung Kulturelle Jugendarbeit	www.kulturelle-jugendarbeit.de

Brandenburgische Landeszentrale für politische Bildung
→ http://www.politische-bildung-brandenburg.de/node/1953
Die Brandenburgische Landeszentrale für politische Bildung stellt eine Linkliste zu Fördermöglichkeiten zur Verfügung.

Fördermitteldatenbank des Bundes
→ http://www.foerderdatenbank.de/
Zielgenaue Suche nach Förderprogrammen des Bundes, der Länder und der EU.

Netzwerk Selbsthilfe e. V.
→ http://www.netzwerk-selbsthilfe.de
Netzwerk – Der politische Förderfonds unterstützt Gruppen, Initiativen und Vereine bei Fragen der Vereinsgründung, bei der Projektplanung und bei der Finanzierung von Projektideen.

Deutsche UNESCO-Kommission e. V.
→ http://unesco.de/bildung/inklusive-bildung/inklusive-bildung-akteure/inklusive-bildung-verbaende.html
Die Deutsche UNESCO-Kommission e. V. stellt unter dem Punkt Inklusive Bildung eine Liste von Verbänden und Stiftungen zur Verfügung, die als Akteure fungieren und Projekte fördern.

Fördermittel-Blog für gemeinnützige Organisationen
→ http://blog-foerdermittel.de/tag/inklusion/
Fördermittelblog der Agentur Förderlotse, die sich auf die Gewinnung von Fördermitteln für Non-Profit-Organisationen spezialisiert hat.

5.9 Fazit

Die Frage nach der Finanzierung inklusiver Projekte und Prozesse ist ein zentrales Thema in der Umsetzung von Inklusion, und die Inhalte des obigen Kapitels bestätigen die allgemein vertretene Ansicht: Die Finanzierungsmöglichkeiten für die Umsetzung von Inklusion sind zahlreich, in ihrer Uneinheitlichkeit aber unübersichtlich und individuell. Wer sich mit konkreten Projekten zur Förderung von Inklusion beschäftigt, kann durch intensive Recherche durchaus effiziente Finanzierungswege finden.

Was jedoch fehlt, sind neue Modelle vonseiten der Politik, welche die Zuständigkeit für neu geschaffene Stellen im Rahmen der Inklusion klären. Ein Beispiel hierfür ist die Anstellung von Ergotherapeuten an Schulen oder ganz allgemein die Zusammenstellung multidisziplinärer Teams an Bildungseinrichtungen.

Teil II:
Ergotherapie und Inklusion

6 Grundlagen und Ziele der Ergotherapie

Die Berufsphilosophie der Ergotherapie geht von einer ganzheitlichen Sichtweise aus. In der ergotherapeutischen Arbeits- und Denkweise stehen der Mensch und seine individuellen Betätigungs- und Teilhabebedürfnisse im Mittelpunkt. Götsch (2007) versteht unter der Berufsphilosophie die Grundannahmen der Ergotherapie. Das Verständnis von Ergotherapie hat sich in den letzten Jahren verändert und unterliegt einem Paradigmenwechsel. Demnach steht im Fokus der Ergotherapie nicht mehr die Wiederherstellung von Funktionen oder Behebung von pathologischen Zuständen, sondern die Handlungsfähigkeit des Menschen in seinem Alltag (ebd.).

Die Ergotherapie kann anhand folgender Werte und Grundannahmen beschrieben werden:

- Zentraler Bestandteil der Interventionen der Ergotherapie soll **Betätigung** sein.
- Erstrebenswert ist eine Balance zwischen den Bereichen der Betätigung: **persönliche** und **häusliche Aktivitäten des täglichen Lebens, Arbeit, Spiel und Freizeitaktivitäten.**
- Ergotherapeuten sollen Klienten Möglichkeiten für die eigene Problemlösung und Planung zur Verfügung stellen, sodass die Klienten eigenverantwortlich ihre Entscheidungen selbst übernehmen können.

(Mayers 2003; zitiert nach Götsch, 2007, S. 2)

Merke

Betätigung ist ein grundlegendes Bedürfnis des Menschen. Die Philosophie der Ergotherapie umfasst zwei zentrale Aspekte:

1. **Der Glaube an die klientenzentrierte Praxis**
2. **Der Glaube an den Sinn und Wert der Betätigung des Menschen**

(Mayer, 2003, zitiert nach Götsch, 2007, S. 2).

Die nachfolgenden zwei Definitionen der Ergotherapie bieten einen guten Überblick über die Berufsphilosophie sowie Grundannahmen und Werte.

DVE-Definition der Ergotherapie

„Ergotherapie unterstützt und begleitet Menschen jeden Alters, die in ihrer Handlungsfähigkeit eingeschränkt oder von Einschränkungen bedroht sind. Ziel ist es, sie bei der Durchführung für sie bedeutungsvoller Betätigungen in den Bereichen Selbstversorgung, Produktivität und Freizeit in ihrer persönlichen Umwelt zu stärken. Hierbei dienen spezifische Aktivitäten, Umweltanpassung und Beratung dazu, dem Menschen Handlungsfähigkeit im Alltag, gesellschaftliche Teilhabe und eine Verbesserung seiner Lebensqualität zu ermöglichen."

(DVE, Stand 08/2007[1])

1 http://www.dve.info/ergotherapie/definition.html

DACHS-Definition der Ergotherapie

„Die Ergotherapie – abgeleitet vom Griechischen „ergein" (handeln, tätig sein) – geht davon aus, dass „tätig sein" ein menschliches Grundbedürfnis ist und dass gezielt eingesetzte Tätigkeit gesundheitsfördernde und therapeutische Wirkung hat. Deshalb unterstützt und begleitet Ergotherapie Menschen jeden Alters, die in ihrer Handlungsfähigkeit eingeschränkt oder von Einschränkung bedroht sind und/oder ihre Handlungsfähigkeit erweitern möchten.

Ziel der Ergotherapie ist es, Menschen bei der Durchführung von für sie bedeutungsvollen Betätigungen in den Bereichen Selbstversorgung, Produktivität und Freizeit/Erholung in ihrer Umwelt zu stärken.

In der Ergotherapie werden spezifische Aktivitäten, Umweltanpassung und Beratung gezielt und ressourcenorientiert eingesetzt. Dies erlaubt dem Klienten, seine Handlungsfähigkeit im Alltag, seine gesellschaftliche Teilhabe (Partizipation) und seine Lebensqualität und -zufriedenheit zu verbessern." (DACHS, 2007[2])

Merke

„Ergotherapie grenzt sich zu den anderen Berufen im Gesundheitswesen besonders dadurch ab, dass der Fokus auf der Betätigungsdurchführung liegt, auf dem Zusammenspiel von Mensch, Betätigung und Umwelt."
(DVE, 2008, S. 9)

Aus den hier aufgeführten Definitionen wird die ergotherapeutische Zielsetzung der größtmöglichen **Handlungsfähigkeit** im Alltag, der gesellschaftlichen **Teilhabe** und der Verbesserung der **Lebensqualität** deutlich.

Der Begriff der Teilhabe hat in der Ergotherapie zunehmend an Bedeutung gewonnen. Die Einführung des Begriffs in die Definition des DVE geht zurück auf die Anpassung an die Zielvorgaben des SGB IX und an die Sprache der ICF (Götsch, 2007). In vorherigen Definitionen des DVE wurde die Teilhabe noch nicht genannt.

Merke

Paradigmenwechsel: Klientenzentrierung und Betätigungsorientierung als zentrale Elemente des ergotherapeutischen Versorgungsprozesses.

Innerhalb der ergotherapeutischen Versorgung zeichnet sich ein zunehmendes Maß an Selbstbestimmung der Klienten ab. Aktuelle Konzepte und Assessments (z. B. COPM, OSA, HODT, PEAP) verdeutlichen dies. Im gesamten Behandlungsprozess haben **Klientenzentrierung und Betätigungsorientierung** erheblich an Bedeutung gewonnen, eine Veränderung, die durchaus als Paradigmenwechsel bezeichnet werden kann.

Als **Klienten** der Ergotherapie werden sowohl „... Einzelpersonen und Personengruppen, deren Bezugspersonen sowie Organisationen/Institutionen, wie z. B. eine Selbsthilfeorganisation, Schule oder Stadtverwaltung" gesehen (DVE 2008, S. 8). Die aktuelle Definition des DVE verzichtet im Vergleich zu Vorgängerversionen auf die Eingrenzung der Klientengruppe auf Menschen mit gesundheitlichen Einschrän-

2 http://www.dachs.it/de/kap-1.php

kungen und lässt eine Richtung der Ergotherapie erkennen, die den Behandlungsbedarf nicht nur in Abhängigkeit einer klinischen Diagnose, sondern generell bei Einschränkung von Betätigung und Teilhabe sieht.

6.1 Stellenwert der Ergotherapie in Deutschland

Die Heilmittelerbringer Ergotherapie, Logopädie und Physiotherapie haben in der Gesundheitslandschaft einen festen Platz und bilden einen festen Bestandteil in der Versorgungskette des Gesundheitswesens. Nach Angaben des Verbands der Ersatzkassen (VDEK) wurden im Jahr 2013 12,1 Mrd. Euro für Heil- und Hilfsmittel ausgegeben. Dies entspricht einem Anteil von 6,6 % der Ausgaben. Der Sektor der Heil- und Hilfsmittel ist somit der fünftgrößte Sektor nach den Ausgaben für die zahnärztliche Versorgung inklusive Zahnersatz (Verband der Ersatzkassen e. V., 2014/2015). Die Angaben des VDEK (2014/2015) zeigen auf, dass die Heilmittelbranche einen nicht zu unterschätzenden Faktor für den Arbeitsmarkt darstellt.

Der demografische Wandel und die hohe Lebenserwartung der Menschen fordern alle Heilmittelerbringer dazu auf, den neuen Anforderungen gerecht zu werden.

Hinweis

Statistiken zufolge liegt die Lebenserwartung (bei Geburt) im Jahre 2060 bei:
Frauen: 89,2 Jahre, Männer: 85,0 Jahre (VDEK, 2014/2015[3])

Aus diesem Grund konzentrierten sich auf berufspolitischer Ebene die Bemühungen auf folgende Faktoren:

- „Modernisierung und Weiterentwicklung des Leistungsspektrums
- Qualitätssicherung und Effizienzsicherung der Leistungen
- Existenzsicherung für angestellt und freiberuflich tätige Ergotherapeuten
- Professionalisierung der Ausbildung und Anhebung der Ausbildungsniveaus
- Forschungsansätze zu zentralen Feldern der Ergotherapie"

(Scheepers, 2007, S. 41).

6.2 Ergotherapie als Heilmittel innerhalb des gesundheitlichen Versorgungssystems

Als Heilmittelerbringer unterliegt die Ergotherapie in Deutschland den Heilmittelrichtlinien. „[...die Heilmittelrichtlinie] dient der Sicherung einer nach den Regeln der ärztlichen Kunst und unter Berücksichtigung des allgemein anerkannten Standes der medizinischen Erkenntnisse ausreichenden, zweckmäßigen und wirtschaftlichen Versorgung der Versicherten mit Heilmitteln" (DVE, 2011, S. 19).

3 http://www.vdek.com/presse/daten/_jcr_content/par/download/file.res/vdek_basisdaten_des_gesundheitswesens_2014_2015.pdf

Als Maßnahmen der Ergotherapie (ebd., S. 32–34) sind genannt:

- Motorisch-funktionelle Behandlung
- Sensomotorisch-perzeptive Behandlung
- Hirnleistungstraining/neuropsychologisch orientierte Behandlung
- Psychisch-funktionelle Behandlung
- Therapie ergänzende Maßnahmen
- Ärztliche Diagnostik bei Maßnahme der Ergotherapie

6.3 Bezugswissenschaften der Ergotherapie

Sowohl die Theoriebildung als auch die Umsetzung der therapeutischen Intervention der Ergotherapie bedienen sich der Erkenntnisse verschiedener Bezugswissenschaften (Berding, 2008, S. 10). Über die Bezugswissenschaften bezieht die Ergotherapie Kenntnisse und Theorien über Funktions- und Strukturstörungen, verschiedene Bedingungen von Krankheit und Gesundheit und deren Wechselwirkungen, und die Kerntheorien aus den Sozialwissenschaften: Handlungstheorie, Rollentheorien, Systemtheorien (ebd.). Beyermann (2001, S. 324) benennt folgende Bezugswissenschaften der Ergotherapie:

- Medizin
- Biologie
- Psychologie
- Psychoanalyse
- Pädagogik und Sonderpädagogik
- Philosophie
- Anthropologie
- Soziologie
- Ethnologie

Die Forderung nach einer eigenständigen ergotherapeutischen Wissenschaftsdisziplin wird in den letzten Jahren immer deutlicher und lauter. Die Occupational Science (Betätigungswissenschaft) ist eine erste Antwort auf diese Forderung. Durch die Akademisierung des Berufsbildes und die Weiterentwicklung der Forschungsaktivitäten ist ein Meilenstein für die Forderung nach einer eigenständigen Wissenschaftsdisziplin gelegt.

6.4 Rollen und Kompetenzen der Ergotherapeuten

Ergotherapeuten verfügen über ein breites Fachwissen und Fertigkeiten, die es ihnen ermöglichen, mit einzelnen Menschen oder in Gruppen zu arbeiten, die im Hinblick auf ihren Gesundheitszustand Einschränkungen in ihrer Teilhabe an der Gesellschaft unterliegen (DVE, 2007[4]). Die umfangreichen beruflichen Aufgaben und somit Kompetenzen und Verantwortung, die Ergotherapeuten einnehmen können, zeigt die nachfolgende Tabelle.

4 http://www.dve.info/ergotherapie/definition.html

Tabelle 9: Verschiedene Rollen von Ergotherapeuten (DVE, 2008)

Rolle	Bereiche	Funktionen
Behandlerin	Akutbehandlerin, Rehabilitation	Anbieten einer qualitativ hochwertigen ergotherapeutischen Intervention im Sinne der evidenzbasierten Praxis, einschließlich Hilfsmittelversorgung. Umwelt- und Angehörigenberatung auch im Kontext der Sekundär- und Tertiärprävention.
Beraterin	Primärprävention und Gesundheitsförderung	Anbieten einer qualitativ hochwertigen ergotherapeutischen Intervention mit Beratung und Entwicklung von Empfehlungen in Bezug auf eine gesundheitsfördernde Gestaltung von Lebens- und Arbeitskontexten der Menschen entsprechend ihrer Lebensabschnitte und Entwicklungspotenziale.
Managerin	Ergotherapie-Praxis, Ergotherapie-Abteilung, Ausbildungsstätten	Übernahme von Verantwortung für die Organisation von Arbeitsprozessen und Umsetzung eines Qualitätsmanagementkonzeptes sowie fachliche Weisungsbefugnis und Budgetverantwortung.
Arbeitgeberin	Ergotherapie-Praxis	Einstellung und Entlassung von Arbeitnehmern, personelle Weisungsbefugnis unter Beachtung der Fürsorgepflicht gegenüber Arbeitnehmern sowie Entwicklung von Marketingstrategien.
Lehrende	Ausbildung, Weiterbildung	Entwicklung von Unterrichts- und Weiterbildungsmaterial, Umsetzung von Lehr- und Evaluationsstrategien, kontinuierliche Revision der Lehrinhalte und Überprüfung der Effektivität der (Weiter-)Bildungsinhalte.
Anleiterin	Praktische Ausbildung	Konkrete Anleitung zu ergotherapeutischen Interventionen in der beruflichen Praxis einschließlich Beratung bei Fragestellungen sowie Begleitung, Überprüfung und Reflexion der Lernfortschritte.
Forscherin	Hochschulen, wissenschaftliche Einrichtungen	Sammlung von Forschungsdaten, Engagement für Forschungsaufgaben und Analyse, Interpretation, Veröffentlichung von Forschungsergebnissen.

Die Tabelle zeigt die vielfältigen Rollen, die Ergotherapeuten im Laufe ihres Berufslebens einnehmen können. Die daraus resultierenden Kernkompetenzen der Ergotherapeuten lassen sich wie folgt zusammenfassen:

- **Kompetenz zur Alltagsanalyse**
  Ziel: Analyse von Anforderungen des Alltags und der Umwelt an die Handlungsfähigkeit
  Kompetenz: Aktivitäts- und Betätigungsanalyse
- **Kompetenz zur Analyse von Fähigkeiten und Fertigkeiten des Menschen**
  Ziel: Handlungsfähigkeit des Menschen beeinflussen
  Kompetenz: Medizinisch fundierte Analysefähigkeit
- **Wissen über die biopsychosozialen Zusammenhänge zwischen Körperfunktionen und -strukturen, Aktivitäten, Umweltfaktoren, Teilhabe (Partizipation) und Lebensqualität**

(Claudiana, 2007[5]).

Beispiele von Kompetenzen der Ergotherapeuten, über die sie in ihrem Berufsalltag, je nach Zielsetzung der Klientin, verfügen müssen:

- Unterstützung und Anleitung beim Training alltagsrelevanter körperlicher, kognitiver, emotionaler und sozialer Fähigkeiten und Fertigkeiten
- Erstellung eines individuellen häuslichen Übungsprogramms
- Begleitung, Anleitung und Unterstützung beim Ausprobieren und Training wichtiger Alltagshandlungen
- Auswahl und Beratung, Entwicklung und Herstellung von Schienen, Hilfsmitteln und Adaptionen für Mensch und Umwelt, die eine bessere Handlungsfähigkeit und Lebensqualität ermöglichen
- Beratung in Bezug auf den Erhalt und die Verbesserung von Handlungsfähigkeit, Teilhabe und Lebensqualität
- Entwicklung von Aktionsplänen zur Verbesserung von Handlungsfähigkeit, Teilhabe und Lebensqualität
- Begleitung/Supervision und Evaluation bei der Umsetzung des Aktionsplans

(Claudiana, 2007).

Die nachfolgende Tabelle zeigt den ergotherapeutischen Gegenstandsbereich auf. Je nach Bereich gibt es eine Vielzahl von Faktoren, die sich gegenseitig beeinflussen und eine Rolle in der Behandlung spielen. Je nach Gewohnheiten der Klientin können z. B. Defizite im Bereich der Freizeit keine Rolle spielen oder besonders wichtig sein. Die Tabelle erläutert, wie viele Bereiche auf die ergotherapeutische Tätigkeit Einfluss nehmen.

5 Claudiana – Landesfachhochschule für Gesundheitsberufe (2007). Ergotherapie – was bietet sie heute und in Zukunft? http://www.dachs.it/de/kap-1.php [12.05.2015].

Tabelle 10: AOTA-Framework, Übersetzungsentwurf von 2008 (Reichel, 2009, S. 104)

Betätigungsbereiche	Klientenfaktoren	Performanzfertigkeiten	Performanzmuster	Kontext- und Umweltfaktoren	Aktivitätsanforderungen
■ Aktivitäten des täglichen Lebens (ADL) ■ Instrumentelle Aktivitäten des täglichen Lebens (IADL) ■ Bildung ■ Arbeit ■ Spiel ■ Freizeit ■ soziale Partizipation	■ Werte, Glauben und Spiritualität ■ Körperfunktionen ■ Körperstrukturen	■ sensorisch-perzeptive Fertigkeiten ■ motorische und Praxisfertigkeiten ■ Fertigkeiten der emotionalen Regulation ■ kognitive Fertigkeiten ■ Kommunikations- und Interaktionsfertigkeiten	■ Gewohnheiten ■ Routinen ■ Rollen ■ Rituale	■ kulturell ■ persönlich ■ physikalisch ■ sozial ■ zeitlich ■ virtuell	■ Gebrauch von Objekten und deren Eigenschaften ■ Raumanforderungen ■ soziale Anforderungen ■ Abfolge und Zeit einteilen ■ erforderliche Handlungen ■ erforderliche Körperfunktionen ■ erforderliche Körperstrukturen

6.5 Aktuelle Tätigkeitsbereiche/Fachbereiche der Ergotherapie

Allgemein kann man sagen, dass Ergotherapeuten in den Bereichen der Rehabilitation, Kuration, Prävention und Palliativversorgung tätig sind.

Laut DVE sind Ergotherapeuten in folgenden etablierten Arbeitsfeldern in der Behandlung von Klienten tätig:

- Arbeit und Rehabilitation
- Geriatrie
- Neurologie
- Orthopädie/Traumatologie/Rheumatologie/Handtherapie
- Pädiatrie
- Prävention und Gesundheitsförderung
- Psychiatrie
- Technische Medien und Mittel
- Kardiologie
- Onkologie
- Palliativversorgung

Neben der Behandlung von Klienten sind Ergotherapeuten ebenfalls in folgenden Bereichen tätig:

- Lehre (Berufsfachschule sowie Hochschule)
- Forschung
- Firmen

etc.

Die folgende Abbildung zeigt die verschiedenen Arbeitsbereiche von Ergotherapeuten nach der Art der Einrichtung im Jahr 2008:

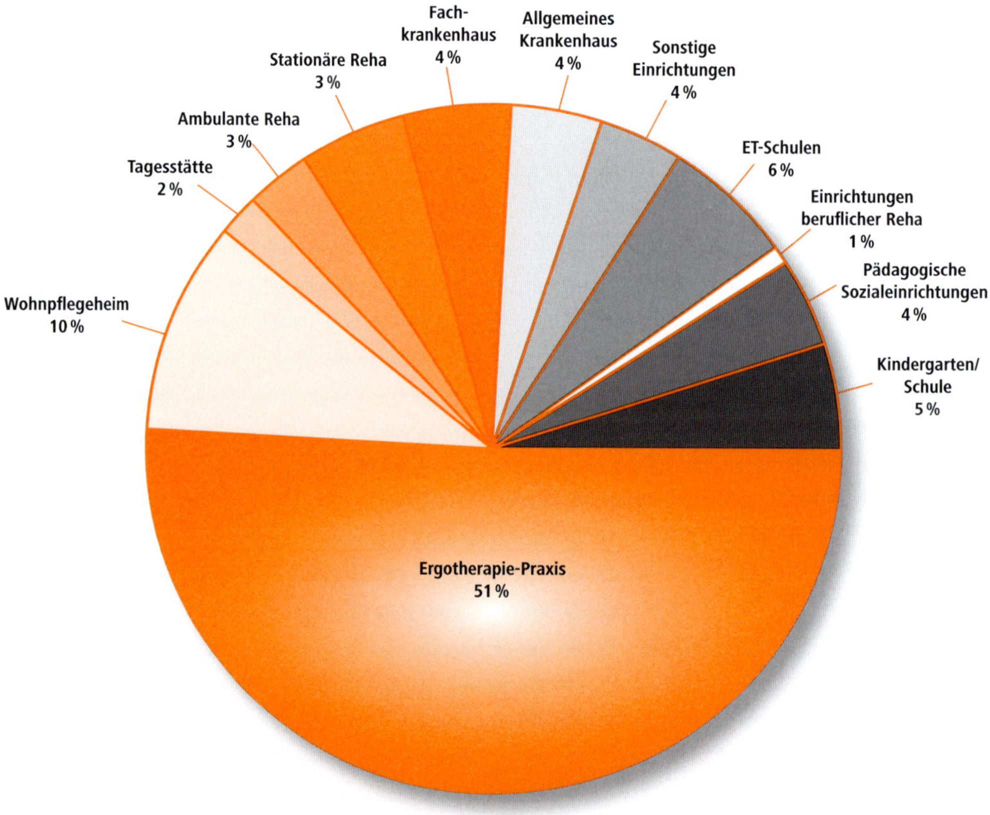

Abbildung 4: Arbeitsfelder nach Art der Einrichtung (in Anlehnung an Thiebes, 2008, S. 25)

7 Kompatibilität ergotherapeutischer Grundannahmen mit zentralen Elementen des Inklusionsgedankens

Jedes Konzept, jeder Beruf, jede Herangehensweise an eine Sache hat ihre eigenen Grundlagen. Einige Konzepte laufen parallel und haben kaum Schnittstellen, andere wiederum beziehen sich auf einen ähnlichen Bereich und beeinflussen sich in der Praxis möglicherweise gegenseitig. Bei Inklusion und Ergotherapie scheint dies auf der Hand zu liegen. Die Ergotherapie hat die Verpflichtung, sich mit neuen Ideen, Konzepten, Ansätzen, die die Betätigung und Teilhabe betreffen, zu befassen. Sich mit etwas befassen heißt auch, die Grundlagen verschiedener Konzepte und Herangehensweisen mit denen der Ergotherapie abzugleichen. Gerade bei so intensiv debattierten Themen wie Inklusion ist es umso wichtiger, genau hinzuschauen und die Kernelemente genauer unter die Lupe zu nehmen. In den vorangegangenen Kapiteln kam bereits die Gefahr einer Inflationierung von neuen Begriffen zur Sprache. Diese Überlegungen sind auch eine wichtige Grundlage für weitere Ansätze zur Umsetzung von Inklusion aus ergotherapeutischer Sicht. Es ist immer wichtig, ein Konzept nicht einfach zu übernehmen, weil es rein begrifflich zu passen scheint. Die Bedeutung hinter den Begriffen ist das Entscheidende.

Dieses Kapitel hat den Anspruch aufzuzeigen, in welchem Maße die ergotherapeutischen Grundannahmen in die gleiche Richtung gehen wie die des Inklusionsgedankens. In der Auseinandersetzung mit Inklusion treten einige Kernbegriffe hervor, durch welche die Grundgedanken zu Inklusion charakterisiert werden. Hierzu gehören Teilhabe, Selbstbestimmung, Gleichberechtigung, Vielfalt, Nicht-Diskriminierung und Barrierefreiheit (siehe auch *Kapitel 1 – Die Entwicklung des Inklusionsgedankens*). Anhand dieser Begriffe werden im Folgenden die Kompatibilität von Grundannahmen der Inklusion und der Ergotherapie aufgezeigt. Dem zugrunde liegt eine ausführliche Analyse der Kompatibilität entsprechender Grundannahmen von Inklusion und Ergotherapie im Rahmen der Diplomarbeit einer der Autorinnen (Stademann, 2011).

7.1 Teilhabe

Teilhabe ist der zentrale Leitbegriff, an dem der Status der Inklusion messbar wird. Teilhabe ist gleichzeitig Ziel und Mittel, um Inklusion zu gewährleisten.

Das Recht auf Teilhabe wird aus den Menschenrechten abgeleitet (Wocken, 2011, S. 55–57). Es besteht die Forderung nach öffentlichen Strukturen, die keinerlei Barrieren zur Teilhabe von Personen mit unterschiedlichen Bedürfnissen aufweisen und die natürliche Vielfalt als Ressource zum Tragen kommen lassen. Die Ergotherapie hat laut der aktuellsten Definition des DVE (2007) ebenfalls das Ziel, Teilhabe zu ermöglichen. Ergotherapie vertritt auch den Ansatz, die Umwelt anzupassen, um Barrieren abzubauen, beinhaltet aber zudem noch die Möglichkeit des individuellen Trainings von Fertigkeiten und Fähigkeiten. Sowohl in der Ergotherapie wie auch in der Inklusion wird das Recht auf Teilhabe bedingungslos allen Menschen zugesprochen.

Neben diesen ersten Übereinstimmungen gibt es aber auch Unterschiede, zumindest wenn man von der aktuell gängigen Praxis der Ergotherapie ausgeht. Im Konzept der Inklusion soll die Teilhabe generell für alle Menschen gewährleistet werden. Die Voraussetzung für eine ergotherapeutischen Behandlung dagegen ist im Normalfall eine diagnostizierte Erkrankung oder eine Störung oder Einschränkung auf der Körperfunktionsebene. Die ergotherapeutische Zielgruppe sind also Personen, die verstärkt mit Barrieren zur Teilhabe konfrontiert sind, da ihre Fähigkeiten oder Möglichkeiten von denen der breiten Masse abweichen.
Eine genauere Untersuchung der Herkunft des Konstrukts Teilhabe zeigt auf, dass Teilhabe in der Ergotherapie in einem anderen Kontext gesehen wird als in der Inklusion. Die Ergotherapie hat sich wesentlich über das Konzept von Arbeit und Beschäftigung hin zur Betätigung als maßgeblichem Beitrag zum Wohlbefinden und positiven Gesundheitsgefühl sowie zur körperlichen Rehabilitation einer Person entwickelt. Der Begriff Teilhabe hat mit der zunehmenden Orientierung an der ICF Einzug in den ergotherapeutischen Sprachgebrauch gehalten. Teilhabe kann rein begrifflich und auch inhaltlich nicht mit Betätigung gleichgesetzt werden, eher wird die Förderung von Betätigung als Weg gesehen, Teilhabe zu ermöglichen. In der ICF, und folglich auch in der Ergotherapie, ist mangelnde Teilhabe streng genommen ein Aspekt eines Gesundheitsproblems, das ursächlich für die Verordnung ist. Im Inklusionsgedanken ist kein Gesundheitsproblem nötig, um den Abbau von Barrieren zur Teilhabe als Ziel zu haben.

Exkurs

Teilhabe

Geht man davon aus, dass die Ergotherapie den Begriff Teilhabe lediglich in seiner ursprünglichen Bedeutungsdimension aus dem SGB und der ICF übernommen hat, so würde dies bedeuten, dass auch in Verbindung mit Ergotherapie der Begriff Teilhabe an die Beschreibung eines Gesundheitsproblems gebunden bleibt.
Eine weitere Möglichkeit wäre jedoch, dass der Begriff der Teilhabe in Verbindung mit Ergotherapie in seiner Bedeutungsdimension eine Erweiterung erfährt. Es stellt sich demzufolge die Frage, welches Verständnis die Ergotherapie von Teilhabe hat und, davon abgeleitet, ob die ergotherapeutische Intervention an sich nur in Verbindung mit einem Gesundheitsproblem vorgesehen ist oder bereits darüber hinausgeht.
Ergotherapie kann grundsätzlich dann indiziert sein, wenn die „... Handlungsfähigkeit eines Klienten in Folge einer Gesundheitsstörung beeinträchtigt oder bedroht ist" (Thiebes, 2008, S. 9). Sie gibt also einen bindenden Zusammenhang mit einem Gesundheitsproblem wieder. Im Gegensatz zu der bis 2004 gängigen Definition des DVE (Götsch, 2007, S. 5) wurden jedoch in den nachfolgenden Definitionen von 2004 und der aktuellen Definition von 2007 Veränderungen vorgenommen, die ein Hinweis darauf sein können, dass die Ergotherapie ihre Intervention nicht länger an ein Gesundheitsproblem gebunden sieht. Daher müsste auch das Ziel der Teilhabe in Verbindung mit der Ergotherapie nicht zwingend an ein Gesundheitsproblem oder an eine Behinderung gebunden sein.

7.2 Selbstbestimmung

Das Recht auf Selbstbestimmung besteht im Sinne der Inklusion als bedingungsloses Recht aller Menschen und ist als Maxime verankert (Theunissen, 2009, S. 21). Die verschiedenen Auseinandersetzungen mit Ergotherapie und Inklusion lassen erkennen, dass das Recht auf Selbstbestimmung mit dem klientenzentrierten Ansatz in der Ergotherapie verankert ist. Dieser zeigt sich z. B. in der Absprache von Zielen und Behandlungsmethoden mit der Klientin. In der tatsächlichen Umsetzung geschieht dies je nach Therapeutin und Einrichtung mal mehr und mal weniger intensiv. Im Zusammenhang mit Inklusion rücken die Klientenzentrierung und auch die Prüfung der eigenen Arbeitsweise hinsichtlich der tatsächlichen Umsetzung von Klientenzentrierung verstärkt in den Fokus. Klientenzentrierung kann dabei auch bedeuten, sich innerhalb und außerhalb der Einrichtung für die Rechte von Klienten einzusetzen und gegebenenfalls an der Entwicklung klientenzentrierter Strukturen mitzuwirken bzw. diese anzustoßen.

Merke

Beispiele, wie Selbstbestimmung und Teilhabe im Sinne des Inklusionsgedankens innerhalb der ergotherapeutischen Versorgung umgesetzt werden können, finden sich in *Kapitel 9.6 – Partizipation und Klientenzentrierung* und *9.7 – Entwicklung von Klientenzentrierung anhand eines Fragenindex.*

7.3 Gleichberechtigung

Die Gleichberechtigung zeigt sich in der Ergotherapie ebenso wie in der Inklusion in einem gleichen Recht für alle auf Teilhabe und Selbstbestimmung. In der Ergotherapie wird ein Recht auf Gleichberechtigung anders als in der Inklusion nicht explizit erwähnt, zeigt sich aber in der Theorie in Form einer klientenzentrierten Behandlung. Innerhalb der ergotherapeutischen Behandlung wird bei konsequenter Klientenzentrierung das Recht auf Selbstbestimmung innerhalb des Prozesses jeder Person zugesprochen. Der ursprüngliche Zugang zur Behandlung erfolgt weiterhin in Abhängigkeit von einer ärztlichen Verordnung. Die Ergotherapie ist als Heilmittel den entsprechenden Heilmittelrichtlinien unterworfen (DVE, 2011). Genau genommen besteht an dieser Stelle keine Gleichberechtigung, da eine ergotherapeutische Behandlung ohne ärztliche Verordnung derzeit nicht zulässig ist.

7.4 Vielfalt

In der Ergotherapie wird grundsätzlich von der Vielfalt des menschlichen Erlebens ausgegangen. Dieser Vielfalt wird mit einer kultursensiblen Behandlung und dem klientenzentrierten Ansatz begegnet (Priebe & Roleff-Correll, 2004, S. 116). Vielfalt hat in der Inklusion einen anderen Stellenwert als in der Ergotherapie. Inklusion beruht auf der Ansicht, dass Vielfalt eine Bereicherung für eine Gemeinschaft ist, und betrachtet Vielfalt in gesellschaftlichem Kontext (Wunder, 2010, S. 26). Die entsprechende Frage hierzu wäre, welche Rolle Vielfalt aus ergotherapeutischer Sicht bezogen auf das gesellschaftliche Zusammenleben spielt. Eine entsprechende Diskussion ist in der Ergotherapie bisher nicht geführt worden und ist möglicherweise in der Form auch nicht relevant (Stademann, 2011, S. 70–72).

7.5 (Nicht-)Diskriminierung

Merke

Die Verhinderung von Diskriminierung ist Ziel im ergotherapeutischen Arbeitsumfeld und bezieht sich auf Klienten der Ergotherapie sowie Kollegen im gesamten Versorgungsteam.

Im Rahmen von Inklusion bestehen die Forderung und das Ziel, Diskriminierung aktiv entgegenzuwirken (Hinz, 2008, S. 34). Dabei wird davon ausgegangen, dass Diskriminierung dann eintritt, wenn einem Menschen die Rechte auf Selbstbestimmung, Teilhabe und Gleichberechtigung abgesprochen werden (Wocken, 2011, S. 56). In der Berufsethik der Ergotherapie ist die Verhinderung von Diskriminierung innerhalb der Behandlung explizit erwähnt, damit also auch Grundlage der Ergotherapie (DVE, 2005, S. 3).

7.6 Barrierefreiheit

Der Barrierefreiheit kommt in der Inklusion und der Ergotherapie große Bedeutung zu. In der Inklusion besteht das Ziel, Barrieren zur Teilhabe aktiv abzubauen (Hinz, 2008, S. 34). Dahinter steckt die Grundannahme, dass Einrichtungen und Bereiche des gesellschaftlichen Lebens grundsätzlich so gestaltet sein sollten, dass allen Menschen der Zugang möglich ist.

Der Begriff der Barrierefreiheit hat besonders mit der ICF auch bereits Einzug in das Gesundheitssystem gehalten. In der Ergotherapie besteht der Ansatz, Betätigung durch Anpassung der Umwelt an die Bedürfnisse der Klientin zu ermöglichen. Dieser Ansatz wird ergänzt durch die Förderung individueller Fähigkeiten und Fertigkeiten. Ein Unterschied besteht in der Ebene, auf welcher der Abbau von Barrieren stattfinden soll. Ergotherapeuten tragen ganz klassisch zum Abbau von Barrieren im Wohnumfeld der Klienten bei. Je nach Art der Barrieren kann sich deren Abbau auch bis in die Arbeit, Schule und Freizeit ausdehnen. Der Abbau von Barrieren geschieht also individuell für bestimmte Personen, nämlich die Klienten in der Ergotherapie und in deren eigenen Lebensbereichen.

Der Inklusionsgedanke dagegen hat den Abbau von Barrieren zur Teilhabe für *alle* Menschen in *allen* Lebensbereichen als Ziel. Der Ansatz weitet sich auf die langfristige Veränderung von Strukturen aus, wie z. B. den Abbau von Barrieren zur selbstbestimmten Wahl der Wohnform. Die Ergotherapie in ihrer klassischen Form trägt also in *einigen* Bereichen für *einzelne Personen* einen Teil zur Barrierefreiheit im Sinne des Inklusionsgedankens bei.

7.7 Fazit

Schlagwörter in diesem Kapitel sind die Begriffe Teilhabe, Selbstbestimmung, Gleichberechtigung, Vielfalt, (Nicht-)Diskriminierung und Barrierefreiheit. Die Begriffe werden im Hinblick auf den Inklusionsgedanken und die zentralen ergotherapeutischen Grundannahmen analysiert. Alle sechs Begriffe haben einen Stellenwert in der Ergotherapie sowie in den zentralen Elementen des Inklusionsgedankens. Eine hohe Kompatibilität sind vor allem in den Begriffen Teilhabe, Barrierefreiheit und Selbstbestimmung zu erkennen.

8 Modelle, Konzepte und Klassifikationen in Verbindung mit dem Inklusionsgedanken

Inwieweit ergotherapeutische Grundannahmen mit dem Inklusionsgedanken kompatibel sind, wurde bereits in Kapitel 7 erläutert. Für alle Berufsgruppen stellen sich sicher viele Fragen, wenn sie mit etwas Neuem konfrontiert werden. So haben wir uns, als praktisch tätige Ergotherapeuten, auch gefragt:

- Da hat man so viel Zeit, Mühe und Kosten in die Ausbildung oder Weiterbildung gesteckt – müssen wir alles Altbekannte, Erlernte nun über Bord werfen?
- Haben wir überhaupt das Handwerkszeug, um inklusiv zu arbeiten?
- Wie vereinbar sind einzelne Modelle mit dem Inklusionsgedanken?
- Wie kann die Arbeit mit den ergotherapeutischen Modellen eventuell Inklusion fördern?

Die klientenzentrierten ergotherapeutischen Modelle können Inklusion in Form von Selbstbestimmung und Partizipation innerhalb des gesundheitlichen Versorgungsprozesses besonders für Individuen fördern.
Für die Arbeit mit Gruppen bieten die verschiedenen Indexe (siehe *Kapitel 4 – Instrumente und Orientierungshilfen zur Umsetzung von Inklusion in Deutschland)* bessere Hilfen zur Gestaltung des Inklusionsprozesses.

8.1 Der ergotherapeutische Prozess nach Hagedorn

Nach Hagedorn (2000, S. 9) beschreibt der ergotherapeutische Prozess eine Folge von Aktionen, die eine Therapeutin durchläuft, um eine Klientin adäquat zu behandeln. „Der Problemlöser muss das Problem identifizieren und dann ein Mittel finden, um vom Ausgangszustand zu einem Zustand zu gelangen, bei dem das Ziel durch eine Strategie oder einer Aktion zufriedenstellend erreicht ist" (Hagedorn, 2000, S. 12). Der Problemlöser kann sich folgende Fragen stellen:

- Welche Mittel habe ich zur Verfügung?
- Welchen Zweck muss ich erfüllen?

Zusammengefasst: Er muss eine Mittel-Zweck-Analyse anwenden.

Im Konzept der Inklusion geht es vorwiegend um die Identifizierung von Barrieren, was an die Identifizierung von Problemen im Prozess erinnert. Sind Barrieren identifiziert, gilt es diese abzubauen.
Ganz im Sinne z. B. des Index für Inklusion kann der ergotherapeutische Prozess für Ergotherapeuten eine systematische Herangehensweise bieten. Diese sollte allerdings reflektiert stattfinden. Der ergotherapeutische Prozess wurde in einer Zeit entwickelt, in der die Ergotherapie noch nicht den gleichen Anspruch der konsequenten Klientenzentrierung und Betätigungsorientierung hatte, wie es heute der Fall ist. Das bedeutet, dass der ergotherapeutische Prozess in erster Linie als Strukturhilfe dient. In jeder Phase spiegelt sich die Klientenzentrierung wider, d. h. es muss deutlich werden, dass die Therapeutin nicht die alleinige Entscheidungskraft

besitzt. Z. B. kann sich dies in der Wahl der Assessments zeigen. Assessments sollten so ausgewählt werden, dass die Klientin aktiv daran teilhaben kann bzw. die Möglichkeit hat, eine Einschätzung ihrer Betätigungsproblematik zu geben.
Vor allem zu Beginn eines Projektes des inklusiven Arbeitens oder für Berufsanfänger kann der ergotherapeutische Prozess die Möglichkeit eines reflektierten Umgangs mit der ‚Problemstellung' bieten. Was die einzelnen Stadien im ergotherapeutischen Prozess, im Sinne einer inklusiven Herangehensweise, bedeuten können, wird nachfolgend erläutert:

1. Sammeln von Informationen

Im ersten Schritt müssen sich Ergotherapeuten fragen, welche Zielgruppe sie haben. Im Sinne der inklusiven Theorie wird von einer heterogenen Gruppe ausgegangen. Hierbei ist es wichtig zu unterscheiden, ob es um eine Gruppe oder ein Individuum geht. Für ein Kind mit Migrationshintergrund kann die deutsche Sprache eine Barriere sein, für ein Kind im Rollstuhl die Treppe und für ein Kind mit einer Hemiparese und Spitzfußstellung der Teppichboden in der Spielecke. Die drei verschiedenen Problematiken zeigen deutlich auf, wie wichtig es ist, das ganze Umfeld der Personengruppe zu betrachten und in die Informationssammlung einzubeziehen. Ähnlich wie die Indexe für Inklusion kann der ergotherapeutische Prozess für Gruppen oder Individuen verwendet werden. Zum Sammeln der Informationen können Ergotherapeuten das umfangreiche Spektrum an Möglichkeiten, über das sie verfügen, anwenden:

- Interview
- Beobachtung
- Testverfahren

Gehen wir im Sinne der Inklusion von einer verstärkten interdisziplinären Zusammenarbeit aus, können Informationen z. B. folgender Personen genutzt werden: Lehrer, Erzieher, Pflegekräfte, Ärzte, Angehörige, Freizeitbetreuer, Integrationshelfer, Bewohner, Nachbarschaft etc.
→ Also alle Menschen, die im jeweiligen Umfeld arbeiten bzw. leben.

2. Informationen analysieren

Die Analyse der Informationen sollte unter zwei Gesichtspunkten erfolgen:
1. Schwierigkeiten der Person/Personengruppe
2. Möglichkeiten der Umweltanpassung

Vor allem zu Beginn eines Inklusionsprozesses stehen Institutionen vor der großen finanziellen Herausforderung, dem Konzept der Inklusion gerecht zu werden. Ergotherapeuten müssen die finanziellen Ressourcen berücksichtigen, aber auch mögliche bauliche Hindernisse, und sie müssen mögliche Teillösungen auf dem Weg zu Barrierefreiheit und Teilhabe entwickeln.

3. Problem identifizieren

Was sind im Sinne der Inklusion die vordergründigen Probleme? Probleme sind Barrieren, welche die Teilhabe des Menschen oder der Gruppe verhindern oder behindern. Folgende leitende Fragestellungen können hilfreich sein:

- Welche Barrieren gibt es vonseiten der Umwelt?
- Welche Stärken sowie welche Ressourcen der Umwelt können genutzt werden?
- Kann dieses Problem durch eine ergotherapeutische Intervention beeinflusst werden?

(Heller, 2006, S. 99).

4. Erwünschte Ergebnisse festlegen

Es ist wichtig, dass die Benennung von Problemen in einer für alle verständlichen Sprache erfolgt. Hierbei kann die Verwendung ergotherapeutischer Fachsprache möglicherweise hinderlich sein. Eine in der Institution allgemeingültige Fachsprache sollte auch von Ergotherapeuten verwendet werden. Hierbei bietet sich die weitere, flächendeckende Einführung der ICF als Grundlage für einen gemeinsamen Sprachgebrauch an.

5. Lösung festlegen

Im Sinne des Inklusionskonzeptes geht es nicht um die Separierung eines Individuums oder einer Personengruppe. Dies erfordert einen Handlungsplan, der im Alltag der jeweiligen Person/Personengruppe gut integrierbar ist.

6. Ansatz auswählen

Im Sinne des inklusiven Gedankens ist es optimal, wenn die ergotherapeutische Intervention im alltäglichen Setting stattfindet oder sich zumindest stark daran orientiert, z. B. in der Schule, im häuslichen Umfeld etc.

Ein weiterer Aspekt, den Ergotherapeuten bedenken müssen, ist die Wahl ihrer ergotherapeutischen Methode.

Neben den klassischen ergotherapeutischen Methoden, der kompetenzzentrierten, ausdruckszentrierten oder interaktionellen Methode (Scheiber, 1996, S. 163 ff), besteht heutzutage immer auch der Anspruch einer betätigungsorientierten Herangehensweise.

7. Aktionsplan erstellen

Der Aktionsplan legt die einzelnen Phasen der Behandlung fest, in denen „... die Lösung angestrebt und der erwünschte Zustand erreicht werden soll ..." (Hagedorn (2000, S. 13). Aus dem Plan muss genau hervorgehen, wer welche Aufgaben übernimmt. Hierbei kann u. a. der Fokus auf der Anleitung des Umfeldes liegen, bevor der Plan ausgeführt wird.

8. Plan ausführen

Bei der Planausführung muss eine Zusammenarbeit im multiprofessionellen Team möglichst gefördert werden. Aus diesem Grund kann in Betracht gezogen werden, den Aktionsplan vor der Ausführung im Team vorzustellen. Der Aktionsplan sollte einer stetigen Reflexion unterliegen und eine enge Absprache unter allen Teammitgliedern sollte möglich sein. Die Maßnahmen können unbeabsichtigt zu neuen Barrieren, z. B. für andere Personengruppen, führen. Diese gilt es sofort zu identifizieren. Eine enge Zusammenarbeit aller ist unabdingbar.

9. Ergebnis überprüfen

Am Ende der ergotherapeutischen Maßnahme müssen die Ergebnisse hinsichtlich der erkannten Probleme sowie der Entwicklung evaluiert werden (Hagedorn, 2000, S. 14). Gerade aus dem Anspruch der Klientenzentrierung heraus und im Hinblick auf den Inklusionsgedanken sollte die Evaluation gemeinsam mit der Klientin stattfinden.

Im Sinne der interdisziplinären Zusammenarbeit, sollten Ergotherapeuten die Ergebnisse möglichst im Team darstellen und die weiteren Handlungsschritte bezüglich der Person/Personengruppe besprechen. Leitende Fragestellungen können hierbei sein:

- Haben sich weitere Barrieren entwickelt?
- Ist die identifizierte Barriere behoben?
- Kommen alle beteiligten Personengruppen mit der neuen Maßnahme/dem neuen Hilfsmittel zurecht?

Beispiel

Fallbeispiel zum Einsatz des ergotherapeutischen Prozesses nach Hagedorn in einer weiterführenden inklusiven Schule

Clara, Ergotherapeutin, arbeitet seit 3 Wochen an einer inklusiven, weiterführende Schule und ist als Ergotherapeutin ein fester Bestandteil des pädagogischen Fachteams. Im pädagogischen Team sind neben den Lehrern auch folgende Berufsgruppen vertreten: Heilerziehungspfleger, Logopäden, Physiotherapeuten, Sozialarbeiter und Ergotherapeuten.

Die inklusive Schule, in freier Trägerschaft, orientiert sich an dem „Index für Inklusion" (Boban & Hinz, 2003, S. 15 ff), an dem sie ihr pädagogisches Profil und die Evaluation ausrichtet. Die inklusive Pädagogik steht im Vordergrund des Schulprogramms und der Organisation des Schulalltags. Dabei werden konzeptionelle Ansätze aus anderen pädagogischen Richtungen unterstützend verwendet, wie z. B. Ansätze aus der Montessori-Pädagogik, die Handlungsansätze zu einer inklusiven Unterrichtsgestaltung bieten.

Die grundlegenden Werte inklusiven Handelns der Schule werden anhand der drei Dimensionen des Index beschrieben:

Dimension A: Inklusive Kulturen schaffen

- Die Schule lebt eine Kultur, in der alle Schüler an dem schulischen Alltag teilhaben können.
- Jeder Schüler wird berücksichtigt.
- Es wird ein Setting oder eine Lernkultur geschaffen, in der alle Schüler ihre höchstmöglichen Leistungen entfalten können. Basis sollte hier der respekt- und vertrauensvolle Umgang sowie eine anregende Lernkultur sein.

Dimension B: Inklusive Strukturen etablieren

- Der Inklusionsgedanke durchdringt alle Strukturen der Schule und spiegelt sich in diesen wider.
- Als eine Schule für alle Kinder sollte ein individuelles Lernen, je nach Leistungsstand, ermöglicht werden.

Dimension C: Inklusive Praktiken entwickeln

- Lernarrangements müssen so organisiert sein, dass ein aktives Lernen und die Teilhabe aller Schüler ermöglicht sowie die Ressourcen aller mobilisiert werden.

Gemäß des Leitbildes der Schule sind Claras Zielgruppe alle Kinder. Eine medizinische Verordnung bzw. medizinische Indikation ist nicht notwendig, da Clara eine festangestellte Mitarbeiterin der Schule ist.

Alle paar Monate wird der Index-Prozess nach dem Index für Inklusion an Schulen evaluiert. Das aktuelle Thema in der Teambesprechung ist die Identifizierung möglicher Barrieren der Kinder, die eine Teilhabe am Lernprozess erschweren. Nach dem Index für Inklusion (ebd., S. 17) steht folgender Indikator dabei im Vordergrund:

> Die Mitarbeiter versuchen, Hindernisse beim Lernen und der Teilhabe in allen Bereichen der Schule zu beseitigen.

Clara entschließt sich, ihre Herangehensweise nach dem ergotherapeutischen Prozess nach Hagedorn zu strukturieren. Der Auftrag an Clara lautet, mögliche Lernbarrieren in der Klasse 5c zu identifizieren. Seit drei Wochen hat die Klasse einen neuen Schüler. Er heißt Max, ist 11 Jahre alt und Rollstuhlfahrer.

1. Sammeln von Informationen

Um alle relevanten Barrieren zu identifizieren, wählt Clara drei verschiedene Wege aus, um Informationen zu sammeln:

- Sie befragt das pädagogische Team, das die Klasse betreut, bestehend aus der Klassenlehrerin, Sozialarbeiterin, Heilerziehungspflegerin etc.
- Clara führt selbst eine freie Beobachtung durch.
- Sie befragt Max.

Dabei erhält sie folgende Informationen: Max ist 11 Jahre alt und seit drei Wochen in der neuen Klasse. Er freut sich jeden Tag, in die Schule zu kommen. Laut Max haben ihn die Lehrer und die Kinder sehr positiv aufgenommen. Er hatte sich im Vorfeld bereits Sorgen gemacht, dass dies nicht der Fall sein könnte. Schwierigkeiten hat Max, die freie Lernzeit individuell zu gestalten. Max sagt, er finde alle Themen spannend, und wisse nicht, wo er beginnen soll. Des Weiteren wünscht sich Max, selbstständig auf Toilette gehen zu können.

2. Information analysieren
Clara analysiert die Probleme der Klasse 5 c unter folgenden Gesichtspunkten:

Schwierigkeiten der Person/Personengruppe:
- Max fällt es schwer, die freie Lernzeit individuell zu gestalten.
- Alle Fächer haben Aufgaben, die in der freien Lernzeit bearbeitet werden können. Die jeweiligen Aufgaben müssen immer am Ende der Woche in dem persönlichen Lernportfolio abgeheftet werden.

Max fällt es schwer, diese zu koordinieren, da er sich nicht entscheiden kann, mit welcher Aufgabe er als Erstes beginnen soll.

3. Problem identifizieren
Clara identifiziert die Probleme von Max anhand der folgenden leitenden Fragestellungen:

Welche Barrieren gibt es für Max vonseiten der Umwelt?
- Die Aufgaben für die freie Lernzeit werden durch die Lehrer nicht vorstrukturiert, da das vordergründige Ziel der inklusiven Schule ist, Lernprozesse individuell gestalten zu können. Den Indikator C. 1.4 „Die SchülerInnen sind Subjekte ihres eigenen Lernens" (ebd., S. 52), kann Max unter den vorgegebenen Strukturen nicht erfüllen. Dies führt zu einer Frustration.
- Max sitzt im hinteren Teil der Klasse, nahe am Fenster. Der Sitzplatz wurde so ausgewählt, damit Max die Möglichkeit hat, die Schränke mit Arbeitsmaterialien hinter sich schnell erreichen zu können. Um auf Toilette gehen zu können, muss Max zunächst mit dem Rollstuhl die ganze Klasse durchqueren. Im Gespräch mit Max stellt sich aber heraus, dass es ihm wichtiger ist, schnell zur Toilette gehen zu können, als die Lernmaterialien schnell erreichen zu können.

Welche Stärken und Ressourcen der Umwelt können genutzt werden?
- Große Stärke sowie Ressource der Klasse ist der Indikator C. 1.5 „Die SchülerInnen lernen miteinander", den Clara in ihrer Intervention mit implementieren kann (ebd.).
- Die Klasse verfügt über ausreichend Platz, eine Teilumgestaltung des Klassenraums kann durchgeführt werden. Hierbei ist es wichtig, dass Clara beachtet, dass durch eine mögliche Umgestaltung der räumlichen Umwelt, keine neuen Barrieren für andere Kinder der Klasse entstehen.

Kann dieses Problem durch eine ergotherapeutische Intervention beeinflusst werden?
Ja, Clara kann die Barrieren durch eine ergotherapeutische Intervention beeinflussen.

4. Erwünschte Ergebnisse festlegen

Nachdem Clara die Probleme identifiziert hat, bespricht sie die Ergebnisse mit Max. Folgende Ergebnisse legt sie mit Max fest:

- Max kann seine individuelle Lernzeit selbst gestalten.
- Max kann – ohne weitere Hilfe seiner Klassenkameraden oder Lehrer – die Toilette aufsuchen.

Die Ergebnisse spricht sie in der nächsten Teambesprechung mit ihren Kollegen des pädagogischen Fachteams der Klasse ab.

5. Lösungen festlegen

Im Team wird besprochen, dass Clara mit Max einen individuellen Wochenplan erstellt, in dem er seine Aufgaben eintragen und immer visualisieren kann, welche Aufgabe für welches Fach er bis wann erledigen möchte.
Die Lehrerin der Klasse beschließt, einen allgemeinen Wochenplan zu entwickeln, den die Kinder bei Bedarf zur Strukturierung der freien Lernzeit nutzen können. Der Einsatz eines Wochenplans auch in anderen Klassen muss in der nächsten Besprechung des gesamten pädagogischen Teams im Sinne der Evaluation des Prozess-Index besprochen werden.
Des Weiteren wird über die Adaption des Arbeitsplatzes von Max gesprochen. Clara soll Möglichkeiten einer Anpassung bzw. Veränderung des Sitzplatzes von Max herausarbeiten und gemeinsam mit Max durchführen.

6. Ansatz auswählen

Clara beschließt gemeinsam mit der Lehrerin, am nächsten Montag, während der freien Lernzeit, mit Max einen Wochenplan zu erstellen.

7. Aktionsplan erstellen

Clara erstellt einen zeitlichen Ablauf ihrer ergotherapeutischen Intervention. In den folgenden drei Wochen wird Clara Max zu Beginn seiner freien Lernzeit unterstützen und zunächst einen Wochenplan mit ihm gemeinsam erstellen. Des Weiteren macht Clara mit Max einen Tag aus, an dem die Möglichkeit eines barrierefreien Zugangs zur Toilette, ohne die Hilfestellung der Klassenkameraden oder anderen Hilfspersonen zu benötigen, besprochen wird.

8. Plan ausführen

Clara erstellt gemeinsam mit Max den individuellen Wochenplan und hilft ihm in der ersten Woche, seine Aufgaben für die freie Lernzeit zu strukturieren. In der folgenden Woche versucht es Max alleine und Clara unterstützt nur bei Bedarf.
Bezüglich des geeigneten Sitzplatzes probieren Clara und Max verschiedene Sitzplatzoptionen in der Klasse aus und fahren gemeinsam den Weg zur Toilette ab. Es stellt sich heraus, dass ein Sitzplatz in der Nähe von der Tür für Max besser ist. Clara bespricht mit der Klassenlehrerin den neuen Sitzplatz. Sie entscheiden sich dafür, den Gruppentisch dort zu erweitern. Clara verschiebt den Gruppentisch so, dass der Schrank mit den Lernmaterialien hinter Max gestellt werden kann und fährt mit Max den Weg wieder ab, um noch bestehende Barrieren zu adaptieren.

9. Ergebnis überprüfen
Nach vier Wochen führt Clara wieder ein Gespräch mit Max und seiner Klassenlehrerin. Max kommt gut mit seinem neuen Wochenplan zurecht. Er hat sich mit seinem neuen Tischnachbarn Tom abgesprochen und die zwei bearbeiten nun manche Aufgaben zusammen. Die Lernbarriere während der freien Lernzeit ist somit abgebaut. Auch sein neuer Sitzplatz gefällt ihm sehr. Er ist nun in der Lage, alleine die Toilette aufzusuchen, ohne einen anderen Mitschüler stören zu müssen.

8.2 Canadian Model of Occupational Performance (CMOP)

Das Canadian Model of Occupational Performance (CMOP) ist ein klientenzentriertes ergotherapeutisches Praxismodell, wie aus den Erläuterungen von Hagedorn (2002, S. 115–118) hervorgeht. Sein Einsatz fördert Partizipation und Selbstbestimmung innerhalb des Behandlungsprozesses. Das zentrale Element, die Spiritualität einer Person, verdeutlicht den Wert und die Einzigartigkeit eines Menschen unabhängig von Arbeit, Freizeit und Selbstversorgung. Ein Mensch steht zwar über die verschiedenen Lebensbereiche in Interaktion mit der Umwelt, sein Wert und das Recht auf Selbstbestimmung hängen jedoch nicht von der Qualität dieser Interaktion ab. Die gleiche Sichtweise wird durch den Inklusionsgedanken vertreten.
In den vorangegangenen Kapiteln wurde bereits deutlich, dass eine konsequent klientenzentriert durchgeführte Ergotherapie mit Ausrichtung an den Betätigungszielen der Klienten der Umsetzung von Inklusion innerhalb klassischer Versorgungseinrichtungen sehr nahe kommt. Ähnlich dem ergotherapeutischen Prozess nach Hagedorn (2000) bietet auch das CMOP mit dem Occupational Performance Prozess-Modell (OPPM) eine strukturierte Herangehensweise zur Identifizierung möglicher Barrieren.
Ganz im Sinne des Inklusionskonzeptes sind beim OPPM folgende Schritte zu gehen:

1. Betätigungsproblem und Barrieren, die eine Teilhabe und somit Betätigung verhindern, benennen, validieren und Prioritäten setzen (Law et al., 2009, S. 159). Kommen, bedingt durch mögliche Copingstrategien die Klienten/Gruppen zurecht, ist hier bereits der Behandlungsprozess beendet
2. Theoretischen Ansatz wählen
3. Betätigungskomponente und Umweltbedingungen herausfinden, die zu den Betätigungsproblemen führen
4. Stärken und Möglichkeiten der jeweiligen Klientin oder der Personengruppe herausfinden
   Hierbei bietet das halbstrukturierte COPM-Interview Hilfestellung (Law et al., 2015). Für eine klientenzentrierte Herangehensweise und Beibehaltung des Selbstbestimmungsrechtes bei Kindern können die Betätigungskarten COPM$^{a\text{-}kids}$ (Gede, von Kampen, Strebel & Sulzmann-Dauer, 2014) zusätzlich die Möglichkeit bieten, die für die Klientin wichtigen Betätigungsprobleme zu identifizieren. Die Evaluation und die Wichtigkeit der einzelnen Betätigungsbereiche erfolgt anhand einer Skala.

5. Aktionsplan entwickeln
   Die Pläne sollten für alle Beteiligten aus dem Umfeld sichtbar und nachvollziehbar sein. Dies ist wichtig, um auch hier wieder eine multiprofessionelle Zusammenarbeit mit allen Berufsgruppen zu gewährleisten.
6. Plan mithilfe von Betätigung umsetzen
   Die Umsetzung sollte alltagsorientiert und vor Ort geschehen, um einen Transfer in die jeweilige Alltagssituation gewährleisten zu können.
7. Ergebnisse evaluieren
   Gibt es weitere Barrieren, die eine Betätigung und somit mögliche Teilhabe behindern?

Mit dem COPM und dem COPM$^{a\text{-}kids}$ stehen zuverlässige und gültige Messinstrumente zur Verfügung, die die Möglichkeit bieten, Betätigungsperformanz messbar und deren Entwicklung evaluierbar zu machen.
Das bringt die klientenzentrierte und alltagsorientierte Behandlung auf ein höheres professionelles Niveau und macht sie somit vor Ärzten und Krankenkassen besser vertretbar. Der Stellenwert einer klientenzentrierten Behandlung steigt und damit auch die Umsetzbarkeit des Inklusionsgedankens innerhalb bestehender Einrichtungen. Zudem wird mit dem Einsatz klientenzentrierter Modelle das Bewusstsein der Klienten für eigene Bedürfnisse und Rechte bei Fragen um ihre Gesundheit und Lebensqualität geschärft. Die Erfahrung von Selbstbestimmung in der Ergotherapie kann das Interesse für die Mitgestaltung des eigenen Genesungsprozesses wecken und auch an anderen Stellen das Einfordern von Mitbestimmung fördern. All dies ist im Sinne des Inklusionsgedankens.
Zum Erreichen der Betätigungsziele kommen in der Arbeit nach dem CMOP sowohl Umweltanpassung als auch das Trainieren von Aktivitäten und Körperfunktionen infrage, immer in Absprache mit der Person und in enger Zusammenarbeit mit deren Umfeld. Hier findet sich der Aspekt des Inklusionsgedankens wieder, die umgebenden Strukturen an die Bedürfnisse eines Menschen anzupassen und Barrieren zur Teilhabe abzubauen.
Das CMOP wurde durch das E für Engagement zum CMOP-E weiterentwickelt. Die Erweiterung dient der Eingrenzung des ergotherapeutischen Gegenstandsbereiches. Der Fokus wird nur auf die sich mit Betätigung überschneidenden Bereiche gerichtet. Durch die Präzisierung, „... stehen die Bereiche der Umwelt und der Person, die sich nicht mit dem Bereich der Betätigung überlappen ...", (George et al., 2009, S. 175) außerhalb des ergotherapeutischen Handlungsfeldes. Hierbei muss bei der Anwendung im inklusiven Kontext beachtet werden, dass alle Barrieren, die zu einer Betätigungsproblematik führen, auch identifiziert werden können.
Positiv, und wichtig für einen inklusiven therapeutischen Ansatz, ist die Erweiterung „Canadian Model of Client-Centred Enablement (CMCE)". Ganz deutlich ist hierbei die Definition von Klient. „Klienten können Einzelpersonen, Familien, Gruppen, Gemeinden, Organisationen oder auch bestimmte Populationen sein" (George et al., 2009, S. 177).

Die sogenannten Enablement-Skills (Enablement = Befähigung, Ermöglichen; Skills = Schlüsselfertigkeiten) beschreiben die Kernkompetenz der Ergotherapie:

- Adapt (Anpassen)
- Advocate (Fürsprechen)
- Coach (Coachen)
- Colaborate (Zusammenarbeiten)
- Consult (Beraten)
- Coordinate (Koordinieren)
- Design/Build (Entwerfen/Konstruieren)
- Educate (Ausbilden/Lehren)
- Engage (Beteiligen)
- Specialize (Spezialisieren)

(George et al., 2009, S. 176).

Im Inklusionskonzept können Ergotherapeuten beratend und koordinierend Einfluss nehmen, wenn es z. B. um die Hilfsmittelversorgung und die Umweltanpassung geht.

Eine weitere Entwicklung ist das Canadian Practice Process Framework (CPPF), das in Übereinstimmung mit dem CMOP-E und dem CMCE steht. Folgende drei Aspekte werden berücksichtigt:

- Beurteilung
- Intervention
- Evaluation der Ergebnisse

(ebd., S. 177 ff).

Das therapeutische Vorgehen ähnelt hier wieder dem ergotherapeutischen Prozess. Es beinhaltet die acht Aktionspunkte

1. Eintreten/initiieren
2. Rahmenbedingungen klären
3. Erheben/bewerten
4. Sich auf die Ziele einigen/planen
5. Plan umsetzen
6. Überwachen/verändern
7. Ergebnis bewerten
8. Beenden/abschließen

(ebd., S. 178).

Die praktische Arbeit nach klientenzentrierten Modellen wie dem CMOP ist demzufolge eine gute Möglichkeit, die Umsetzung von Inklusion auf der Ebene der Bewusstseinsbildung und dem Schaffen inklusiver Strukturen innerhalb der Einrichtung zu unterstützen. Durch die Fortentwicklung des CMOP zum CMOP-E können Ergotherapeuten konkreter arbeiten und die Klienten in alle Entscheidungen einbinden. Die Selbstbestimmung wird hierbei, genauso wie im Konzept der Inklusion, groß geschrieben und praktisch umgesetzt.

Fallbeispiel: Inklusive ergotherapeutische Arbeit anhand des OPPM

Antoine ist ein 14-jähriger Junge mit einer Zerebralparese. Er geht in eine integrative Regelschule und verbringt zusätzlich zwei Nachmittage in der Woche in seiner ehemaligen Ganztags-Sonderschule, um mit seinen Freunden von dort seine Freizeit zu verbringen. Er hat dort auch noch einmal pro Woche einen Termin bei einer Ergotherapeutin, die auf Honorarbasis tätig ist.
Die Ergotherapeutin hat mit Antoine das COPM durchgeführt. Das Ziel, auf dass sie sich als Erstes einigen, liegt in den Bereichen von Freizeit und Produktivität.
Antoine möchte gerne selbstgeschriebene Texte über sein Leben in den zwei Welten, der behinderten und der nicht-behinderten, wie er es nennt, in der Schülerzeitung veröffentlichen. Bisher ist er sich aber noch unsicher, wie er das anstellen soll und hat sich noch nicht getraut, konkreter darüber nachzudenken.

Die Ergotherapeutin startet mit ihm den OPPM-Prozess. Sie macht die einzelnen Schritte jeweils transparent, mit dem Ziel Antoine zu befähigen, den Prozess später selbstständig für andere Ziele in seinem Leben zu wiederholen. Da das Ziel nicht die ganze Zeit der Einheit in Anspruch nimmt, legen beide eine Zeit fest, die sie jedes Mal mit diesem Ziel verbringen wollen und wählen für die restliche Zeit ein anderes Ziel.

1. Betätigungsproblem im Bereich Freizeit/Produktivität
Selbst verfasste Texte zum Thema ‚Leben in zwei Welten' in der Schülerzeitung veröffentlichen

2. Theoretischen Ansatz wählen

3. Betätigungskomponente und Umweltbedingungen herausfinden
Betätigungskomponenten: Eigene Fähigkeiten und Rahmenbedingungen der Schülerzeitung
Barrieren:

- Keine Informationen über Abläufe zur Veröffentlichung eines Textes
- Unsicherheit über Anforderungen der Schülerzeitung
- Angst, dass seine Themen niemanden interessieren oder er nicht ernst genommen wird
- Unzufriedenheit mit seinen bisherigen Schreibversuchen
- Unsicherheit, wie man gute Texte schreibt

4. Stärken und Möglichkeiten der jeweiligen Klientin oder der Personengruppe herausfinden
Stärken:

- Ausdauer und Genauigkeit beim Schreiben
- Fleiß
- Gute Coping-Strategie, um mit der körperlichen Einschränkung schnell zu schreiben
- Eigener PC zuhause
- Kontaktfreudig, keine Scheu vor anderen Mitschülern
- Feste Freunde in der Klasse

5. Aktionsplan entwickeln

- Nach Anforderungen und Abläufen erkundigen
- Mit Freunden beraten
- Schreiben üben

6. Plan mithilfe von Betätigung umsetzen

Die einzelnen Schritte des Aktionsplanes werden in noch kleinere zerteilt. Z. B. wird für den ersten Schritt besprochen, wie Antoine es anstellen will, die Anforderungen herauszufinden. Er überlegt sich verschiedene Möglichkeiten und entscheidet sich, zunächst einen Mitschüler zu fragen, der auch schon einmal einen Text für die Schülerzeitung geschrieben hat. Dies ist seine Hausaufgabe bis zur nächsten Ergotherapie-Einheit.

Bis zum nächsten Mal hat er herausgefunden, dass es eine feste Gruppe von Schülern gibt, die die Zeitung erstellen und regelmäßig Texte schreiben. Einige von ihnen sind in der Schreib-AG der Schule. Es darf aber auch jeder andere Schüler Texte zu einem beliebigen Thema veröffentlichen. Für die Veröffentlichung von Texten gibt es keine besonderen Bedingungen, keinen Test und es sind auch keine besonderen Noten erforderlich. Ein Schüler aus der Gruppe liest den Text und korrigiert Fehler.

Diese Bedingungen ermutigen Antoine, sich weiter mit dem Vorhaben zu beschäftigen. Er nimmt sich für die nächste Woche vor, mit seinen Freunden zu sprechen und herauszufinden, ob sie denken, dass seine Themen die anderen Schüler interessieren.

Seine Freunde ermutigen Antoine, und bis zur nächsten Woche hat er bereits versucht, seinen ersten Text zu schreiben. Er ist jedoch unsicher und unzufrieden, wie er die Themen und seine Gedanken dazu am besten sortieren und aufschreiben kann.

Gemeinsam mit der Ergotherapeutin stellt er fest, dass er jemanden braucht, der ihm Tipps geben kann. Er nimmt sich vor, den Lehrer der Schreib-AG zu fragen, ob es ihm helfen könnte, wenn er dort teilnimmt. Der Lehrer sagt ihm, er könne erst zum nächsten Halbjahr einsteigen, also in 4 Monaten.

Bei der nächsten Ergotherapie-Einheit ist Antoine etwas entmutigt. Sie überlegen gemeinsam, welche Alternativen es gibt. Als Hausaufgabe recherchiert Antoine in den Angeboten des Jugendzentrums und des Lernhilfe-Zentrums in seinem Viertel nach geeigneten Workshops.

Zur nächsten Ergotherapiestunde berichtet Antoine aufgeregt von seiner Anmeldung für einen Schreib-Workshop, der in zwei Wochen im Jugendzentrum stattfindet.

Der Schreib-Workshop ermöglicht es Antoine, seine ersten Texte unter Anleitung zu schreiben und sich mit anderen ‚Autoren' in seinem Alter auszutauschen.

7. Ergebnisse evaluieren

Das COMP wird erneut durchgeführt: Antoines Zufriedenheit mit der Betätigungsperformanz ist deutlich gestiegen. Er sieht derzeit keine weiteren Barrieren für das Erreichen seines Ziels.

Was ist an diesem Beispiel inklusiv?

- Alltagsziele auf der Betätigungsebene
- Partizipation von Antoine bei der Zielfindung: selbstbestimmte Entscheidung, was für ihn in seinem Leben wichtig ist
- Partizipation bei der Identifikation von Barrieren: stellt sicher, dass auch Barrieren aufgedeckt werden, die nur Antoine in seiner persönlichen Erlebenswelt empfindet
- Identifizieren von Stärken und Ressourcen
- Partizipation bei der Entwicklung von Lösungsansätzen: stellt sicher, dass Ansätze entwickelt werden, die für Antoine auch tatsächlich umsetzbar erscheinen, verhindert Überforderung
- Lösungen direkt im Alltag von Antoine: Workshop und Schreib-AG schaffen weitere Vernetzung mit Gleichaltrigen in der direkten Lebensumwelt von Antoine
- Die konkreten Schritte zum Erreichen des Zieles werden von Antoine selbst direkt in seinem Alltag umgesetzt
- Persönliche Ressourcen und Ressourcen in der Umwelt werden aktiviert
- Einbinden der Stärken in die Lösungsansätze: Fokus auf Fähigkeiten, nicht auf Einschränkungen
- Inklusives Projekt: Bericht nicht über die betreffende Person, sondern von der Person selbst
- Empowerment: Hilfe, die eigenen Ideen zu realisieren durch strukturierte Vorgehensweise und kreative Lösungssuche

8.3 Model of Human Occupation (MOHO)

Das Model of Human Occupation (MOHO) ist ein ergotherapeutisches Praxismodell mit systemtheoretischer Grundlage. Der Fokus liegt auf der Betätigungsperformanz an der Schnittstelle zwischen Person (mit Volition, Habituation, Performanzvermögen) und Umwelt (Kielhofner, Mentrup & Niehaus, 2004, S. 56–83). Es bietet u. a. mit dem (C)OSA ([Child]Occupational Self Assessment) sowie diversen anderen Assessments (z. B. einer Interessen- und einer Rollencheckliste) die Möglichkeit, eine klientenzentrierte Erfassung der Betätigungssituation anzubahnen (ebd., S. 60–61). Die Grundidee des Modells ist mit dem Inklusionsgedanken vereinbar: Das Modell geht von einem notwendigen Gleichgewicht zwischen den individuellen Fähigkeiten einer Person und den situationsbedingten Anforderungen der Umwelt an sie aus, um Betätigung zu ermöglichen. Als Interventionen sind sowohl die Förderung der Fähigkeiten der Person als auch die Anpassung der Umwelt vorgesehen (Kielhofner, Mentrup & Niehaus, 2004, S. 62 ff). Dies entspricht dem Abbau von Barrieren im Sinne des Inklusionsgedankens. Die klientenzentrierte Prozessgestaltung ist im MOHO allerdings weniger systematisiert als im CMOP und die Messbarkeit der Ziele ist weniger gegeben. Somit kann es sein, dass sich das COPM im interdisziplinären Team besser vertreten lässt.

Positiv ist, dass das MOHO, bezogen auf eine Betätigungsfunktion oder -dysfunktion, unter anderem folgende Instrumente anbietet:

1. Interviews

- SSI (School Setting Interview – Hemmingsson, Egilson, Hoffmann & Kielhofner, 2012)
  - ein semistrukturiertes Interview
  - erfasst die Bedürfnisse von körperlich beeinträchtigen Kindern und Jugendlichen im Schulkontext
- Fragebogen zum Einfluss der Arbeitsumgebung auf den Stelleninhaber (Work Environment Impact Scale, WEIS – Moore-Corner & Kielhofner, 1998)
  - semistrukturiertes Interview
  - sammelt Daten zur Wahrnehmung der Arbeitsumgebung von körperlich oder psychisch beeinträchtigten Menschen
- Interview zur Rolle des Arbeitenden (Worker Role Interview, WRI – Braveman et al., 2007)
  - semistrukturiertes Interview
  - prognostiziert die Wahrscheinlichkeit, ob eine Klientin nach ihrer Erkrankung wieder an ihren Arbeitsplatz zurückkehren kann
  - es werden anhand einer 4-Punkte-Skala die Ressourcen und Grenzen in Bezug auf die Arbeitsreintegration erfasst
  - Möglichkeiten in Bezug auf die Arbeit Barrieren zu identifizieren

2. Beobachtungsinstrumente

- ACIS (Assessment der Kommunikations- und Interaktionsfertigkeiten – Forsyth, Simon, Salamy & Kielhofner, 2011)
  - ermöglicht eine Bewertung der sozialen Kompetenzen einer Klientin bezugnehmend auf eine Betätigungsdurchführung
  - die Betätigung kann in unterschiedlichen Kontexten stattfinden
- AMPS (Assessment der motorischen und prozesshaften Fertigkeiten – Fisher, 2006)
  - ermöglicht eine Sammlung von Informationen bezogen auf die alltäglichen Fertigkeiten einer Klientin
  - die Befunderhebung erfolgt anhand ausgewählter Betätigungen

3. Selbstbewertungsinstrumente

- OSA (Occupational Self Assessment – Baron, Kielhofner, Goldhammer, Wolenski, 2011)
  - die Klientin bewertet ihre Betätigungskompetenzen und die Auswirkungen der Umwelt auf diese und die Betätigungsdurchführung
  - das Cosa (Children Occupational Self Assessment) ist das pädiatrische Äquivalent zum OSA
  - Kritikpunkt: der Bereich der Umwelt wird hier nicht abgedeckt

- Interessen-Checkliste (Interest Checklist, IC – Kielhofner, Mentrup & Langlotz, 2012)
  - tabellarische Aufzählung von freizeitbezogenen Aktivitäten
  - Möglichkeiten um neue Interessen zu identifizieren
- Betätigungsfragebogen (Kielhofner, Mentrup & Langlotz, 2012)
  - im halbstündigen Rhythmus werden die typischen Betätigungen einer jugendlichen oder erwachsenen Klientin erfasst
  - bietet Möglichkeiten zu überprüfen ob die Aktivitäten mit dem Selbstbild der Klientin, ihren Werten und Interessen übereinstimmen

Fallbeispiel zum Einsatz des Model of Human Occupation (MOHO)

Lina, 22 Jahre alt, durchläuft aktuell den Berufsbildungsbereich in einer Werkstatt für behinderte Menschen. Diese Einrichtung hat einen separierenden Charakter, sie ist eine sogenannte Sonderwelt, wie sie Kasberg und Köser (2014) in einem Artikel der Zeitschrift ERGOTHERAPIE UND REHABILITATION beschrieben haben. Aufgaben der Ergotherapeuten ist es, die Sonderwelten, in denen sie tätig sind, so zu gestalten, dass hier behinderte Menschen den Schutz und die Förderung erfahren, den sie benötigen. Ziel ist es, „… Sonderwelten so wenig wie irgend möglich, aber so viel wie wirklich nötig zum Einsatz kommen zu lassen" (Kasberg & Köser, 2014).

Als einen Schritt hin zu einem inklusiven Arbeitsmarkt, wird Lina ihr nächstes Praktikum in einem kleinen und familienbetriebenen Hotel absolvieren. Dabei wird sie durch die Ergotherapeutin Kerstin betreut. Neben den Aspekten der Arbeit, müssen auch die Teilhabebereiche und die Wechselwirkungen mit Aspekten der Umwelt, Person und der Betätigung bei der Planung und im weiteren Verlauf beachtet werden. Um mögliche Barrieren zu identifizieren, die eine Teilhabe in ihrem Praktikumsplatz erschweren, aber auch um die Ressourcen von Lina aufzuzeigen, wird das ergotherapeutische Modell MOHO hinzugezogen, welches mit dem standardisierten Assessment zusätzliche Möglichkeiten einer Befunderhebung bietet.

Persönliche Daten:

- Lina, 22 Jahre alt
- Diagnose: Down-Syndrom
- Wohnt in einem Wohnheim

Subsystem Volition

Interessen:

Die Interessen der Klientin wurden anhand der Interessencheckliste und im Gespräch erfasst. Sie putzt gerne und hilft im Wohnheim immer aktiv mit. Lina ist es wichtig, dass ihr Zimmer stets aufgeräumt ist. Ihre Mutter hat ihr schon früh gezeigt, wie sie morgens ihr Bett richtig macht. Zuhause war sie immer am Wochenende für die Betten zuständig. Des Weiteren hört sie gerne Radio und schaut fern.

Selbstbild der Klientin:
Lina hat Angst, etwas falsch zu machen und ist aus diesem Grund immer sehr unsicher. Sie fragt lieber ein zweites oder drittes Mal nach, wenn sie der Meinung ist, eine Aufgabenstellung nicht richtig verstanden zu haben.

Werte der Klientin:
Für Lina ist es sehr wichtig, eine Arbeit/Aufgabe zu haben. Auch andere Menschen stehen morgens auf, um zur Arbeit zu fahren. Warum sollte sie das nicht auch machen dürfen.

Subsystem Habituation
Gewohnheiten der Klientin:
Über das Wochenende besucht sie immer ihre Familie, die etwa 50 km von ihrem Wohnheim entfernt wohnt. Dann ist sie viel im Garten, schaut sich ihre Lieblingsserien im Fernsehen oder hört Radio. Jeden Sonntag frühstückt die ganze Familie zusammen. Das haben sie auch früher so gemacht.
Im Wohnheim legt sie jeden Abend ihren Schmuck heraus, den sie am nächsten Tag anziehen möchte.

Verinnerlichte Rollen der Klientin:
Lina hat in der Ergotherapie die Rollen-Checkliste durchgeführt. In dieser hat sie sich wie folgt definiert:
- *In der Vergangenheit:* Familienmitglied, Schülerin, Freundin
- *In der Gegenwart:* Arbeitnehmerin aber auch Schülerin, weil sie noch so viel in der Werkstatt lernen muss; Familienmitglied, Freundin
- *In der Zukunft:* Arbeitnehmerin, Freundin, Familienmitglied

Performanzvermögen
Motorische Fähigkeiten der Klientin:
Lina verfügt über gute motorische Fähigkeiten und zeigt keine weiteren Auffälligkeiten.

Prozesshafte Fähigkeiten der Klientin:
Ändern sich Arbeitsabläufe oder muss eine neue Arbeitsaufgabe bearbeitet werden, gerät Lina, aus Angst etwas falsch zu machen, schnell unter Druck. Das hemmt sie teilweise so sehr, dass das Erlernen neuer Arbeitsschritte in dem Moment kaum möglich ist. Beobachtet sie den neuen Arbeitsschritt ein paar Minuten, traut sie sich zu, diesen zu probieren. Hat sie den Arbeitsschritt einmal verinnerlicht, kann sie ihn ohne Probleme über einen längeren Zeitraum durchführen. Der Umgang mit einem Taschenrechner, einem Lineal oder anderen Gebrauchsgegenständen bereitet Lina keine Schwierigkeiten. Lina ist in der Lage, einzelne Wörter zu lesen.

Kommunikations-/Interaktionsfähigkeiten der Klientin:
Die Kommunikations- und Interaktionsfähigkeiten erfasst die Ergotherapeutin mithilfe des ACIS. Große Kompetenzen zeigt Lina im Bereich der Beziehungen.
Sie arbeitet gut mit anderen zusammen und zeigt einen respektvollen Umgang.
Defizite hingegen hat sie z. B. dabei, den Blickkontakt aufrechtzuerhalten.

Umwelt

Räumliche Umwelt der Klientin:

Lina wird mit einem Fahrdienst in die WfbM gebracht. Dort kennt sie sich gut aus. Auch in der unmittelbaren Nachbarschaft der WfbM und in der Nachbarschaft des Wohnheims kennt sie sich gut aus und kann sich orientieren.

Soziale Umwelt der Klientin:

Die soziale Umwelt ist ihre Gruppe innerhalb der WfbM. Lina hat viele Freunde und versteht sich mit allen gut. Die weitere soziale Umwelt bildet ihre Familie.

Die arbeitsdiagnostische Befunderhebung und die Befunderhebung der weiteren Teilhabebereiche sind mithilfe der Assessments des MOHO abgeschlossen. Gemeinsam mit Lina werden ihre Ressourcen und Defizite besprochen und mit den Anforderungen der Praktikumsstelle abgeglichen.

In einem weiteren Schritt erstellt Kerstin gemeinsam mit Lina auf der Grundlage des Kommunalen Index für Inklusion einen Fragenkatalog für Linas Arbeitgeber, um den Inklusionsprozess vor Ort zu erfassen und ggf. mögliche Barrieren zu identifizieren. Zu Beginn des Praktikums findet ein Gespräch zwischen Lina, der Ergotherapeutin und dem Arbeitgeber statt, in dem die Fragen geklärt werden. Ziel ist es, so gut wie möglich die Anforderungen der Praktikumsstelle an die Bedürfnisse von Lina anzupassen.

Auszug aus dem Fragenkatalog:

1. Stehen für alle Anliegen Ansprechpartner/innen zur Verfügung?
   Mögliche Barrieren: Lina hat Angst Fehler zu machen und hat vor allem zu Beginn von neuen, unbekannten Aufgaben, Fragen.
2. In welcher Form erhält Lina ihre Arbeitsaufträge?
   Mögliche Barrieren: Eine schriftliche Arbeitsanweisung oder einen Arbeitsplan kann Lina nicht lesen.
3. Wie sind die Pausenzeiten geregelt?
   Mögliche Barriere: Lina kann bei einer Überforderung aufgrund schnell wechselnder Arbeitsfähigkeit ihre Pausen nicht flexibel planen

Was ist an diesem Fallbeispiel Inklusion?

- Schwächen und Stärken werden gemeinsam mit der Klientin identifiziert
- Mögliche Barrieren werden gemeinsam identifiziert
- die Teilhabe und der Vorbereitungsprozess für das Praktikum, eine Arbeitsstelle auf dem regulären Arbeitsmarkt, sind gesichert
- gemeinsame Entwicklung von Lösungsansätzen zur optimalen Anpassung der Arbeitsbedingungen

8.4 Bieler Modell

Das Bieler Modell ist, im Vergleich zu den anderen ergotherapeutischen Modellen, ein Arbeitsinstrument, das keine besonderen Leitlinien für die therapeutische Grundhaltung bietet (Marotzki & Reichel, 2007, S. 114). Positiv sind die standardisierten Dokumentationsbögen, mit deren Hilfe die Ressourcen und Defizite der Klientin erfasst und niedergeschrieben werden können (ebd., S. 110 ff). Ein weiterer großer Pluspunkt ist, dass das Bieler Modell in der Schweiz, also im deutschsprachigen Raum, entwickelt wurde. Basis des Modells und somit Zentrum der ergotherapeutischen Arbeit ist die Handlungsfähigkeit. Die Handlungsfähigkeit wird bestimmt durch die Wechselwirkung von personalen und lebensbereichsbezogenen Handlungsbedingungen. Wichtig ist hierbei, dass Aktivitäten, mit denen Menschen zielgerichtet und bewusst auf ihre Umwelt einwirken, als Handlungen bezeichnet werden. Für den erweiterten Einsatz von Ergotherapeuten im inklusiven Kontext ist ein Blick auf die Lebensbereiche/Verhaltensgrundformen/Grundfunktionen sinnvoll. Im Bieler Modell werden diese wie folgt benannt:

Lebensbereiche
- Freizeit/Spiel
- ADL für die persönliche Selbstständigkeit in Haus, Familie und Öffentlichkeit
- Arbeit/Beruf/Schule/Ausbildung

Verhaltensgrundformen
- Haltung und Fortbewegung
- Umgang mit Gegenständen
- soziale Interaktion

Grundfunktionen
- sensorisch
- motorisch
- perzeptiv
- kognitiv
- emotional

(ebd.)

Im Sinne des Bieler Modells können Handlungen motiviert und strukturiert sein. Des Weiteren können sie selbst-, mit-, oder fremdbestimmt sein. „Handeln gestaltet die Umwelt und Person" (ebd., S. 115). Auch hier spielen die Umwelt, die Person und ihre Handlungsfähigkeit eine große Rolle.
Im Bieler Modell werden die Lebensbereiche, im Vergleich zu den anderen Modellen wie MOHO und CMOP, konkret abgebildet und in einem universellen Sprachgebrauch benannt. Dies kann eine Grundlage sein, um zu begründen, warum Ergotherapeuten z. B. in der Ausbildung oder Öffentlichkeitsarbeit eingesetzt werden können und über das nötige Grundwissen verfügen. Möglichkeiten zur Teilhabe oder mögliche Ausschlusskriterien, die eine Teilhabe verhindern, können über die Wechselwirkungen zwischen den Komponenten herausgearbeitet werden. Die Wechselwirkungen zwischen den einzelnen Komponenten werden im Bieler Modell durch Pfeile ange-

deutet. Im inklusiven Kontext kann das Bieler Modell als Ordnungssystem für die Erfassung von Daten von Personen oder Personengruppen verwendet werden und man kann anhand dieses anschaulichen Modells mögliche Barrieren verdeutlichen.

Fallbeispiel zum Einsatz des Bieler Modells in einer Kindertageseinrichtung

Akram ist 5 Jahre alt und vor fast 5 Monaten mit seiner Familie aus Syrien geflohen. Die Flucht, der lange Weg nach Deutschland und die ersten Tage in einem fremden Land waren für Akram und seine Familie sehr traumatisch. Seine kleine Schwester verstarb während der Flucht. Akram leidet unter einer Fußdeformität und Fußheberparese. Die Strapazen der Flucht haben eine zusätzliche Entzündung hervorgerufen, die noch nicht abgeklungen ist.

Seit 6 Wochen hat die Familie nun eine eigene Wohnung und Akram freut sich sehr, denn nun darf er das städtische ‚Kinderzentrum 100', und dort die Kindertageseinrichtung besuchen. Die Ergotherapeutin Katerina nutzt in der Kindertageseinrichtung das Bieler Modell als Ordnungssystem für die Erfassung von Daten von neuen Kindern, um mögliche Barrieren zu identifizieren. Es handelt sich um eine Einrichtung, die noch nicht inklusiv arbeitet. Die Einrichtung befindet sich in der konzeptionellen Planung hin zur Umsetzung des Inklusionsgedankens, aber die finanziellen Ressourcen sind knapp. Die Erzieher versuchen, mögliche identifizierte Barrieren in kleinen Schritten abzubauen.
In der nächsten Teambesprechung präsentiert Katerina ihre Ergebnisse.

Materielle Voraussetzungen

Das Kinderzentrum 100 liegt neben einem großen Park, der durch einen Zaun vom Spielplatz der Einrichtung abgetrennt ist. Das Außengelände ist sehr groß. Neben dem Spielplatz gibt es auch einen kleinen Garten, in dem die Kinder Gartenprojekte durchführen.
Das Kinderzentrum hat zwei Etagen. In der unteren Etage befindet sich die Kindertageseinrichtung, in der oberen Etage der Hort für die Schulkinder. Das Konzept der Einrichtung basiert auf dem „Offenen Konzept". Die Räume der Kindertagesstätte stehen allen Kindern gleichermaßen zur Verfügung, sodass sie sich innerhalb des Gebäudes frei bewegen können und nicht an eine Stammgruppe bzw. -raum gebunden sind. Die Erzieher wechseln im Rotationsprinzip jede Woche ihre Zuständigkeit für einen bestimmten Raum, sodass die Kinder für eine Woche immer den gleichen Ansprechpartner in dem jeweiligen Raum vorfinden. Die Räume sind ebenerdig, doch ist die gesamte Einrichtung nicht barrierefrei. Der große Turnraum befindet sich in der ersten Etage. Die Etagen sind durch eine breite Treppe miteinander verbunden. Ein Fahrstuhl ist nicht vorhanden.
Der lange Flur der Kindertageseinrichtung wird als zusätzlicher Raum genutzt. Dort befinden sich verschiedene Spielecken.

Soziale Voraussetzungen

Das Team besteht aus insgesamt 16 Personen: Erzieher, Einrichtungsleitung, Hausangestellte, 2 Ergotherapeuten und eine Musikpädagogin. Auch mehrere

Erzieher haben einen Migrationshintergrund (Ungarn, Griechenland, Polen und Marokko).

101 Kinder im Alter zwischen 3 und 10 Jahren besuchen zurzeit die Einrichtung.

Zu den sozialen Veranstaltungen der Einrichtung zählt auch das feste wöchentlich stattfindende Musikprojekt. Das Konzept der Einrichtung sieht Integrationsplätze für Kinder mit Behinderungen vor. Die Einrichtung ist bestrebt, die Handlungsfähigkeit der Kinder zu fördern und verfolgt einen ressourcenorientierten Ansatz, um die Kompetenzen und Stärken des Kindes zu fördern. Dies spiegelt den Gedanken einer inklusiven Pädagogik wider.

Die Kinder gehören immer einer Stammgruppe an. Die jeweilige Stammgruppe trifft sich täglich nur zur Morgenrunde, in der die Bedürfnisse der Kinder im Vordergrund stehen. Auch besondere Ausflüge werden in der Morgenrunde besprochen.

Den Alltag können die Kinder durch das „Kinderparlament" mitbeeinflussen und mitgestalten.

Kulturelle Voraussetzungen

In der Kindertageseinrichtung sind 24 verschiedenen Nationalitäten vertreten.

Die nachfolgenden Abbildungen zeigen eine schematische Darstellung der Daten von Akram anhand der drei Stützpfeiler des Bieler Modells.

Beispiel

Materielle, soziale, kulturelle Voraussetzungen	
Kinderzentrum, bestehend aus einer Kindertagesstätte und einem Hort. Das Team besteht aus 16 Personen. In der Einrichtung sind zurzeit 101 Kinder im Alter zwischen 3 und 10 Jahren. Einrichtung auf zwei Etagen. In der unteren Etage befindet sich die Kindertagesstätte.	
Lebensbereiche	**Spiel/Freizeit**
	Akram baut gerne mit Legosteinen oder spielt auf dem Spielplatz. Grundsätzlich ist er lieber im Freien als in einem Gruppenraum. In freien Spielsituationen zieht er sich meist zurück und möchte nicht mitspielen. In seiner freien Zeit im häuslichen Setting hilft er gerne seinem Vater bei der Renovierung der Wohnung, oder fährt gerne Fahrrad.
	Aktivitäten des täglichen Lebens
	Akram ist für sein Alter sehr selbstständig. Ihm fällt es aber schwer, seine Schuhe alleine anzuziehen, und er hat bisher noch nicht gelernt, eine Schleife zu binden. Er ist nicht in der Lage, alleine seine Fußschiene anzuziehen.
	Schule/Arbeit/Beruf
	Seit kurzem Kindergartenkind. Akram hat in seinem Land aufgrund des Krieges bisher keinen Kindergarten besucht.

Physische und psychische Voraussetzungen	
Akram ist 5 Jahre alt, 115 cm groß, 15 kg schwer und kommt aus Syrien. Nachdem die Familie die ersten 3 Monate in einem Flüchtlingsheim wohnte, hat sie nun eine eigene Wohnung. Seine kleine Schwester ist während der Flucht nach Deutschland verstorben.	
Grundfunktionen	**Sensorisch/Motorisch**
	Körperliche Einschränkungen im Bereich Gehen aufgrund einer Fußdeformität und -heberparese; mit Schiene sicher. Gangunsicherheiten sind vor allem dann zu beobachten, wenn Akram schnell irgendwohin möchte.
	Perzeptiv/Kognitiv
	Akram fällt es schwer, sich länger als 10 Minuten mit etwas zu beschäftigen
	Emotional
	Sehr schreckhaft, fast panische Reaktionen bei lauten Geräuschen. Klettert dann meistens unter den Tisch oder versteckt sich unter der „Hochburg" seiner Stammgruppe.

Verhaltensgrundformen
Haltung/Fortbewegung
Beweglichkeit unter der Voraussetzung vorhanden, dass Akram seine Schiene trägt. Sonst sehr sturzgefährdet.
Umgang mit Gegenständen
Großes Interesse vor allem an technischen Gegenständen und an Gegenständen, mit denen er etwas nachbauen kann.
Soziale Interaktion
Spielt eher für sich. Nimmt an Gruppenaktivitäten nicht teil. Läuft auch den anderen Kindern nicht einfach hinterher, wenn mehrere Kinder einen Raum gemeinsam verlassen. Wartet meist auf eine Erzieherin, um mit ihr den Raum zu verlassen. An der Morgenrunde möchte er sich meist nicht dazu setzen.

Folgende Barrieren gilt es im Hinblick auf die Handlungsfähigkeit von Akram abzubauen, um einen Schritt Richtung Inklusion und somit einen Schritt in Richtung einer gelungenen Partizipation zu gehen. Hierfür wurde der Index für Inklusion „Tageseinrichtungen für Kinder" herangezogen. Im nachfolgenden Abschnitt werden beispielhaft einige, mithilfe des Bieler Modells identifizierte, Barrieren dargestellt und mit den Indikatoren des Index in Verbindung gebracht. Katerina zeigt auf, welche Aufgaben sie als Ergotherapeutin dabei übernehmen kann:

Dimension A: Intensive Kulturen entfalten
Indikator A.1.2: Die Kinder helfen sich gegenseitig
Akram sollte in den ersten Wochen einen Paten erhalten. Ein älteres Kind zeigt ihm die Einrichtung und die verschiedenen Angebote. Evtl. gibt es in der Einrichtung auch ein Kind, das Akrams Muttersprache spricht.

Dimension B: Inklusive Leitlinien etablieren
Indikator B.2.8: Eine barrierefreie Einrichtung wird angestrebt.
Katerina schaut sich den Raum von Akrams Stammgruppe und die anderen Räume der Einrichtung an. Hat Akram Zugang zu allen Räumen oder müssen Adaptionen vorgenommen werden? Fehlen evtl. Halterungen/Griffe, die Akram das sichere Gehen erleichtern? Kann Akram die Treppe ohne Schwierigkeiten bewältigen, um an den Angeboten im Turnraum teilnehmen zu können, oder muss das Treppengeländer durch weitere Griffmöglichkeiten adaptiert werden?

Dimension C: Eine Inklusive Praxis entwickeln
Indikator C.1.2: Die Aktivitäten regen alle Kinder zur Kommunikation an
Hier liegt eine der größten Barrieren für Akram. Durch die sprachliche Barriere zieht er sich meist zurück und spielt für sich.
Die Ergotherapeutin kann Symbolkarten entwickeln, die Akram in den ersten Wochen den Alltag im Kindergarten erleichtern. So erhält er z. B. die Möglichkeit, eine Karte mit einem Glas/Getränk zu zeigen, wenn er Durst hat.

Indikator C.1.6: Die Kinder können ihr Lernen und Spielen aktiv gestalten.
Akram beschäftigt sich hauptsächlich mit Legobausteinen. Hier gilt es herauszufinden, ob dies sein einziges Hobby ist oder ob er möglicherweise die anderen Spielmedien noch nicht kennt. Hierbei kann Katerina die Erzieher unterstützen, um Akrams Interessen zu identifizieren.

8.5 Handlungsorientierte Diagnostik und Therapie (HoDT)

Die HoDT ist ein „ergotherapiebasiertes, klientenzentriertes Konzept", bei dem die Handlung bzw. Handlungsfähigkeit der Klienten zu jedem Zeitpunkt des Therapieverlaufs im Mittelpunkt steht. Ziele der HoDT sind individuell bedeutsame Teilhabe und Lebensqualität. Angehörige und Bezugspersonen werden in den Rehabilitationsprozess integriert. Ursprünglich war die HoDT vorwiegend für den Einsatz mit erwachsenen Klienten im neurologischen Bereich gedacht. Mit der Zeit hat sich aber gezeigt, dass das Konzept auch auf andere Bereiche übertragen werden kann – es wird mittlerweile vielfältig eingesetzt. Zwar handelt es sich um ein ergotherapiebasiertes Konzept, die HoDT ist aber auch für Vertreter anderer Berufsgruppen innerhalb des multidisziplinären Teams gut geeignet.

Die Prinzipien der HoDT (Kolster, o. J.)

- Der Ansatz ist klientenzentriert.
- Das (Wieder-)Erlangen von Autonomie wird gefördert.
- Die Rehabilitation der Klienten findet in drei Feldern statt: Funktionstraining, Leben lernen mit der Behinderung, Leben jetzt.
- Bei den gewünschten Handlungen wird auf Handlungskompetenz geachtet.
- Die Therapie wird an gewünschten Handlungen ausgerichtet, dafür notwendige Basisfunktionen werden erarbeitet.
- In der Therapie werden lerntheoretische Erkenntnisse beachtet.
- Die Erarbeitung einer Awareness für die Funktions-, Aktivitäts- und Partizipationsstörungen ist ein wesentliches Element der Therapie.

Die HoDT beruht auf einer erweiterten Form der Klientenzentrierung. Ausgehend von der Annahme, dass Handlung nicht anhand einer ultimativen Realität erfolgt, sondern das Ergebnis der individuellen Wahrnehmung ist, liegt die Suche nach dem Verständnis des subjektiven Erlebens der Klienten der therapeutischen Arbeit zugrunde. Phänomene der Störungen im neuropsychologischen Bereich werden als handlungslogisch betrachtet: Innerhalb der Erlebenswelt der jeweiligen Klientin ergeben die nach außen möglicherweise unsinnig erscheinenden Handlungen einen Sinn. Diesen gilt es zu erkennen und zu berücksichtigen.
Im Sinne der Klientenzentrierung gelten die Bedürfnisse und Ziele der Klienten als Grundlage für die Behandlung (Kolster, 2009).

Unter dem Aspekt Inklusion tritt das Stichwort Partizipation als Ziel der HoDT hervor. Anders als im Gesundheitsbereich üblich, wird in der HoDT die Partizipation von Beginn des Rehabilitationsprozess an angestrebt: Inklusion von Anfang an. Hierin besteht ein großer Unterschied zur häufig vertretenen Herangehensweise, erst ein (Wieder-) Erlangen von maximaler körperlicher, geistiger und seelischer Funktionsfähigkeit anzustreben, bevor die Teilhabe am gesellschaftlichen Leben in den Fokus gerückt wird.

Zwei weitere Schlagworte aus dem Blickwinkel der Inklusion sind die Klientenzentrierung und die Interdisziplinarität der HoDT. Wie bereits beschrieben ist eine klientenzentrierte Versorgung sehr gut mit dem Inklusionsgedanken vereinbar. Das Besondere an der HoDT ist, dass sie sich nicht auf den ergotherapeutischen Wirkungskreis beschränkt. Es handelt sich um eine Herangehensweise nach welcher der gesamte Versorgungsprozess und die Struktur der Einrichtung in Richtung Klientenzentrierung entwickelt werden können, da sie von vornherein für den Einsatz in interdisziplinären Rehabilitationseinrichtungen entwickelt wurde. Und damit zeigt sich ein weiterer großer Vorteil im Sinne des Inklusionsgedankens: Die Interdisziplinarität der (gesundheitlichen) Versorgung ist ein immer wiederkehrendes Merkmal in der Umsetzung von Inklusion (siehe *Kapitel 3 – Überlegungen zur Umsetzung von Inklusion in verschiedenen Bereichen – Auf dem Weg zur inklusiven Gesellschaft*).
Ein klientenzentriertes, multidisziplinär einsetzbares Konzept, welches zudem die Handlung einer Person in den Mittelpunkt stellt und dabei das Umfeld einbezieht, ist eine gute Grundlage für die Umsetzung des Inklusionsgedankens innerhalb klassischer ergotherapeutischer Arbeitsbereiche.

Tabelle 11: Verknüpfung der HoDT mit dem Inklusionsgedanken mit Entsprechung einzelner Elemente im Index für Inklusion (eigene Darstellung nach Kolster, o.J.; Boban & Hinz, 2003)

HoDT-Element	Verknüpfung mit Inklusion und Entsprechung im Index
Befähigung zum (Wieder-)Erlangen von Autonomie und Partizipation: Awareness als Voraussetzung	Die HoDT berücksichtigt den Aspekt, dass Partizipation vonseiten der Klienten gewisse Grundvoraussetzungen hat, z. B. Awareness über die Ursache ihrer Alltagsprobleme und damit einhergehend Informationen über ihr Krankheitsbild. Anhand von Schlüsselsituationen werden Zusammenhänge nachvollziehbar verdeutlicht und so die Awareness gefördert. Auf diese Weise werden Klienten zur Autonomie in ihrem Leben befähigt. So werden zunächst die Partizipation am Rehabilitationsprozess und langfristig die selbstbestimmte Lebensführung ermöglicht: Inklusion wird gefördert durch die Befähigung einzelner Personen zur selbstbestimmten Teilhabe.
	Dimension A: Inklusive Kulturen schaffen Dimension C: Inklusive Praktiken entwickeln
Autonomie in Abgrenzung zur absoluten Selbstständigkeit	Die HoDT setzt sich mit Autonomie in Abgrenzung zur unbedingten Selbstständigkeit auseinander: Die Klientin entscheidet, bei welchen Aktivitäten sie Hilfe in Anspruch nimmt und in welcher Form. Diese neue Rolle muss erlernt werden.
	Dimension A: Inklusive Kulturen etablieren Dimension B: Inklusive Strukturen etablieren
Drei Felder: Funktionstraining, Leben lernen mit der Behinderung, Leben jetzt: sein lassen, akzeptieren	In der HoDT wird die Klientin als Person respektiert und akzeptiert. Besonders deutlich wird dies an dem Feld ‚Leben jetzt'. Als fester Bestandteil der Rehabilitation wird hier den Klienten eine freie Zeit zugesprochen, in der das Leben mit sämtlichen derzeit notwendigen Unterstützungen stattfindet, ohne den Anspruch einer Verbesserung der Fähigkeiten. Dies entspricht einer inklusiven Sichtweise, bei der Personen so akzeptiert werden, wie sie sind, ohne sich ihren Wert erst erarbeiten zu müssen, und respektiert besonders die Klientin als Person.
	Dimension B: Inklusive Strukturen etablieren
Interdisziplinär ausgerichtetes Versorgungskonzept	Die HoDT ist ein Konzept, das auf die Versorgung durch ein interdisziplinäres Team ausgerichtet ist. In den Ansätzen zur Umsetzung von Inklusion wird davon ausgegangen, dass inklusive Strukturen im Gesundheits- und Bildungsbereich nur aus einem Miteinander verschiedener Professionen entstehen können.
	Dimension B: Inklusive Strukturen etablieren

Einbettung der HoDT in einen Index-Prozess in einer interdisziplinären Reha-Einrichtung auf dem Weg zur Inklusion

Dem folgenden Beispiel liegt der Index für Inklusion an Schulen (Boban & Hinz, 2003) zugrunde.

In einer interdisziplinären Reha-Einrichtung wurde sich auf die Arbeit mit dem Index für Inklusion geeinigt. Es wurde bereits ein Index-Team gebildet und der Prozess entsprechend einer adaptierten Version (s. *Kapitel 9.8 – Umsetzung von Inklusion innerhalb einer therapeutischen Einrichtung mithilfe der Indexe für Inklusion*) wurde gestartet. Das Team hat zwei Prioritäten festgesetzt:

1. Verständnis und Umsetzung von Klientenzentrierung
2. Interdisziplinäre Zusammenarbeit (Dimension B.2: Unterstützung für Vielfalt organisieren).

Im Folgenden wird die Vorgehensweise zu Priorität 1 beispielhaft dargestellt.

Index-Prozess

Priorität 1: Klientenzentrierung

Folgende Schritte durchläuft das Team im Rahmen des Prozesses:

Dimension A – Inklusive Kulturen schaffen

Indikatoren A 1: Gemeinschaft bilden und A 2: Inklusive Werte verankern

- Gespräch über Klientenzentrierung:
  - Inhaltliches Verständnis des Themas
  - Anspruch des Teams
  - Ideen und Sorgen etc.
  - Was ist vorstellbar?
  - Wie wird die eigene Rolle im Team und gegenüber den Klienten definiert?
- Gespräch über Autonomie der Klienten im Versorgungsprozess
- Einigung über gemeinsame Vorstellungen zur klientenzentrierten Arbeit: Respektieren der individuellen Erlebenswelt und damit Realität der Klienten

Dimension B – Inklusive Strukturen etablieren

Indikator B 2: Unterstützung für Vielfalt organisieren

- Einigung über gemeinsame Änderungswünsche:
  - Teilhabe der Klienten an Entscheidungen zur Versorgung, zu Behandlungsform und Zielen
  - Umsetzung der Wünsche zur Unterstützung in den ADL muss strukturell möglich sein

Mit Priorität 2 wird auf die gleiche Weise verfahren. Im Anschluss finden Überlegungen statt, wie die Änderungswünsche umgesetzt werden können: **Einigung auf HoDT als Ansatz zur Umsetzung der Änderungswünsche.**

Umsetzung
Die Einführung der HoDT als Versorgungskonzept für die Einrichtung geschieht als Test zunächst nur in zwei Abteilungen. Die Umsetzung wird nicht vom Index-Team, sondern von der Einrichtungsleitung koordiniert, da hierzu eine Vielzahl an internen und externen Faktoren berücksichtigt werden muss.

Evaluation
Nachdem eine Weile nach dem Konzept gearbeitet wurde, wird eine Evaluation durchgeführt:
- Welche Prioritäten aus der Arbeit mit dem Index konnten durch die Arbeit nach der HoDT umgesetzt werden?
- Welche neuen Prioritäten ergeben sich aus der Evaluation?

Dimension A – Inklusive Kulturen schaffen
- Ein Großteil der Beteiligten am Versorgungsprozess ist von der Wichtigkeit von Klientenzentrierung und Autonomie der Klienten überzeugt.
- Vereinzelt bestehen Zweifel über Risiken und Verantwortung bei zu großer Klientenzentrierung.

Dimension B – Inklusive Strukturen etablieren
- Klientenzentrierung und Förderung der Autonomie machen sich im Versorgungsprozess bemerkbar.
- Die Kommunikationsstrukturen ermöglichen derzeit noch keine ausreichende Transparenz über Wünsche der Klienten zur Unterstützung in den ADL.

Dimension C – Inklusive Praktiken entwickeln
- Inklusive Praktiken, welche über die HoDT hinausgehen, können nur durch eine fortlaufende globale Arbeit mit dem Index erreicht werden.

Neue Prioritäten:
Dimension A – Inklusive Kulturen schaffen
Indikator A 2: Inklusive Werte verankern
- Regelmäßige Workshops zum Thema Klientenzentrierung für neue Mitarbeiter und Angehörige

Dimension B – Inklusive Strukturen etablieren
- Einführen der HoDT in der gesamten Einrichtung

Indikator B. 2: Unterstützung für Vielfalt organisieren
- Verbesserung der Kommunikationsstruktur

Dimension C – Inklusive Praktiken entwickeln
- Etablieren dauerhafter inklusiver Praktiken wie z. B. eines fortlaufenden Index-Prozesses

8.6 Pädiatrisches Ergotherapeutisches Assessment & Prozessinstrument (PEAP)

Bei dem PEAP handelt es sich, wie der Name schon sagt, um ein Assessment und Prozessinstrument für Kinder mit der Besonderheit, dass es durchweg betätigungsorientiert und klientenzentriert ist. Die Autoren bezeichnen es als „strukturiertes Angebot, um den diversen Ansprüchen an das ergotherapeutische Handeln gerecht zu werden und Betätigung sowie Klientenzentrierung systematisch umzusetzen" (Kraus, Romein & Weise, 2015, S. 26). Betätigungsorientiert meint, dass es die Betätigung des Kindes als Gegenstand des Befundes und der Zielformulierung in den Fokus rückt, anstatt sich auf die Ebene der Körperfunktionen und Strukturen zu konzentrieren. Die drei Kernelemente ergotherapeutischer Praxismodelle (Person, Umwelt und Betätigung) sind in der Struktur des PEAP konsequent berücksichtigt. Zusätzlich zu den individuellen Betätigungsproblemen und Wünschen des Kindes werden 15 standardisierte Betätigungsfelder erfasst. Die Durchführung des Assessments selbst orientiert sich an den Bedürfnissen der Zielgruppe, für die es gemacht ist (ebd., S. 26–31):

> **Merke**
>
> Ein Kurzüberblick über das PEAP und seine Entstehung ist auf der Internetseite http://www.klientenzentrierte-ergotherapie.com/ zu finden.
> Ausführlichere Informationen finden sich in zwei kürzlich veröffentlichten Artikeln in der Zeitschrift ERGOTHERAPIE UND REHABILITATION (Kraus, Romein & Weise, 2015 & 2015a).

- Activity-Cards mit Bildern
- kindgerecht spielerisch gestalteter Erfassungsprozess
- keine klassische Testsituation

Die Klientenzentrierung des PEAP ist in der vorgegebenen Struktur von Befunderhebung, Befundanalyse, Zielsetzung, Therapieplanung sowie Evaluation fest verankert. Zusätzlich zur Selbsteinschätzung der Klientengruppe (Kinder, Eltern, Erzieher etc.) erfolgt eine Beurteilung durch geschulte Therapeuten (ebd., S. 26–31).

Das PEAP ist kein Behandlungsmodell, sondern ein Assessment und Prozessinstrument. Es orientiert sich in seiner Struktur am ergotherapeutischen Prozess (ebd., S. 26) Die inhaltliche Gestaltung des Prozesses bleibt offen und kann individuell angepasst werden. Besonders durch den Einbezug direkter Bezugspersonen des Kindes und die Berücksichtigung des Lebenskontextes sind auch Anpassungen der Umwelt zur Steigerung der Betätigungsperformanz des Kindes möglich.

> **Merke**
>
> Das PEAP ist eine gute Möglichkeit, innerhalb der ergotherapeutischen Behandlung mit Kindern inklusiv zu arbeiten!

Das PEAP gehört zu den Instrumenten, die aufgrund ihrer konsequenten Klientenzentrierung und dem Einbezug der Lebensumwelt der Klienten gut mit dem Inklusionsgedanken vereinbar sind.

Aufgrund der standardisierten Erfassung der 15 Betätigungsfelder ist auch die Anwendung in einer größeren Gruppe, z. B. Schulklasse vorstellbar. Es können Betätigungsprobleme mehrerer Schüler und deren Ursachen im Rahmen der Barrierefreiheit im Sinne des Inklusionsgedankens erfasst werden.

8.7 International Classification of Functioning, Disability and Health (ICF)

Die International Classification of Functioning, Disability and Health (ICF) hat als interdisziplinäre Klassifikation den Anspruch, Gesundheitszustände anhand einer Vielzahl von Items beschreibbar zu machen (Fischer, 2007, S. 97). Dabei bietet sie Vertretern verschiedener Berufsgruppen innerhalb des gesundheitlichen Versorgungsteams die Grundlage für eine einheitliche Sprache. Damit bringt die ICF bereits eine gute Voraussetzung mit, um die interdisziplinäre Zusammenarbeit zu unterstützen, die im Rahmen der Umsetzung von Inklusion gefordert ist.

Die Nutzung der ICF war ursprünglich auf den Rehabilitations-/Versorgungsprozess bei zuvor diagnostiziertem Gesundheitsproblem ausgerichtet (DIMDI, 2005, S. 11–12). Sie basiert auf einem bio-psycho-sozialen Modell der Gesundheit. Auf den ersten Blick sind viele Elemente enthalten, die eine Vereinbarkeit mit dem Inklusionsgedanken wahrscheinlich machen: Die Auswirkungen eines Gesundheitsproblems werden nicht auf die Körperfunktionen und -strukturen reduziert. Die Aktivitäten und die Teilhabe werden erfasst und die personenbezogenen Faktoren in Barrieren und Förderfaktoren geordnet. Dabei können zumindest in den Bereichen Teilhabe und Umweltfaktoren Förderfaktoren und Barrieren identifiziert werden. Welche Items eingesetzt werden und wie die Einteilung von Faktoren als Barrieren oder Förderfaktoren erfolgt, ist von Person zu Person unterschiedlich.

Die ICF öffnet viele verschiedene Ansatzpunkte in der Versorgung eines Gesundheitsproblems, z. B.:

- Versorgung und Förderung auf der Ebene der Körperfunktionen und -strukturen
- Training von Fähigkeiten und Fertigkeiten auf Ebene der Aktivitäten und Teilhabe
- Anpassung der Umwelt
- Abbau von Barrieren zur Teilhabe

Merke

Die Klienten müssen in die Anwendung der ICF einbezogen sein, um die Arbeit mit der ICF inklusiv zu machen.

Innerhalb der gesundheitlichen Versorgung kann die ICF ein Schritt in Richtung Inklusion sein, wenn die Ressourcen und Barrieren zum einen gemeinsam mit den Klienten erfasst werden. Besonders in den Bereichen, wo innerhalb klassischer Versorgungsstrukturen gearbeitet wird und eine Finanzierung nach dem SGB vorgesehen ist, kann die ICF sinnvoll sein. Zum anderen muss auch die darauf aufbauende Behandlungs- bzw. Interventionsplanung gemeinsam mit den Klienten geschehen. Nur so ist die ICF ein Instrument, welches Selbstbestimmung innerhalb des Versorgungsprozesses gewährleistet und fördert und damit im Sinne des Inklusionsgedankens an dessen Umsetzung mitwirkt.

Die Vereinbarkeit der ICF mit einer Nutzung zur Umsetzung von Inklusion außerhalb des Gesundheitsbereiches ist nicht so eindeutig, da bei näherer Betrachtung doch einige konzeptionelle Unterschiede bestehen. Hierbei spielt das Konstrukt **Teilhabe** eine bedeutende Rolle. Innerhalb der ICF ist Teilhabe ein Element, welches in Beziehung zu einem Gesundheitsproblem gesetzt wird. In der Inklusion hat Teilhabe jedoch eine viel zentralere Bedeutung. Das Recht auf Teilhabe wird aus den Menschenrechten abgeleitet (Wocken, 2011, S. 55–57). Sie ist nicht nur ein Aspekt, der bei einem zuvor festgestellten Gesundheitsproblem beachtet wird. Im Gegenteil: Alles hängt von den Möglichkeiten einer Person zur Teilhabe ab. Einschränkungen der Teilhabe sind ein Indikator für notwendige Veränderungen, unabhängig davon, ob ein Gesundheitsproblem besteht. Von den Verfassern der ICF ist eine Nutzung ohne Zusammenhang mit einem Gesundheitsproblem nicht vorgesehen, die tatsächlichen Anwendungsbereiche gehen aber weit darüber hinaus (DIMDI, 2005, S. 11–12; siehe auch: Stademann, 2011).

Merke

Die ICF ist zum Abbau von Barrieren für Individuen gut geeignet.

Der Einsatz der ICF zur Förderung von Inklusion ist in den Situationen denkbar, wo es um den Abbau von Barrieren für Individuen geht. Sie kann z. B. in der beruflichen Rehabilitation innerhalb einer Institution standardmäßig zur individuellen Arbeitsplatzanpassung genutzt werden. Auch in der Prävention von Gesundheitsproblemen kann sie zum Identifizieren und zum Abbau von Barrieren zur Teilhabe eingesetzt werden. Für die Arbeit mit Gruppen ist sie per se nicht vorgesehen, wobei die Abwandlung und alternative Nutzung natürlich individuell gestaltet werden können. Dennoch sind hierfür Instrumente wie die verschiedenen Indexe besser geeignet, da sie bessere Möglichkeiten zur Gestaltung des Inklusionsprozesses gemeinsam mit allen Beteiligten bieten.

Beispiel

Fallbeispiel – Die ICF in der Umsetzung von Inklusion: Kommunikation am Arbeitsplatz

Herr W. ist 35 Jahre alt und lebt mit den Folgen einer infantilen Zerebralparese mit motorischer Ausprägung. Er bewegt sich selbstständig in seinem E-Rollstuhl und kommuniziert u. a. mithilfe eines Sprachcomputers.

Herr W. hat sich in einem mittelgroßen Unternehmen auf einen Arbeitsplatz im Bereich Design beworben und wurde dank seiner überzeugenden Fähigkeiten eingestellt. Die Tätigkeit umfasst hauptsächlich PC-Arbeit an einem festen Büroarbeitsplatz. Die Kommunikation mit den Kollegen während des Arbeitsprozesses ist wichtiger Bestandteil seiner Arbeit. Die Stellenausschreibung beinhaltete bereits ein anhand der ICF standardmäßig erstelltes Anforderungsprofil der zu besetzenden Stelle. Das Profil für die aktuelle Stelle beinhaltete u. a. *Konversation und Gebrauch von Kommunikationsgeräten und -techniken (d350-d369).*

Herr W. hatte durch das Anforderungsprofil die Möglichkeit, anhand seiner Erfahrungen bereits im Voraus abzuschätzen, an welcher Stelle Barrieren bestehen könnten und eine individuelle Arbeitsplatzgestaltung für die Ausführung der angebotenen Arbeit nötig wären. Nach dem erfolgreichen Einstellungsgespräch setzen sich Herr W., sein zukünftiger Chef und die Beauftragte für individuelle Arbeitsplatzgestaltung (Ergotherapeutin) zusammen, um gemeinsam die optimalen Arbeitsvoraussetzungen für Herrn W. zu definieren. Anhand der *Items der ICF* wird ermittelt, welche Leistung Herr W. ohne weitere Anpassung erreichen kann, in welchen Bereichen Barrieren bestehen und wo die Leistung durch Anpassung der Umwelt auf das nötige Maß angehoben werden kann. Mithilfe der Items in der Klassifikation der Umweltfaktoren – *Kapitel 1 e125 Produkte und Technologien zur Kommunikation* werden mögliche Anpassungen verzeichnet. Genauso wird mit den anderen relevanten Items verfahren, die zuvor vom Arbeitgeber definiert wurden. Herr W. hat jederzeit die Möglichkeit, Items zu ergänzen, die aus seiner eigenen Erfahrung von Bedeutung sein können, wie z. B.: *Aktivitäten und Teilhabe– Kapitel 5 d530 Die Toilette benutzen.*
Im Anschluss an das Gespräch übernimmt die Ergotherapeutin die Antragsstellung für finanzielle Unterstützung als Leistungen an Arbeitgeber und -nehmer beim örtlichen Integrationsamt (siehe auch *Kapitel 5 – Finanzierungsmöglichkeiten*). Sie koordiniert die konkrete Gestaltung des Arbeitsplatzes durch die verschiedenen Fachbeauftragten des Unternehmens, wie z. B. dem spezialisierten Haustechniker, und organisiert bei Bedarf die individuelle Anpassung mit Herrn W. Die Klassifikation bietet in diesem Beispiel die Möglichkeit, die individuelle Gestaltung eines Arbeitsplatzes zu strukturieren und zu dokumentieren. So ist für alle Parteien jederzeit nachvollziehbar, welche Anpassungen zu welchen Zeitpunkten nötig sind, um ein komplikationsfreies Arbeiten für Herrn W. zu ermöglichen. Bei standardmäßigem Einsatz der ICF können so auch bei geplanten Betriebsfeiern oder -ausflügen auf die verschiedenen elementaren Bedürfnisse aller Angestellten geachtet und die uneingeschränkte Teilhabe angestrebt werden.

Teil III:
Inklusion einfach machen? Handlungsvorschläge für Ergotherapeuten zur Implementierung des Inklusionsgedankens in die klassische ergotherapeutische Arbeit

9 Potenzial inklusiver Praxis im Kontext der ergotherapeutischen Arbeit

‚Inklusion einfach machen?‘ Wir sagen: *‚Ja, es geht!‘* Aber von welchem Standpunkt wir ausgehen, muss hier zunächst festgehalten werden. Betrachtet man die Definition des Begriffes Inklusion aus Kapitel 1, hat diese auch unmittelbare Auswirkung auf unsere ergotherapeutische Arbeit. Ein Umdenken hin zu folgenden Grundannahmen ist nötig:

- Zielgruppe: Im inklusiven Kontext wird sich die Zielgruppe für Ergotherapeuten insofern ändern, als dass wir uns nicht nur um Menschen kümmern, die eine (ärztliche) Diagnose haben.
- Wir gehen von einer heterogenen Gruppe aus.
- Ergotherapeuten arbeiten betätigungs- und alltagsorientiert und nicht funktionsorientiert, das heißt, sie bewegen sich im Alltag der Menschen (z. B. Arbeitsplatz, Schule) und fokussieren die aktive Teilhabe.
- Nicht die Defizite des Menschen stehen im Fokus, sondern die Identifizierung von Barrieren.

Also, was ist nun Inklusion? Inklusion ist Teilhabe. Für alle, möglichst überall. Es geht um eine Sichtweise, die die Selbstbestimmung aller Menschen bezüglich ihres Lebens bestärkt. Es geht um die Stärkung der Zivilgesellschaft und um das alltägliche Miteinander. Inklusion ist ganz viel, im Großen und im Kleinen.

In diesem Teil des Buches geht es darum, was einzelne Ergotherapeuten innerhalb der aktuellen Rahmenbedingungen des Berufes für die Umsetzung des Inklusionsgedankens im jeweiligen Arbeitsfeld tun können. Bei den Anregungen handelt es sich um beispielhafte Überlegungen, welche zum einen die Facetten von Inklusion verdeutlichen und zum anderen konkrete Anhaltspunkte in der Umsetzung geben können. Darüber hinaus sollen die Beispiele eine Grundlage für die kreative und konstruktive sowie realistische Auseinandersetzung mit Inklusion im eigenen (Arbeits-)Umfeld sein.

Die folgenden Kapitel *Bewusstseinsbildung, Barrierefreiheit* und *Partizipation und Klientenzentrierung* sind bereichsunabhängig und bieten Ansätze für alle Ergotherapeuten, gelten also immer und überall.

9.1 Bewusstseinsbildung

Bewusstseinsbildung ist einer der wichtigsten Punkte für nachhaltige Veränderung, und genau darum geht es beim Inklusionsgedanken. In der UN-BRK ist der Begriff als Paragraf verankert. Der DVE greift ihn im Aktionsplan zur Umsetzung der UN-BRK als eigenes Handlungsfeld direkt auf und nennt hilfreiche Ansatzpunkte (Deutscher Verband der Ergotherapeuten, 2012). In dem vorliegenden Kapitel wird der Begriff erweitert und meint die Bewusstseinsbildung für Selbstbestimmung und Partizipation in sämtlichen Bereichen, in denen Ergotherapeuten sich bewegen, sowohl beruflich als auch privat.

Inklusion ist etwas, was sich nicht verordnen lässt. Ebenso wenig kann Inklusion von einem Planungskomitee als Zustand hergestellt und dauerhaft aufrechterhalten werden. Inklusion ist kein vordefinierter Zielzustand. Inklusion ist ein Prozess. Inklusion lebt von der Teilhabe und Mitbestimmung aller Beteiligten. Genau dieses Bewusstsein ist die Grundlage für jegliche Ansätze zur Umsetzung des Inklusionsgedankens.
Und die Bewusstseinsbildung fängt genau dort an, wo Menschen sich Gedanken machen über ihre eigenen realen Möglichkeiten zur Mitbestimmung und Mitgestaltung, zur Selbstbestimmung in bedeutungsvollen Lebensbereichen; wo Menschen sich Gedanken machen über Barrieren in ihrem Umfeld, so banal diese erscheinen mögen. Einige Barrieren erscheinen uns offensichtlich, einige sind unbedeutend für uns aber nicht für andere, einige sind so groß und mächtig, dass wir sie gar nicht als solche wahrnehmen, weil wir gar nicht davon ausgehen oder überhaupt auf die Idee kommen, dass es auch anders sein könnte.
In der Bewusstseinsbildung geht es darum, den Blick wegzulenken von den vermeintlichen Fehlern und Unzulänglichkeiten einer Person, weg von der alleinigen Verantwortung einer Person für das Gelingen eines Vorhabens. Die Umwelt, sozial und physisch, trägt maßgeblich dazu bei, ob eine Person an bedeutungsvoller Betätigung teilhaben kann oder nicht. In der Ergotherapie ist dieser Gedanke schon seit Langem in den Modellen und in den Köpfen der Berufsvertreter verankert. Bewusstseinsbildung fängt bei uns selbst an.
Bewusstseinsbildung geschieht in jedem Gespräch über Teilhabe, bedeutungsvolle Betätigung und die Möglichkeiten dazu, die Umweltbedingungen und Barrieren. All dies fängt schon im privaten Umfeld an und geht im beruflichen Umfeld weiter. Hier ist es zudem die Aufgabe der Ergotherapeuten, Klienten zur Selbstbestimmung innerhalb des Behandlungsprozesses zu befähigen, indem Informationen mitgeteilt und Optionen aufgezeigt werden, die sowohl an der Person als auch am Umfeld ansetzen, um ein Bewusstsein für Teilhabe und die eigenen Rechte zu schaffen.

9.2 Möglichkeiten und Aufgaben für Ergotherapeuten im Handlungsfeld Bewusstseinsbildung

Das Kapitel thematisiert Bewusstseinsbildung sowohl als berufliche wie als private Herausforderung für Ergotherapeuten. Die Kernaussage des Kapitels hebt die Bedeutung der Auseinandersetzung mit ganz persönlichen Barrieren hervor. Bewusstsein für die Bedeutung umgebender Strukturen für das Gelingen von Teilhabe wird als grundlegender Schritt in Richtung Inklusion gesehen. Dieses Bewusstsein in sich selbst, im privaten und beruflichen Umfeld und bei den Klienten zu fördern und jeweils zu erkennen, was dafür hilfreich ist, kann Aufgabe von Ergotherapeuten in der Umsetzung von Inklusion sein.

Die folgende Auflistung ist eine Ideensammlung für die niedrigschwellige Annäherung an Inklusion, ohne den Anspruch großer Veränderungen, ohne die ganze Welt verändern zu müssen. Sie setzt genau dort an, wo Ergotherapeuten sich täglich aufhalten.

Privat

- Gedanken und Gespräche über eigene Möglichkeiten zur Teilhabe und Barrieren im vertrauten Umfeld
- Informationen einholen über Nachbarschafts-/Stadtteilgestaltung: Nachbarschaftstreffs, Parks, Kinderläden, Tauschkreise etc.
- Möglichkeiten zur Teilhabe in verschiedenen Lebensbereichen herausfinden und bewusst machen

Beruflich

- Gespräche mit Klienten über eigene Möglichkeiten zur Teilhabe und Barrieren in verschiedenen Lebensbereichen, nicht nur im Zusammenhang mit einem akuten Gesundheitsproblem
- Gespräche im interdisziplinären Team über eigene Möglichkeiten und die der Klienten zur Teilhabe; auch informell in Pausen etc. um die Auseinandersetzung zu starten
- Gezielte, reflektierte Sprache einsetzen: Zusammenhänge und Konstrukte werden durch die Wahl von Begriffen beeinflusst
- Gelebte Teilhabe: Beteiligung der Klienten am Rehabilitationsprozess, „Behandlungsvertrag"
- Beteiligung an der Erstellung kommunaler Aktionspläne zur Umsetzung der UN-BRK, z. B. auf Basis des DVE-Aktionsplanes

Selbstbestimmung durch Information und Vernetzung ermöglichen

- Beratung für Klienten und deren Angehörige: Rechte und Möglichkeiten in der jeweiligen Situation im Zusammenhang mit einem Gesundheitsproblem
- Zusammenarbeit mit Einrichtungen in der Umgebung, Unterstützung und Beratung zu inklusiven Angeboten
- Informationen bereithalten zu
  - Finanzierungsmöglichkeiten von Hilfsmitteln und Wohnraumanpassung: Klienten zu selbstbestimmtem Leben befähigen
  - Bildungsmöglichkeiten, Schulen im Umfeld, Inklusive Schulen etc.
  - Inklusive Wohnformen
  - Möglichst barrierefreie oder inklusive Freizeiteinrichtungen und -angebote in der Nähe, die den Interessen von Kindern entsprechen
  - Möglichkeiten der sinnvollen Freizeitgestaltung für Erwachsene

Hinweis

Auf den Internetseiten der einzelnen Krankenkassen gibt es Informationen zu Finanzierungsmöglichkeiten und Ansprechpartnern bei einer geplanten Hilfsmittel- bzw. Wohnraumanpassung!
Eventuell besteht auch die Möglichkeit, Informationsbroschüren zur Weitergabe an Klienten anzufordern.

9.3 Barrierefreiheit

Ergotherapeuten werden in den klassischen Arbeitsfeldern in den verschiedensten Bereichen mit Barrieren zur Teilhabe für sich selbst, ihre Klienten oder Mitbürger konfrontiert. Dabei gibt es ganz unterschiedliche Barrieren: bauliche/physische, informationsbedingte, kommunikationsbedingte, sprachliche, organisatorische, finanzielle, persönliche oder Einstellungen anderer etc. Im Rahmen des Inklusionsgedankens gibt es mitunter neue Arbeitsfelder, die sich im Sinne der Barrierefreiheit für Ergotherapeuten erschließen (siehe dazu *Teil IV – Neue ergotherapeutische Handlungsfelder – Inklusion am Beispiel bestehender Projekte und innovativer Konzepte*). Auch innerhalb bestehender Arbeitsfelder gibt es Möglichkeiten, sich gezielt mit Barrierefreiheit im Sinne des Inklusionsgedankens auseinanderzusetzen. In einigen Bereichen gehört der Abbau von (physischen) Barrieren sogar direkt zum ergotherapeutischen Handlungsfeld. Voraussetzung für die Umsetzung von Barrierefreiheit ist ein entsprechendes Bewusstsein bei den beteiligten Personen, sprich Therapeuten, Klienten und deren Umfeld und eventuell zuständigen Kostenträgern. Einige Barrieren sind offensichtlich und können leicht identifiziert werden, besonders wenn es sich um bauliche Barrieren handelt. Andere sind sehr individuell und schwer von Menschen wahrzunehmen, die diese Barriere nicht selbst empfinden. Aus diesem Grund ist es notwendig, möglichst alle betreffenden Personen in den Prozess der Barrierefreiheit einzubinden. Verständlicherweise sind auch die nachfolgenden Ansätze nicht pauschal für jede Einrichtung bzw. Person relevant. Sie haben Beispielcharakter und sollen Anstoß geben zur weiteren Auseinandersetzung.

9.4 Barrierefreiheit im häuslichen Umfeld

Rahmenbedingungen

In verschiedenen Situationen der klassischen ergotherapeutischen Arbeitsfelder können Ergotherapeuten mit einer Wohnraum- und Hilfsmittelanpassung betraut werden. Ausbildung und Studium der Ergotherapie bereiten die Absolventen darauf vor, eine professionelle Wohnraumanpassung durchzuführen.

Wenn Klienten zur Behandlung in die Praxis kommen, können sie dort je nach Einschränkung spezifische Hilfsmittel austesten und werden für den Kauf beraten. Führen Veränderungen in den Fähigkeiten einer Klientin dazu, dass z. B. die selbstständige Haushaltsführung nicht mehr möglich ist, können Anpassungen des Wohnraums in Form eines Hausbesuches die Situation verbessern und vielleicht den Umzug in ein Pflegeheim verhindern.

Ergotherapeuten in Rehabilitationseinrichtungen und Krankenhäusern können dafür zuständig sein, vorhandene Hilfsmittel mit den Klienten gemeinsam auszuprobieren und ggf. eine dauerhafte Hilfsmittelversorgung zu organisieren.

In einem Altenwohnheim kann es zu den Aufgaben der Ergotherapeuten gehören, den Wohnraum einzelner Klienten anzupassen. Ebenso kann es zu den Aufgaben gehören, Barrieren für einzelne Klienten in Gruppenräumen und bei Aktivitäten zu identifizieren und entsprechende Adaptionen vorzuschlagen.

Möglichkeiten der Hilfsmittel- und Wohnraumanpassung bei Klienten zuhause

- Betätigungsprobleme und -ziele der Klienten im Alltag mithilfe eines klientenzentrierten Assessments (z. B. COPM) ermitteln
- Barrieren gemeinsam identifizieren, indem die gewünschten Handlungen soweit möglich gemeinsam durchgeführt werden
- Die optimale Wohnraumanpassung mit den Klienten vor Ort ermitteln: gemeinsam überlegen und ausprobieren, wie die Barrieren überwunden werden könnten
- Beratung zu möglichen Hilfsmitteln und baulichen Umbaumaßnahmen
- Weitergabe von Informationen über Finanzierungsmöglichkeiten (Krankenkassen, Pflegekasse etc.)
- Vernetzung mit Hilfsmittelanbietern, Wohnraumberatungsstellen und spezialisierten Handwerksbetrieben in der Umgebung für die detaillierte und umfassende Planung von Umbaumaßnahmen
- Verfassen von Empfehlungsschreiben aus therapeutischer Sicht, um die Notwendigkeit der Versorgung zu bestätigen bzw. zu verdeutlichen

Hinweis

Auf der Internetseite www.barrierefrei.de gibt es die Möglichkeit nach Spezialisten für barrierefreies Wohnen in der Umgebung zu suchen: Berater, Handwerker und Architekten!

Hinweis

Die Bundesarbeitsgemeinschaft Wohnraumanpassung gibt Auskunft über örtliche Beratungsangebote zur Wohnraumanpassung. Die Mitglieder sind nach den Qualitätsstandards der Arbeitsgemeinschaft zertifiziert.
http://www.wohnungsanpassung-bag.de/regionale-ansprechstellen.html

Fallbeispiel: Barrierefreiheit – Wohnraumanpassung

Aufnahme und Ziele

Monika ist Ergotherapeutin und auf dem Weg zu einem Hausbesuch. Ihre Klientin Frau B. lebt gemeinsam mit ihrem Ehemann im eigenen Haus mit Garten. Frau B. hatte in den letzten 4 Monaten zwei Schlaganfälle und ist in verschiedenen Alltagssituationen auf Hilfe angewiesen. Sie ist beidseitig eingeschränkt, die linke Seite ist stärker betroffen. Zudem verfügt sie allgemein über sehr wenig Kraft und die Sehfähigkeit ist stark vermindert. Zurzeit wohnt eine Ganztagspflegekraft mit im Haus.

Im Aufnahmegespräch mit Frau B. und ihrem Ehemann findet Monika anhand des halbstrukturierten Interviews des COPM heraus, welche Betätigungsprobleme im Alltag bestehen. Herr B. ist im Gespräch sehr bemüht und spricht häufig für seine Frau. Im weiteren Verlauf des Gesprächs lässt Monika Frau und Herrn B. die Einschätzungen jeweils einzeln vornehmen, um beiden die Chance zu geben, ihre eigene Sichtweise wiederzugeben. Beide wählen die fünf wichtigsten Betätigungsprobleme aus:

	Frau B.	Herr B.
1.	Duschen ohne Pflegekraft	Nachts alleine zur Toilette
2.	Nachts alleine die Toilette benutzen	Duschen mit seiner Hilfe
3.	Rollstuhl im Haus: enge Türen	Rollstuhl im Haus: enge Türen
4.	...	...

Anschließend formuliert Monika gemeinsam mit den Klienten ihre Ziele zu den einzelnen Betätigungssituationen. Grundsätzlich besteht der Wunsch, auf längere Sicht ohne die Ganztagskraft auszukommen. Dafür muss die notwendige Unterstützung auf ein Minimum reduziert werden, da Herr B. selbst körperlich eingeschränkt ist und nur bedingt unterstützen kann. Es erfolgt eine Selbsteinschätzung der Zufriedenheit mit der aktuellen Ausführung und der Wichtigkeit der Betätigung. Diese lässt Monika ebenfalls einzeln vornehmen. Gerade bei dem sehr stark involvierten Ehemann ist es wichtig, dass mögliche Unterschiede in den Vorstellungen und der Wahrnehmung der beiden Ehepartner transparent gemacht werden.

Betätigungsanalyse

Monika klärt beide über die weiteren Möglichkeiten der Behandlungsplanung auf und erläutert noch einmal den alltagsorientierten Top-down-Ansatz. Sie erwähnt die Möglichkeiten der Hilfsmittel- und Wohnraumanpassung sowie des gezielten Trainings von Fähigkeiten. Sie einigen sich gemeinsam darauf, in den nächsten Einheiten eine Betätigungsanalyse in den verschiedenen Bereichen durchzuführen und legen anhand der Prioritäten bei den Betätigungsproblemen eine Reihenfolge fest.

Priorität Duschen ohne Pflegekraft:

Frau B. kann aus dem Rollstuhl aufstehen und sich in die geräumige Eckdusche begeben. Dabei hält sie sich immer mit einer, wenn möglich mit beiden Händen fest. Langes Stehen und das Hantieren mit der Duscharmatur, Körper einseifen und abspülen im Stehen etc. sind nicht möglich. Monika schlägt vor, einen Duschsitz und diverse Haltegriffe in der geräumigen Dusche installieren zu lassen. Die Alternative eines mobilen Duschstuhls wird nicht gewählt. Beide Ehepartner bevorzugen eine feste Installation, um das Sturzrisiko zu minimieren.

Priorität nächtlicher Toilettengang:

Beide Ehepartner sind einverstanden, einen Toilettenstuhl im Schlafzimmer als Zwischenlösung zu akzeptieren, solange der Gang zum Bad alleine nicht sicher genug möglich ist. Dieser bleibt allerdings langfristiges Ziel. Dieser Ansatz entspricht auch der Herangehensweise in der HoDT: Je nach Relevanz der Betätigung aus Sicht der Klienten können Zwischenlösungen in Form von Hilfsmitteln erfolgen, auch wenn dies die eigentlich benötigte Fähigkeit des sicheren Gangs nicht fördert.

Mit den weiteren Betätigungen wird ähnlich verfahren. Nacheinander werden alle relevanten Situationen analysiert. Die nötigen Umbaumaßnahmen (z. B. Türverbreiterung für Mobilität im Rollstuhl, Handläufe und Griffe) und Hilfsmittel (Duschstuhl, Toilettenstuhl um übergangsweise nachts selbstständig die Toilette aufzusuchen) werden für alle Beteiligten so notiert, dass alle Bescheid wissen. Auch das Ehepaar B. erhält eine Kopie.

Organisation des weiteren Vorgehens

Monika zeigt dem Ehepaar direkt, wo sie im Internet Informationen ihrer Krankenkasse zur Finanzierung von Wohnraumanpassung finden können. Sie zeigt ebenfalls, wie geeignete Hilfsmittelunternehmen und spezialisierte Handwerker in der Umgebung gefunden werden können. Herr B. setzt sich mit der zuständigen Krankenkasse in Verbindung, um das weitere Vorgehen abzuklären und erhält die nötigen Antragsformulare. Er kontaktiert einen nahegelegenen spezialisierten Handwerksbetrieb sowie ein Sanitätshaus und vereinbart Termine für eine gezielte Planung der Maßnahmen und einen Kostenvoranschlag. Anhand der vorher zusammengestellten Liste der gewünschten Maßnahmen fühlt sich das Ehepaar in der Lage, die Organisation mit den Vertretern der Betriebe selbst zu regeln, Monika muss dabei nicht anwesend sein.

Sie verfasst einen Bericht zur therapeutischen Notwendigkeit der geplanten Maßnahmen. Dieser wird gemeinsam mit den Kostenvoranschlägen und zwei Antragsformularen für verschiedene Maßnahmen (Vorgabe der Krankenkasse) eingereicht.

Sobald der Antrag bewilligt ist, werden die geplanten Maßnahmen durchgeführt. Monika begleitet den Prozess. Die Organisation der Umbaumaßnahmen erfolgt jedoch weitestgehend ohne ihre Hilfe. In der Zwischenzeit konzentriert sich die ergotherapeutische Behandlung auf das Training von verschiedenen Transfersituationen sowie die Verbesserung von Kraft und Ausdauer. Nach Abschluss einzelner Anpassungsmaßnahmen wird die Nutzung der neuen Hilfsmittel gezielt geübt.

Nach einiger Zeit führt Monika eine erneute Evaluation der Betätigungsperformanz mit dem Ehepaar durch. Sie schauen gemeinsam, inwiefern sich Ausführung und Zufriedenheit zu den einzelnen Betätigungszielen verändert haben. Im Anschluss werden die Ziele neu definiert und angepasst. Frau B. nutzt vorerst einen Toilettenstuhl für nächtliche Toilettengänge und ist damit einverstanden, der Toilettenbesuch bleibt aber weiterhin langfristiges Ziel. Beim Duschen ist eine leichte Unterstützung nötig, welche der Ehemann problemlos leisten kann.

Nach einer weiteren Verordnung sind die Ziele so weit erreicht, dass die Ganztagspflegekraft im Haushalt nicht mehr notwendig ist. Das Ehepaar wird nun dreimal täglich durch eine mobile Pflegekraft unterstützt.

9.5 Barrierefreiheit innerhalb der Einrichtung: Arbeit mit Fragenkatalogen

Barrierefreiheit ist ein zentrales Thema in der Umsetzung von Inklusion. Das Kapitel thematisiert Barrierefreiheit in verschiedenen Bereichen, z. B. im häuslichen Umfeld von Klienten und innerhalb professioneller Einrichtungen im Gesundheitsbereich. Es zeigt, wie Ergotherapeuten durch ihre beruflichen Kompetenzen den Abbau von Barrieren im Umfeld ihrer Klienten unterstützen können. Als zentrales Element in der Identifizierung von Barrieren und ebenso der Entwicklung von Lösungsansätzen tritt auch hier wieder die Partizipation der beteiligten und betroffenen Personen hervor. Die Überlegungen zur Arbeit mit Fragenkatalogen zum Thema Barrierefreiheit können beispielhaft für sämtliche Veränderungswünsche in professionellen Einrichtungen gelten.

> Merke
>
> **Ein Teil der Klienten kann z. B. ganz einfach über eine anonyme Feedback-Box im Wartebereich in den Prozess einbezogen werden. Auch hierbei müssen allerdings schon die unterschiedlichen Möglichkeiten der Klienten zur Informationsverarbeitung beachtet werden. Kreativität ist gefragt!**

Es gibt verschiedene Möglichkeiten, sich der Umsetzung von Inklusion und Barrierefreiheit zu nähern. Es kommt dabei nicht in erster Linie auf ein abgeschlossenes Ergebnis an. Der wichtigste Punkt im Prozess ist immer die reale Teilhabe der Personen, die an der entsprechenden Situation beteiligt sind. Innerhalb der eigenen Einrichtung sind dies Mitarbeiter und Klienten, aber möglicherweise auch externe Personen, mit denen eine regelmäßige Zusammenarbeit stattfindet, wie z. B. Lehrkräfte und Erzieher. Dieses Bewusstsein ist die Grundvoraussetzung für Inklusion. Aber es gibt viele Ansätze, die die Inklusion fördern. Viele konkrete Vorschläge, wie die Umsetzung angegangen werden kann, finden sich in den Indexen für Inklusion (siehe Kapitel 4 – *Instrumente und Orientierungshilfen zur Umsetzung von Inklusion in Deutschland*). Diese Indexe arbeiten mit Fragen und Themenvorschlägen, mit denen in der Umsetzung von Inklusion angesetzt werden kann. Nachfolgend sind beispielhafte Indikatoren aufgelistet, welche im Rahmen von Barrierefreiheit innerhalb ergotherapeutischer Einrichtungen relevant sein können.

Fragenkatalog Klienten

- Können alle Klienten die Einrichtung mühelos erreichen?
- Werden die Menschen beim ersten Kontakt mit der Einrichtung freundlich empfangen?
- Heißt die Einrichtung alle Klienten gleichermaßen willkommen?
- Information über Kommunikationsverläufe und Organisation während der Behandlung, z. B.: Wie findet die Terminvergabe statt? Gibt es Telefonsprechzeiten?
- Sind Informationen über die Einrichtung für alle zugänglich und verständlich, z. B. in verschiedenen Sprachen bzw. in einfacher Sprache, in Braille, als Audioversion, in Großdruck?
- Wissen die Klienten über Inhalte und Ablauf der Behandlung sowie deren Gründe Bescheid?

- Sind Mobilität und Orientierung innerhalb der Einrichtung für alle Klientengruppen gegeben?
- Gibt es standardisierte Abläufe um die Qualität zu sichern, z. B. für Informationsweitergabe und -aufnahme?
- Ist ein barrierefreier Toilettengang möglich?
- Können der Glaube/die religiöse Ausrichtung oder der kulturelle Hintergrund einer Person ein Grund für Diskriminierung innerhalb der Einrichtung sein?

Fragenkatalog Mitarbeiter

- Gibt es Möglichkeiten zur Mitgestaltung des Arbeitsumfeldes?
- Können die Arbeitszeiten individuell angepasst werden?
- Gibt es die Möglichkeit zur Arbeit in Teilzeit?
- Wie werden Pausen gewährt?
- Gibt es einen Pausenraum?
- Gibt es Raucher-/Nichtraucherbereiche?
- Ist eine individuelle Arbeitsplatzanpassung auch für die Angestellten möglich?
- Wie läuft das Bewerbungsverfahren ab, gibt es Gleichberechtigung bzw. Gefahr von Diskriminierung?
- Gibt es Möglichkeiten zum informellen Austausch der Mitarbeiter untereinander?
- Gibt es Möglichkeiten zur Fallbesprechung und anderweitigem Informationsaustausch?
- Ist es unkompliziert möglich, Sorgen und Fragen anzusprechen, im Team oder mit Vorgesetzten?
- Sind Lohnabrechnung und Stundenkonto für Mitarbeiter transparent?

Die Indikatoren haben das Ziel, Barrieren zu erkennen, um sie abbauen zu können. Letztendlich gilt es zu identifizieren, in welchen Bereichen Transparenz und Partizipation für Mitarbeiter und Klienten als relevant empfunden werden, um anschließend eventuelle Barrieren in diesen Bereichen zu identifizieren und zu beseitigen.

Arbeit mit den Fragen

Die Fragenkataloge sollen nicht als hierarchische Anordnung verstanden werden, bei der alle Punkte und Fragen der Reihe nach abgearbeitet werden. Die Indexe für Inklusion beinhalten unterschiedliche Vorschläge, wie grundsätzlich mit Fragen gearbeitet werden kann (Boban & Hinz, 2003; GEW, 2006; Montag Stiftung Jugend und Gesellschaft, 2011). Die vorgeschlagenen Prozesse sind so gehalten, dass sie jederzeit abgewandelt und an die jeweiligen Bedürfnisse angepasst werden können. Das nachfolgende Fallbeispiel ist eine solche freie Abwandlung in Kurzform, als Vorschlag wie mit den obigen Fragen und deren Ergänzung gearbeitet werden kann.

Merke

Boban und Hinz (2003, S. 25) raten im Index dazu, sich mit einer anderen Einrichtung gemeinsam auf den Weg zur Inklusion zu begeben. Gemeint sind regelmäßiger Austausch von Ergebnissen und Erfahrungen, um den Prozess in Schwung zu halten.

Fallbeispiel: Arbeit mit Fragenkatalogen auf dem Weg in eine inklusive Praxis

Mehrere Gespräche unter den Mitarbeitern einer Praxis für Ergotherapie und ein reger Austausch mit den dortigen Klienten haben letztendlich dazu geführt, dass sich das Team etwas intensiver mit Inklusion und ihrem Beitrag dazu in ihrer Praxis auseinandersetzen möchte.

Das Team besteht aus insgesamt sechs Therapeuten. Es werden zwei Personen ermittelt, die den Inklusionsprozess, also die konkrete Vorgehensweise, strukturieren sollen und wollen. Sie entscheiden sich, einzelne Treffen mit verschiedenen Inhalten zu organisieren:

Erstes Treffen

- Austausch über das Verständnis von Inklusion, Barrieren und Teilhabe
- Reflexion über selbst erfahrene Barrieren zur Teilhabe im eigenen Leben
- Aufklären über die weitere Vorgehensweise

Zweites Treffen

- Brainstorming mit dem Ziel, wichtige Themen und Fragen für Mitarbeiter und Klienten zu ermitteln: Was sollte nach Meinung der Mitarbeiter besprochen werden? Wo gibt es möglicherweise Veränderungsbedarf?
- Ergänzung der Themen durch die Fragen aus bereits bestehenden Fragenkatalogen
- Prioritäten ermitteln: Welche Themen sollen zuerst genauer betrachtet werden?
- Sollen weitere Personen einbezogen werden?
- Möglichkeiten der Klientenbefragung und Prioritäten der Befragung ermitteln
- Die Befragung der Klienten und eventuell weiterer Personen wird organisiert und läuft parallel zu den weiteren Treffen

Drittes Treffen

- Gezielteres Arbeiten mit einzelnen Fragen: Barrieren und Zielvorstellungen
- Umsetzbarkeit prüfen
- Umsetzung organisieren

Viertes Treffen

- Evaluieren der bisherigen Umsetzung und des Prozesses: Wurden Ziele erreicht? Gab es Schwierigkeiten? Wenn ja, wie können diese gelöst werden? Wie soll der Prozess weitergestaltet werden?
- Weitere Themen und Fragen gezielt bearbeiten und deren Umsetzung organisieren

Der einmal gestartete Prozess zur Umsetzung von Inklusion kann endlos weitergeführt und verändert werden ...

Beispiel für einen Fragebogen für erwachsene Klienten:

In Ihrem Sinne ... **Bitte nehmen Sie sich kurz Zeit**

Fragebogen für eine Praxis, in der Sie sich wohlfühlen

Sehr geehrte Klientin, sehr geehrter Klient,

danke, dass Sie sich die Zeit für diesen Fragebogen nehmen. Wir möchten sichergehen, dass sich alle Klientinnen und Klienten bei uns wohlfühlen und in dieser Praxis gut behandelt werden. Aus diesem Grund führen wir diese Befragung durch. Sie haben bei jeder Aussage die Möglichkeit durch Ankreuzen zuzustimmen, zu verneinen oder sich zu enthalten. Besonders laden wir Sie dazu ein, Ihre Einschätzung zu präzisieren, falls Sie uns etwas Wichtiges mitteilen möchten.

Bei Fragen sprechen Sie uns bitte an. Gerne können Sie diesen Fragebogen auch mit nach Hause nehmen, um ihn dort in Ruhe auszufüllen.

		Ja	**Nein**	**Enthaltung**
1	Ich wurde bei meiner ersten Kontaktaufnahme freundlich empfangen.			
2	Ich habe mich in diesen Räumen von Beginn an gut zurechtgefunden.			
3	Ich werde von allen MitarbeiterInnen respektvoll behandelt.			
4	Ich kann mich in dieser Praxis dorthin bewegen, wo ich möchte.			
5	Ich kann problemlos die Toilette aufsuchen.			
6	Ich weiß über Ziele und Inhalte meiner Behandlung Bescheid.			
7	Ich fühle mich ausreichend über Ziele und Inhalte meiner Behandlung informiert.			
8	Ich habe wichtige Informationen erhalten, wie ich auch zuhause zu meinem Genesungsprozess beitragen kann.			

Erläuterungen und Anregungen zu den Items (bitte Nr. angeben) und weitere Ihnen wichtige Themen, die nicht aufgeführt wurden:

____

____

____

9.6 Partizipation und Klientenzentrierung

Partizipation ist das Schlüsselkonzept in der Umsetzung von Inklusion. Auch wenn eine Einrichtung sich nicht bewusst auf den Weg in Richtung Inklusion macht, so besteht doch eine große Wahrscheinlichkeit, dass man sich als Ergotherapeutin mehr oder weniger bewusst in diese Richtung bewegt. Vorausgesetzt man hält sich auf dem Laufenden und arbeitet nach bereits länger bestehenden oder neueren klientenzentrierten Praxismodellen und Konzepten (z. B. COPM, MOHO, PEAP, OTIPM, Wunstorfer Konzept). Diese bieten unterschiedlich stark vorstrukturierte Möglichkeiten für Befunderhebung, Therapieplanung und -prozess sowie für die Evaluation. Die Überlegungen zu Partizipation und Klientenzentrierung innerhalb einer Einrichtung lassen sich beliebig weit ausdehnen. Ein Aspekt ist dabei der Ablauf der Behandlung, wobei der gesamte ergotherapeutische Prozess klientenzentriert gestaltet werden sollte. Dies beinhaltet auch, das Umfeld der Klienten einzubeziehen und ggf. Teile der Behandlung, soweit möglich, direkt dorthin zu verlagern. Klientenzentrierung innerhalb der Behandlung heißt auch, die Klienten über verschiedene Behandlungsmöglichkeiten und Ansätze aufzuklären und Entscheidungen gemeinsam zu treffen.

Das Konzept und die Umsetzung von Klientenzentrierung sind an anderer Stelle umfassend und mithilfe vieler Beispiele erläutert (Sumsion, 2002).

Kernelemente und Diskussionspunkte für die Umsetzung von Klientenzentrierung und Partizipation innerhalb klassischer ergotherapeutischer Arbeitsfelder sind:

- Klientenzentrierung und Partizipation bezogen auf den Behandlungsprozess und die Organisation innerhalb der Einrichtung
- Austausch innerhalb der Einrichtung über Möglichkeiten der klientenzentrierten Behandlung
- Aufklärung über Behandlungsmöglichkeiten und verschiedene klientenzentrierte Ansätze der Therapiegestaltung
- Beteiligung der Klienten bei Zielwahl und Behandlungsform
- Einsatz von klientenzentrierten Modellen und Konzepten: CMOP-E/COPM$^{\text{a-kids}}$, PEAP, HoDT, MOHO etc.
- Austausch über Schwierigkeiten und Vorbehalte gegenüber klientenzentrierter Behandlung
- Interne und externe Fortbildungen und Schulungen zu Klientenzentrierung und Konzepten

Es wurde bereits mehrfach hervorgehoben, dass eine klientenzentrierte Arbeitsweise gut mit dem Inklusionsgedanken vereinbar ist, und Inklusion in Form von Partizipation am Behandlungsablauf fördert. Es geht jedoch nicht *nur* darum, *ob* Klientenzentrierung umgesetzt wird, interessant ist besonders die Frage, *wie* sie umgesetzt wird. Aus der Perspektive der Inklusion sollten Veränderungsprozesse, wie z. B. hin zu mehr Klientenzentrierung, den Beteiligten nicht einfach ‚übergestülpt' werden. Stattdessen sollte der Prozess möglichst von Beginn an unter Beteiligung bzw. Berücksichtigung der Interessen der betreffenden Personen, in den meisten Fällen also der Therapeuten und Klienten, und in erweiterter Form auch der überweisenden Ärzte und Kostenträger stattfinden.

Das Thema ‚Klientenzentrierte Behandlung' kann ähnlich anhand von Fragenkatalogen aufbereitet und in der Einrichtung thematisiert werden, wie bereits im *Kapitel 9.5 – Barrierefreiheit innerhalb der Einrichtung: Arbeit mit Fragenkatalogen* beschrieben.

9.7 Entwicklung von Klientenzentrierung anhand eines Fragenindex

Merke

Die Arbeit mit Fragenkatalogen kann im Wesentlichen folgendem Ablauf folgen:

- **Fragenkatalog anschauen**
- **Individuell relevante Themen markieren**
- **Ggf. ergänzen, falls ein wichtiges Thema fehlt**
- **Themen zusammentragen**
- **Auf gemeinsame Themen einigen**
- **Themen bearbeiten**
- **Änderungsvorschläge sammeln**
- **Auf Änderungsvorschläge einigen: Prioritäten setzen**
- **Umsetzung der Prioritäten organisieren**
- **Umsetzung der Prioritäten**
- **Evaluation der Ergebnisse und ggf. des Prozesses**

Fragenkatalog zu Klientenzentrierung einer Praxis mit dem Schwerpunkt Kinder

Therapeuten

- Haben alle Therapeuten eine Vorstellung von der Bedeutung von Klientenzentrierung?
- Haben alle Therapeuten die gleiche Vorstellung von Klientenzentrierung?
- Haben die Therapeuten die gleiche Vorstellung von Klientenzentrierung wie die Praxisleitung?
- Sind Therapeuten und Praxisleitung in ähnlicher Weise von der Notwendigkeit klientenzentrierter Arbeit überzeugt?
- Sind sämtliche Therapeuten von der Umsetzbarkeit von Klientenzentrierung überzeugt?
- Haben die Therapeuten eine Vorstellung, wie sie Klientenzentrierung in ihrer Arbeit mit Kindern umsetzen können?
- Fühlen sich die Therapeuten in der Lage, Klientenzentrierung umzusetzen?
- Sind sich alle Therapeuten der Bedeutung von Alltags- und Handlungsorientierung innerhalb klientenzentrierter Arbeit bewusst?
- Sind die Therapeuten zufrieden mit der Art, wie sie Klientenzentrierung in ihrer Arbeit mit Kindern umsetzen?
- Ist allen Therapeuten klar, welche Erwartungen die Praxisleitung in Bezug auf Klientenzentrierung an sie stellt?
- Ermöglichen die strukturellen Gegebenheiten in der Praxis eine klientenzentrierte Arbeit mit Kindern?

- Ermöglicht die Organisation innerhalb der Praxis eine klientenzentrierte Arbeit mit Kindern?
- Gibt es Hilfsmittel für die klientenzentrierte Arbeit (z. B. vorgefertigte Bögen)?
- Sind alle Therapeuten mit der Anwendung vorhandener Hilfsmittel vertraut?
- Werden Hilfsmittel zur Umsetzung von klientenzentrierter Arbeit von allen genutzt?
- Gibt es standardisierte Vorgaben zu Beratung und Elternarbeit in der Praxis?
- Fühlen sich die Therapeuten in der Lage, die Vorgaben umzusetzen?
- Werden die Vorgaben von allen Therapeuten umgesetzt?
- Gibt es Möglichkeiten zum fachlichen Austausch der Therapeuten zu Erfahrungen mit klientenzentrierter Arbeit?

Klienten: Kinder und ihre Eltern

- Haben die Eltern eine Vorstellung von der Bedeutung von Klientenzentrierung?
- Haben die Eltern die gleiche Vorstellung von Klientenzentrierung wie die Therapeuten?
- Haben die Eltern konkrete Wünsche zur Art ihres Einflusses auf die Behandlung?
- Sind die Eltern in ähnlicher Weise wie die Therapeuten von der Notwendigkeit klientenzentrierter Arbeit überzeugt?
- Wünschen die Eltern eine Berücksichtigung ihrer Interessen bei der Zielformulierung und bei der Wahl des Behandlungsansatzes?
- Wünschen die Eltern eine Berücksichtigung der Interessen ihres Kindes bei der Zielformulierung und bei der Wahl des Behandlungsansatzes?
- Wünschen die Kinder eine Berücksichtigung ihrer Interessen bei der Therapie?
- Bringen die Eltern die notwendige Motivation mit, sich an der Gestaltung der Behandlungsprozesse zu beteiligen?
- Sind sich die Eltern der Bedeutung von Alltags- und Handlungsorientierung innerhalb klientenzentrierter Arbeit bewusst?
- Wünschen die Eltern eine Beratung?
- Sind die Eltern bereit, bei der Behandlung zu Beratungs- und Lernzwecken anwesend zu sein?
- Fühlen sich die Eltern in der Lage, Wünsche bezüglich der Behandlungsziele zu äußern?
- Fühlen sich die Eltern in der Lage, Wünsche bezüglich des Behandlungsansatzes zu äußern?
- Trauen sich die Eltern, den Therapeuten gegenüber Wünsche zu äußern?
- Fühlen sich die Kinder in der Lage, Wünsche bezüglich der Therapieziele zu äußern?
- Trauen sich die Kinder, Wünsche gegenüber den Therapeuten zu äußern?

Ziel der Fragen ist es nicht, jede einzelne mit ‚ja' beantworten zu können. Bei der Arbeit mit Fragenkatalogen geht es darum, Fragen oder Indikatoren herauszusuchen, zu denen bei den jeweiligen Beteiligten Gesprächsbedarf oder konkrete Änderungsvorstellungen bestehen. Ebenso sind die Fragen in der obigen Form nicht für eine Befragung der Beteiligten (z. B. in Form eines Fragebogens) gedacht. Hierzu müssten jeweils entsprechende Fragen zu den einzelnen Themen formuliert werden.

Fallbeispiel zur inklusiven Umsetzung von Klientenzentrierung mit pädiatrischem Klientel in einer ergotherapeutischen Praxis anhand eines Fragenkatalogs

Beispiel

In einer kleinen Ergotherapiepraxis arbeiten die Praxisinhaberin und ihre drei Angestellten hauptsächlich im pädiatrischen Bereich. Es gibt in der Praxis einheitliche Aufnahmebögen und einen Leitfaden für das Erstgespräch, darüber hinaus gibt es keine festgelegten Abläufe zur Therapiegestaltung. Die einzelnen Therapeuten haben freie Hand und gestalten die Behandlung je nach Situation und persönlicher Erfahrung bzw. vorhandenen Fortbildungen. In informellen Gesprächen stellen sie fest, dass auf verschiedenen Ebenen der Wunsch nach Weiterentwicklung der Arbeitsweise und Organisation innerhalb der Praxis besteht. Die Inhaberin ist unzufrieden mit der Umsetzung von Klientenzentrierung in der Arbeit mit den Kindern und zwei der Angestellten beschäftigen sich schon seit einer Weile mit der Frage, wie Inklusion in einer Ergotherapiepraxis aussehen könnte.
Die Chefin ist einverstanden, die Umsetzung von Klientenzentrierung als inklusiven Prozess zu gestalten, in den das ganze Team einbezogen ist.

Index-Team
Die zwei Angestellten, denen der Index für Inklusion bereits bekannt ist, bilden das Index-Team. Sie sind für die Organisation und die Koordination der geplanten Auseinandersetzung mit Klientenzentrierung verantwortlich. Sie entscheiden sich, einen teilweise vorgegebenen Fragenkatalog (siehe oben) zu nutzen und diesen nach eigenen Vorstellungen zu ergänzen.

Team-Treffen
Die Chefin hat einen Team-Tag zum Thema Klientenzentrierung veranlasst. Die Stunden werden auf dem Stundenkonto voll angerechnet.

Einstieg ins Thema
Am Vormittag erfolgt der Einstieg in das Thema Klientenzentrierung durch ein gemeinsames Brainstorming: Die Therapeuten sammeln alles, was ihnen spontan zu Klientenzentrierung einfällt, auf einem Flipchart. Verständnisfragen werden direkt geklärt, Diskussionen und Meinungsaustausch finden aber an dieser Stelle noch nicht statt.

Einstieg in die Arbeit mit dem Fragenkatalog
Allen Beteiligten liegt ein Fragenkatalog (s. o.) vor, sie markieren zunächst individuell, welche Fragen ihnen als erste Themen sinnvoll erscheinen und ergänzen den Katalog um fehlende Themen oder Fragen. Im Anschluss erläutern und begründen alle ihre Wahl.

Festlegen der Schwerpunktthemen
Nach dem anfänglichen Brainstorming war bereits klar, dass alle Therapeuten eine Vorstellung von Klientenzentrierung haben und grundsätzlich von der Notwendigkeit klientenzentrierten Arbeitens in der Pädiatrie überzeugt sind.

Aus dem Zusammentragen der individuellen Themen wählt das Team folgende zur nächsten genaueren Bearbeitung:

1. Haben alle Therapeuten die gleiche Vorstellung von Klientenzentrierung?
2. Haben die Therapeuten die gleiche Vorstellung von Klientenzentrierung wie die Praxisleitung?

Themen bearbeiten

Die Fragen werden im Team besprochen, hierfür wird ein Moderator festgelegt, da diese Aufgabe nicht zwangsläufig vom Index-Team übernommen werden muss. Ziel ist der Austausch über die Bedeutung von Klientenzentrierung in der Pädiatrie. Am Ende erstellen die Therapeuten gemeinsam eine **Sammlung,** was nach ihrer Vorstellung alles zu Klientenzentrierung in der Pädiatrie gehört:
Persönliche Erlebenswelt der Kinder und Eltern respektieren, Hilfe zur Selbsthilfe, Empowerment durch Wissensvermittlung und Strategien für Kinder und Eltern, gemeinsame Zielformulierung, Berücksichtigung der Interessen der Kinder, Alltagsorientierung, Beratung und Schulung der Eltern, ...
Diese Sammlung bildet gleichzeitig die Kriterien ab, die durch die Umsetzung von Klientenzentrierung in der Praxis erreicht werden sollen.

Festlegen der weiteren Themen

Das Index-Team koordiniert die erneute Auswahl von Themen für den weiteren Prozess mit folgendem Ergebnis:

1. Sind sämtliche Therapeuten von der Umsetzbarkeit von Klientenzentrierung überzeugt?

Nach der recht schnell erfolgten Feststellung, dass im Team viele Zweifel bestehen, ob Klientenzentrierung in der Form umgesetzt werden kann, wie sie es sich vorstellen, werden weitere Fragen thematisiert und Erfahrungen ausgetauscht:

→ Sind die Therapeuten zufrieden mit der Art, wie sie Klientenzentrierung in ihrer Arbeit mit Kindern umsetzen?
→ Haben die Therapeuten eine Vorstellung, wie sie Klientenzentrierung in ihrer Arbeit mit Kindern umsetzen können?
→ Fühlen sich die Therapeuten in der Lage, Klientenzentrierung umzusetzen?

Anhand der bisherigen Erfahrungen und Überlegungen zur Umsetzung identifiziert das Team Faktoren, die als Barrieren für die klientenzentrierte Arbeit empfunden werden. Sie finden Faktoren u. a. in den Bereichen Praxisorganisation und -ausstattung, Kompetenz der Therapeuten, Compliance der Klienten (Eltern).

Barrieren:

1. Erwartung der Praxisleitung an die Mitarbeiter bezüglich klientenzentrierter Arbeit nicht klar formuliert, dadurch Unsicherheit und weniger Motivation der Mitarbeiter
2. Wenig Struktur zur Vorgehensweise in der Arbeit mit den Klienten vorhanden
3. Unterstützende Arbeits- und Informationsbögen nur lückenhaft vorhanden
4. Umsetzung des Transfers der Therapieinhalte in den Alltag ist nicht klar
5. Schwierigkeiten mit der Erwartungshaltung einiger Eltern: ungewohnte Rolle, selbst Ziele zu formulieren
6. Überforderung für Eltern und Kinder, konkrete Alltagsziele zu formulieren

Ressourcen:

- Einige positive Erfahrungen einzelner Therapeuten
- Einige Erfahrungen mit dem COPM, CO-OP und alltagsorientierter Behandlung aus vorherigen Arbeitsstellen vorhanden
- Gut laufende Praxis, ermöglicht Neuanschaffungen und unterstützt Fortbildungen

Lösungsansätze und Prioritäten

Am Nachmittag werden mithilfe verschiedener Methoden Lösungsansätze zu den Barrieren entwickelt. Aus den Ergebnissen werden folgende Prioritäten vom Team ausgewählt:

1. Recherche nach klientenzentrierten und alltagsorientierten Konzepten und Bögen, die eine Struktur zur Vorgehensweise anbieten
2. Anschaffung des COPM
3. Befragung der derzeitigen Klienten (Kinder und Eltern) nach ihrer Vorstellung und den Wünschen zu Klientenzentrierung anhand eines Fragebogens
4. Gefundene Lösungsansätze zu den Barrieren werden in den nächsten Wochen von den einzelnen Therapeuten erprobt

Zwischenevaluation nach 2 Wochen (in der Team-Sitzung)

- Durch die gemeinsame intensive Auseinandersetzung mit Klientenzentrierung ist das Thema allen Therapeuten viel präsenter geworden. Sie fühlen sich ermutigt, neue Vorgehensweisen auszuprobieren.
- Austausch mit anderen Praxen hat positive Erfahrungen mit verschiedenen Konzepten ergeben.

Erneute Prioritäten

- Praxisorganisation wird an die Bedürfnisse klientenzentrierter Arbeit angepasst: Fortbildungen zum Wunstorfer Konzept und CO-OP Ansatz.
- Interne Schulung zur Arbeit mit dem COPM

Evaluation nach 6 Monaten

Das Team evaluiert die erfolgten Veränderungen anhand ihrer eingangs erstellten Sammlung von Kriterien, die Evaluation fällt weitestgehend positiv aus.

Evaluation der Kombination aus Umsetzung von Klientenzentrierung und inklusivem Ansatz: Die Therapeuten fühlten sich durch die gemeinsame Erarbeitung und die Berücksichtigung persönlicher Erfahrungen und Bedenken motiviert. Sie sahen es für die Gespräche als Vorteil, dass sie ein relativ kleines Team sind.

9.8 Umsetzung von Inklusion innerhalb einer therapeutischen Einrichtung mithilfe der Indexe für Inklusion

Der Index für Inklusion an Schulen gibt umfassende Beschreibungen der einzelnen Schritte auf dem Weg zur Inklusion. Das Kapitel zeigt, dass die ursprünglich für Schulen entworfenen Schritte des Index-Prozesses durch Umformulierung auf therapeutische Einrichtungen übertragbar sind. Gleiches gilt für die konkreten Indikatoren und Fragen. Damit bestätigen sich die von Boban und Hinz (2003) gewünschten und prophezeiten Möglichkeiten der Adaptierbarkeit des Index für Inklusion für andere Bereiche.

Phasen in Anlehnung an den Index für Inklusion an Schulen

Derzeit arbeiten Boban & Hinz (2013) an einem neuen Index für Inklusion, welcher unabhängig von der Art der Einrichtung bei der Gestaltung des Inklusionsprozesses unterstützt. Ein solcher Index wird ohne Weiteres für den Inklusionsprozess in der eigenen Einrichtung einsetzbar sein und die Auseinandersetzung mit Inklusion erheblich erleichtern. Bis dahin können aber die vorhandenen Indexe und die enthaltenen Fragen und Themen in abgewandelter Form genutzt werden.

Abbildung 5 zeigt mögliche Phasen in der Umsetzung von Inklusion und Barrierefreiheit innerhalb einer Einrichtung. Die Phasen und deren anschließende Erläuterung sind konsequent angelehnt an den Index für Inklusion an Schulen (Boban & Hinz, 2003) und wurden von den Autorinnen für den Einsatz in therapeutischen Einrichtungen umformuliert. Es handelt sich dabei um erste Ideen für eine Anwendung des Index in diesem Rahmen. Es empfiehlt sich, für eine tatsächliche Arbeit mit den Fragen und Phasen in jedem Fall den Original-Index hinzuzuziehen. Dort kann die detaillierte Beschreibung der einzelnen Schritte nachgelesen und individuell angepasst werden. Außerdem wird der Leitgedanke des Index noch einmal ausführlich verdeutlicht.

Merke

Zur Umsetzung von Barrierefreiheit auf verschiedenen Ebenen innerhalb einer Einrichtung kann der Index für Inklusion eine große Hilfe sein!

Merke

Download des Index für Inklusion an Schulen in deutscher Fassung: http://www.eenet.org.uk/resources/docs/Index%20German.pdf

Phase 1 – Mit dem *Index für Inklusion* beginnen (6 Wochen)

- Das Index-Team bilden
- Den Zugang zu Entwicklungen innerhalb der Einrichtung reflektieren
- Ein Bewusstsein für den Index in der Einrichtung wecken
- Sich über das Konzept des Index und den Rahmen der Bestandsaufnahme austauschen
- Beschäftigung mit Indikatoren und Fragen intensivieren
- Die Arbeit mit anderen Gruppen vorbereiten

Phase 2 – Die Situation in der therapeutischen Einrichtung beleuchten (3 Monate)

- Einschätzungen von Mitarbeitern erkunden
- Einschätzungen der Klienten erkunden
- Einschätzungen von anderen Einrichtungen, mit denen häufig zusammengearbeitet wird, erkunden
- Prioritäten für die Entwicklung setzen

Phase 3 – Ein inklusives Entwicklungsprogramm entwerfen

- Den Rahmen des Index für Inklusion in das Entwicklungsprogramm der Einrichtung einbauen
- Prioritäten in das Entwicklungsprogramm einarbeiten

Phase 4 – Die Prioritäten umsetzen (laufend)

- Prioritäten in der Praxis umsetzen
- Entwicklungen nachhaltig gestalten
- Fortschritte dokumentieren

Phase 5 – Den Index-Prozess reflektieren (laufend)

- Entwicklungen evaluieren
- Die Arbeit mit dem Index reflektieren
- Den Index-Prozess weiterführen

Abbildung 5: Übersicht über den Index-Prozess und seine Phasen in der Umsetzung von Inklusion in therapeutischen Einrichtungen, adaptiert nach dem Index für Inklusion an Schulen (Boban & Hinz, 2003, S. 22)

Phase 1 – Mit dem *Index für Inklusion* beginnen

- Das Index-Team bilden

Es ist sinnvoll, wenn innerhalb der Einrichtung eine Gruppe von Personen den Index-Prozess steuert und reflektiert. Die Mitglieder müssen nicht zwangsläufig aus der Leitung sein, besser ist eine Mischung mit Personen aus verschiedenen Bereichen und Ebenen.

- Den Zugang zu Entwicklungen innerhalb der Einrichtung reflektieren
  - Wie finden Entwicklungen in der Einrichtung statt?
  - Was ist das Leitbild der Einrichtung und wie wurde es verfasst?
  - Gibt es andere Projekte zu Veränderungen neben dem Inklusionsprozess?
  - Wie sind die Möglichkeiten der Mitgestaltung für Mitarbeiter?
  - Wie sind Veränderungen in der Organisation und Struktur der Einrichtung bisher abgelaufen?
  - Welche Möglichkeiten sind von anderen Stellen bekannt?

- Ein Bewusstsein für den Index in der Einrichtung wecken

Bevor mit der eigentlichen Arbeit mit dem Index gestartet werden kann sollten alle Mitarbeiter über Inhalt und grundlegende Ziele des Index informiert werden.

- Sich über das Konzept des Index und den Rahmen der Bestandsaufnahme austauschen

Die Mitglieder des Index-Teams sollten sich zunächst mit dem Index vertraut machen. Es sollte ein Austausch darüber stattfinden, wie mit dem Index gearbeitet werden könnte und ob er ggf. adaptiert oder nur in Teilen genutzt wird, bevor einzelne Indikatoren in den Fokus rücken.

- Beschäftigung mit Indikatoren und Fragen intensivieren

Das Team setzt sich mit den Indikatoren und Fragen auseinander. Die Indikatoren und Fragen werden sprachlich und inhaltlich adaptiert, sodass sie für die jeweilige Einrichtung passen. Unpassende können direkt herausgenommen werden. Es werden vorläufige Themen definiert, die im weiteren Prozess verändert werden sollten. Auch können Indikatoren und Fragen hinzugefügt werden, welche dem Team relevant erscheinen.

- Die Arbeit mit anderen Gruppen vorbereiten

Das Index-Team beschäftigt sich mit der Anleitung für die weiteren Phasen, bevor es mit den anderen Gruppen zu arbeiten beginnt:
Auf welche Hindernisse könnte die Einführung des Index in der Einrichtung stoßen? Wie könnten diese Hindernisse überwunden werden? Wie könnte der Index am besten eingeführt werden?

Hinweis

Die Fallbeispiele zu den verschiedenen Themen in diesem Buch zeigen auf unterschiedliche Weisen auf, wie die Arbeit mit Indikatoren und Fragen mit oder ohne Index für Inklusion konkret aussehen kann.

Beispiel

Beispiele für Indikatoren/Fragen aus dem Index für Inklusion an Schulen (Boban & Hinz, 2003, S. 77)

Dimension B Inklusive Strukturen etablieren
B.2: Unterstützung für Vielfalt organisieren

Indikator B.2.6: Unterstützungssysteme bei psychischen und Verhaltensproblemen werden mit denen bei Lernproblemen und mit der inhaltlichen Planung koordiniert.

1. Wird von den UnterstützungslehrerInnen bei seelischen und Verhaltensproblemen die Steigerung des Lernens und der Teilhabe der SchülerInnen als wichtigstes Ziel angesehen?
2. Versucht man bei Verhaltensschwierigkeiten Handlungsstrategien zu entwickeln, die das Auskommen miteinander in der Klasse und auf dem Schulhof verbessern helfen können?
3. Schließt die Unterstützung bei Verhaltensschwierigkeiten die Reflexion ein, wie Unterricht und Lernen für alle SchülerInnen verbessert werden können?

Phase 2 – Die Einrichtungssituation beleuchten
Das Index-Team übernimmt die Arbeit mit anderen Personen im Umfeld, die an dem Index-Prozess beteiligt sein sollen: Mitarbeiter, Klienten, Vertreter anderer Einrichtungen im interdisziplinären Team etc. Diese zweite Phase läuft von Einrichtung zu Einrichtung sehr unterschiedlich ab – es ist Aufgabe des Teams, die optimale Organisation des Prozesses zu schaffen.
Die Struktur ist im Wesentlichen jene aus Phase 1: an vorhandenes Wissen anknüpfen, Rahmen für die Analyse beachten, Verfeinern der Informationen mithilfe der Indikatoren und Fragen, Prioritäten herausarbeiten.

- Einschätzungen von Mitarbeitern erkunden

Das Index-Team sollte sich verschiedene Möglichkeiten überlegen, wie mit den Mitarbeitern kommuniziert wird: Infoveranstaltungen, Fragebögen, Diskussionsrunden etc. und dann die geeignetsten auswählen. Ebenso können die zu befragenden Personen in Gruppen eingeteilt werden, z. B. nach Aufgaben in der Einrichtung. Ein Team-Tag (siehe folgendes Fallbeispiel), an dem möglichst alle Beteiligten aus der Einrichtung teilnehmen, kann eine gute Gelegenheit sein, die Arbeit mit dem Index mit den Mitarbeitern zu starten.

Vorschlag von Boban & Hinz (2003, S. 34) für einen pädagogischen Tag, der auch für einen Team-Tag in einer therapeutischen Einrichtung adaptiert werden könnte	
09:30–10:00 Uhr	Den Index einführen (Plenum)
10:00–11:00 Uhr	Mit Schlüsselkonzepten und dem Rahmen der Analyse arbeiten, um vorhandene Kenntnisse zu erörtern – Arbeitsschritt 3 und 4 (Kleingruppen)
11:00–11:30 Uhr	Tee/Kaffee
11:30–12:30 Uhr	Mit den Indikatoren arbeiten – Arbeitsschritt 5 und 6
12:30–13:30 Uhr	Mittagessen
13:30–14:30 Uhr	Mit den Indikatoren und Fragen arbeiten – Arbeitsschritte 7 und 8 – wird nach dem Tag weitergeführt (Kleingruppen)
14:30–15:30 Uhr	Ideen über die Bereiche für die Entwicklung und weitere Untersuchungen austauschen (Gruppen, danach Plenum)
15:30–15:45 Uhr	Nächste Schritte des Prozesses planen (Plenum, geleitet vom Index-Team)
15:45 Uhr	Tee/Kaffee

Nach der Beschäftigung mit den Fragen und Indikatoren geht es darum, Prioritäten herauszufinden, nicht aber bereits umfassende Veränderungen zu planen. Dies ist wichtig zu beachten, um eine unbefangene Arbeit zu ermöglichen. In welchen Bereichen stehen Entwicklungen an? Einige Prioritäten zeigen sich erst am Ende nach Abschluss aller Besprechungen. Erst am Ende wird geklärt, wie mit den gesammelten Informationen weiter verfahren wird.

- Einschätzungen der Klienten erkunden

Je nach Einrichtung ist es mehr oder weniger realistisch, ausführliche Gesprächsrunden mit Klienten zu organisieren. Zur Aufgabe des Index-Teams gehört es, sich zu überlegen, wie die Beiträge der Klienten am besten gesammelt werden könnten. Die klassische Variante ist ein Fragebogen, wobei der Aspekt der Barrierefreiheit berücksichtigt werden muss. Der Fragebogen kann z. B. vorausgewählte Themen und Fragen zu bestimmten Situationen beinhalten. Einige der Themen aus der Arbeit mit den Mitarbeitergruppen sind auch für Klienten relevant und werden in die Befragung mit aufgenommen. Es sollte auch die Möglichkeit zu ergänzenden Anmerkungen gegeben werden.

- Einschätzungen von anderen Einrichtungen, mit denen häufig zusammengearbeitet wird

In einigen Einrichtungen findet ein regelmäßiger Austausch mit Personen(gruppen) außerhalb der Einrichtung statt.
Die Index-Arbeit mit den Mitarbeitern kann auch Themen in diesem Bereich hervorbringen, z. B. Kommunikation mit Arztpraxen, Art und Umfang schriftlicher Rückmeldungen, Zusammenarbeit mit Erziehern oder Pflegepersonal etc. Es ist wiederum Aufgabe des Index-Teams, das Sammeln von Beiträgen der verschiedenen Gruppen zu organisieren, wenn diese in den Prozess einbezogen werden sollen.

- Prioritäten für die Entwicklung setzen

Die bisherigen Aussagen werden gebündelt und für die einzelnen Gruppen zusammengefasst. Bevor Prioritäten gesetzt werden, müssen die Aussagen analysiert werden. Die Analyse wird am besten aufgeteilt und kann gut von außen unterstützt werden, da sie sehr umfangreich sein kann, je nachdem wie groß die Einrichtung ist und wer alles in den Prozess einbezogen wurde.
Gegebenenfalls ist es notwendig, vor dem Setzen der Prioritäten weitere Informationen einzuholen oder bestimmte Personengruppen zu einzelnen Punkten gezielt zu befragen, z. B. neue Mitarbeiter zur Phase der Einarbeitung.
Die Prioritätenliste darf nicht einfach nach der Anzahl der Nennungen eines Themas in den gesammelten Aussagen getroffen werden. Das Prioritätenteam muss sicherstellen, dass auch die relevanten Themen von Minderheiten Berücksichtigung finden. Dieses Team kann in größeren Gruppen oder Einrichtungen ein anderes sein als das Index-Team.

Beispiel

Folgende Prioritäten können z. B. gesetzt werden, wobei Inklusion nicht nur am Inhalt der Prioritäten, sondern besonders am Prozess zu deren Formulierung erkennbar ist:

- Informationsbroschüren über Ergotherapie in verschiedenen Sprachen auslegen
- Klientenfragebogen entwickeln zur subjektiven Wahrnehmung ihrer Teilhabe am Behandlungsprozess in der Einrichtung
- Fortbildungen finanzieren zur Arbeit von Ergotherapeuten in der Kita
- Veränderungen und Neuerungen werden allen gleichzeitig in der Teamsitzung mitgeteilt, für die Sicherung sorgt ein Protokollbuch

- Klienteninformationsveranstaltungen organisieren
- Informationsmappen für neue Mitarbeiter für eine strukturierte Einarbeitung erstellen
- Neue klientenzentrierte Konzepte einbinden
- Einen Raum gestalten für Pausen und zum informellen Austausch unter den Mitarbeitern
- Etc.

Es gibt verschiedene Möglichkeiten, die Liste zusammenzustellen. Eine davon greift die drei Dimensionen des Index auf: A – Inklusive Kulturen schaffen, B – Inklusive Strukturen etablieren, C – Inklusive Praktiken entwickeln. Auf diese Weise kann sichergestellt werden, dass Prioritäten in allen Dimensionen definiert wurden.

Dimension A. Inklusive Kulturen schaffen	
Gemeinschaft bilden	*Indikatoren/Fragen/andere Probleme*
Inklusive Werte verankern	*Indikatoren/Fragen/andere Probleme*
Dimension B: Inklusive Strukturen etablieren	

Zettelfoto: © picsfive – fotolia.com

Abbildung 6: Beispiel für eine Zusammenfassung der Prioritäten (angelehnt an Boban & Hinz, 2003, S. 34)

Phase 3 – Ein inklusives Entwicklungsprogramm entwerfen

- Den Rahmen des Index in das Entwicklungsprogramm einbauen

Hier geht es darum, die Rolle des Index innerhalb des eventuell schon bestehenden Entwicklungsprogramms oder Qualitätsmanagements der Einrichtung zu definieren. Dies ist ebenfalls Aufgabe des Index-Teams, ggf. in Kooperation mit der Leitung der Einrichtung.
Gibt es bereits ein Programm zu Entwicklungen in der Einrichtung? Soll der Rahmen des Index das fortlaufende Entwicklungsprogramm zur Qualitätssicherung strukturieren? Oder soll die Arbeit mit dem Index Teil der Qualitätssicherung innerhalb des bestehenden Entwicklungsprogramms oder Qualitätsmanagements sein?

- Prioritäten in das Entwicklungsprogramm einarbeiten

Nachdem feststeht, wie die Entwicklung der Einrichtung von nun an weiter strukturiert und organisiert wird, können die zuvor definierten Prioritäten in das Entwicklungsprogramm eingearbeitet werden. Dabei müssen die benötigten Ressourcen und der erwartete Zeitaufwand etc. der geplanten Maßnahmen berücksichtigt werden. Ebenso sollte definiert werden, woran eine erfolgreich umgesetzte Priorität jeweils erkannt wird. Es sollte auch ein Abgleich mit bereits zuvor geplanten Maßnahmen und Prioritäten stattfinden und entschieden werden, ob diese unter dem Aspekt der Inklusion weiterhin verfolgt werden. Das Index-Team stellt nun auch gleichzeitig die Steuerungsgruppe für die Kontrolle der Umsetzung der Prioritäten dar.

Exkurs

Inklusion und Qualitätsmanagement

Qualitätsmanagement (QM) ist ein Thema, das auch aus der Ergotherapie nicht mehr wegzudenken ist. Die Frage nach der Kombination von Inklusion und Qualitätsmanagement ergibt sich, wenn man sich den Gegenstandsbereich beider Themen, bezogen auf die Ergotherapie, anschaut: Strukturen und Prozesse der therapeutischen Versorgung.

Fördert ein Qualitätsmanagement Inklusion?

- Ja, wenn der Prozess Partizipation ermöglicht.
- Ja, wenn Inklusion als Qualitätsmerkmal im Rahmen des QM-Prozesses angestrebt wird.
- Klientenzentrierung ist Teil der QM-Kriterien für die Ergotherapie (Hucke & Gans, 2009, S. 15), über diesen Weg fördert das QM auch Inklusion.
- Viele Orientierungsfragen und Themen aus dem Qualitätsmanagement finden sich in den verschiedenen Indexen für Inklusion wieder.

Fördert Inklusion die Qualität?

Die Antwort hängt davon ab wie man Qualität und Inklusion jeweils definiert:

- Ja, wenn Inklusion so interpretiert wird, dass sie klientenzentrierte Intervention mit alltagsorientierter Zielsetzung beinhaltet. Hucke & Gans (ebd., S. 13) betonen die Abhängigkeit der Qualität von Zielen und Erwartungen.
- Ja, wenn Qualität nicht zwangsläufig bedeutet, dass die maximale Funktionsfähigkeit hergestellt ist, sondern die Zufriedenheit der Klientin mit der Betätigungsperformanz als Bewertungskriterium herangezogen wird.

Wie lassen sich Inklusion und Qualitätsmanagement verbinden?

Die Antwort darauf ist die große Frage nach der realen Teilhabe: In welchem Maße fördert Umsetzung des Qualitätsmanagements in der betreffenden Einrichtung die reale Teilhabe von Mitarbeitern und Klienten?
Gibt es Möglichkeiten, die Teilhabe am Prozess zu verbessern?
Eine weitere Antwort kann in den verschiedenen Indexen für Inklusion liegen. Auch im Qualitätsmanagement kann unabhängig von QM-Modellen und Systemen mit Fragenkatalogen gearbeitet werden (ebd., S. 94 ff). Die optimale Verknüpfung scheint es zu sein, den QM-Prozess so inklusiv wie möglich zu gestalten und einen Index für Inklusion ergänzend hinzuzuziehen.

Phase 4 – Die Prioritäten umsetzen (laufend)

- Prioritäten in die Praxis umsetzen

Das Index-Team koordiniert die Umsetzung der Prioritäten. Das heißt nicht, dass sie alle Vorhaben selbst umsetzen sollen oder können. Die Aufgaben können und sollten auf entsprechend befähigte Mitarbeiter übertragen werden. Einige Vorhaben können auch das gemeinsame und gezielte Auswerten bestimmter Situationen durch das ganze Team oder einen bestimmten Teil der Mitarbeiter betreffen.

Fallbeispiel: Arbeit mit dem Index für Inklusion in einem ergotherapeutischen Arbeitssetting in Anlehnung an Boban & Hinz (2003, S. 43).

Beispiel

Susanne arbeitet als fest angestellte Ergotherapeutin in einer Kindertagesstätte mit Ganztagsbetreuung. Ihre Stelle wird durch den kirchlichen Träger der Einrichtung finanziert. Der Träger möchte Kindern mit und ohne Behinderungen eine optimale Betreuung und Förderung im Sinne der Inklusion bieten. Aus diesem Grund wurde die Ergotherapeutin als Ergänzung zum bestehenden Team aus drei Erzieherinnen und einem Sonderpädagogen eingestellt. Ihr Auftrag besteht darin, Kinder mit Förderbedarf zu identifizieren und in Einzel- oder Gruppensettings entsprechend zu fördern.

Das Team setzt sich selbst in informellen Austauschsituationen mit Inklusion auseinander und regt gegenüber der Leitung den Einsatz des Index für Inklusion an. Die Leitung initiiert in Absprache mit dem Träger einen ersten Versuch, die inklusive Entwicklung der Einrichtung durch den Index für Inklusion zu begleiten. Das Index-Team wird gebildet aus einer Erzieherin, der Ergotherapeutin und der Leitung der Kita.

In einem ersten Prozess entscheiden die Teammitglieder, dass die Koordination der Unterstützung eine Priorität sein sollte. Sie waren unzufrieden mit den Unterstützungsstrukturen in Bezug auf alle Indikatoren in Dimension B, Abschnitt 2: ‚Unterstützung von Vielfalt organisieren' (Ainscow, Booth & Kingston, 2006, S. 73). Sie hatten u. a. festgestellt, dass es keine klaren Strukturen für den Austausch zwischen den Teammitgliedern mit den unterschiedlichen Qualifikationen gab. So arbeiteten die Ergotherapeutin und der Sonderpädagoge mit den Kindern weitestgehend isoliert in Einzelsituationen bzw. in Kleingruppen. Im Arbeitsalltag hatte sich bisher kein ausreichend konsequenter transparenter Austausch realisieren lassen. Die Teammitglieder entschieden, dass sie die Situation gemeinsam im Detail analysieren wollten. Sie beschlossen, zunächst 4 Wochen lang ihre eigene und die Arbeitsweise der anderen zu beobachten, um herauszufinden und zu sammeln, wie und in welchen Bereichen sie sich eine bessere Zusammenarbeit wünschen und vorstellen könnten.

Im Anschluss an die Beobachtungen trafen sie sich erneut, um ihre Ergebnisse zu diskutieren. Sie beschlossen zum einen, gemeinsam Strukturen zu entwickeln, welche die Zusammenarbeit und den Austausch in der Einrichtung dauerhaft ermöglichen und fördern.

Dabei orientierten sie sich an den Indikatoren aus dem Index zur Dimension B, Abschnitt 2 (Ainscow, Booth & Kingston, 2006, S. 94–103[1]).

1 Ainscow, M. & Booth, T. & Kingston, D. (2006). Index for inclusion: Developing play, learning and participation in early years and childcare. www.eenet.org.uk/resources/docs/Index%20EY%20English.pdf [06.11.2014].

Zum anderen wurde überlegt, wie herausgefunden werden könnte, wie die Kinder die Verknüpfung und Unterstützung der unterschiedlichen Angebote empfinden. Z. B. wäre es für das Team interessant zu wissen, ob allen Kindern klar ist, was die Aufgaben der beiden sind bzw. wie sie von ihrer Unterstützung profitieren können und ob einzelne Kinder das Gefühl haben, dass ihnen die Zeit mit der Ergotherapeutin und dem Sonderpädagogen in ihrem Kindergartenalltag hilft. Als nächster Schritt wurde vereinbart, die ICF und klientenzentrierte ergotherapeutische Assessments wie z. B. das COSA und das COPM im ganzen Team vorzustellen, um gemeinsam zu entscheiden, welche Instrumente am besten geeignet sind, um die Zusammenarbeit transparenter zu gestalten und die einzelnen Interventionen besser auf den Kita-Alltag abstimmen zu können.

- Entwicklungen nachhaltig gestalten

Die Veränderung einer Einrichtung kann über einen langen Zeitraum laufen und ist genau genommen nie abgeschlossen. Einige konkrete Veränderungen brauchen Zeit und Mühe. Eventuell sind bestehende Strukturen oder auch Einstellungen so etabliert, dass es sehr mühsam ist, Veränderungen herbeizuführen. Umso wichtiger ist es, dass die Umsetzung schrittweise und gut koordiniert erfolgt. Dabei ist es auch Aufgabe der Steuerungsgruppe, alle Beteiligten regelmäßig über den Fortschritt zu informieren. Gleichzeitig sollte dazu angeregt werden, mögliche Kritik an der konkreten Umsetzung zu äußern und in die Diskussion zu gehen bzw. Alternativen vorzuschlagen.

- Fortschritte dokumentieren

Die Steuerungsgruppe stellt sicher, dass Fortschritte in der Umsetzung der Prioritäten erkannt und dokumentiert werden. Dies kann auf unterschiedliche Weise geschehen, je nach Bereich z. B.: Diskussionen und Befragungen der Mitarbeiter und Klienten, Sichtung offizieller Papiere, Beobachten konkreter Abläufe etc.

Phase 5 – Den Index-Prozess reflektieren (laufend)

- Entwicklungen evaluieren

Die Steuerungsgruppe sammelt alle bisher gestarteten Veränderungen aus Phase 4. Sie können nach verschiedenen Kriterien beurteilt werden, z. B. Zeitaufwand, aufgetretene Probleme etc. Auf dieser Grundlage geschieht die weitere Planung des Umsetzungsprozesses.

- Die Arbeit mit dem Index reflektieren

Die Steuerungsgruppe reflektiert den bisherigen Einsatz des Index. Dabei kann z. B. geschaut werden, ob und wie gut die Partizipation der beteiligten Personen umgesetzt werden konnte und wie sich die eingesetzten Methoden und Materialien bewährt haben.

Beispiel

Fallbeispiel: Die Arbeit mit dem Index in der Kita reflektieren – in Anlehnung an die Evaluationsfragen von Boban & Hinz (2003, S. 47):

Nachdem das Team in der Kita acht Monate mit dem Index gearbeitet hatte und einige Prioritäten im Detail ausgearbeitet und erste Veränderungen umgesetzt wurden, erfolgte eine erste umfassende Evaluation des Index-Prozesses. Hierbei orientierte sich das Index-Team an den Evaluationsfragen aus dem Index für Inklusion.

Die Evaluation ergab, dass sich die Zusammensetzung aus verschiedenen Arbeitsbereichen produktiv auf den Austausch ausgewirkt hat. Die Organisation des Prozesses konnte auf diese Weise gut in die verschiedenen Arbeitskontexte integriert werden.

Die Arbeit mit dem Index hat sich als sinnvolle Unterstützung zur Einrichtungsentwicklung erwiesen. Konsequente Rückmeldungen über den Verlauf der Entwicklung an den Träger haben dazu geführt, dass auch an der vom gleichen Träger beherbergten Schule für körperlich und geistig behinderte Kinder mit dem Index für Inklusion an Schulen gearbeitet werden soll.

Die Vorstellung, was Inklusion konkret bedeuten kann, ist bei allen Beteiligten klarer geworden.

Die Indikatoren des Index haben durchaus dazu beigetragen, dass auch Themen angesprochen und teilweise in die Prioritäten aufgenommen wurden, die sonst nicht zur Sprache gekommen oder untergegangen wären. Gleichzeitig hat sich die Arbeit mit den Indikatoren aber auch als tückisch erwiesen, da stellenweise viel Zeit mit dem Aussortieren verbracht wurde, und nicht immer Prioritäten gefunden werden konnten, die allen Teammitgliedern in etwa gleich wichtig erschienen. An dieser Stelle stellte das Index-Team noch Verbesserungsbedarf in der Strukturierung der Arbeit mit dem Index fest.

Die Arbeit mit dem Index hat zu Ansätzen von inklusivem Arbeiten in der Kita beigetragen. Es war dabei schnell deutlich geworden, dass die Umsetzung der ersten Ideen Zeit in Anspruch nimmt. Ebenso hat sich gezeigt, dass einmal erfolgte Umsetzungen eventuell noch weiter verändert und verbessert werden müssen und die Etablierung neuer Arbeitsweisen in jedem Fall eine Weile in Anspruch nimmt. Das Index-Team hatte im Prozessverlauf zunehmend dazu angeregt, dass die Ziele kleinschrittig und mit Erfolgsaussicht ausgewählt werden, um die Motivation aufrecht und einen zusätzlichen Arbeitsaufwand während der Veränderungsphase gering zu halten. Trotz einiger als mühsam empfundenen Diskussionen und nicht immer optimaler Organisation haben die ersten Erfolge besonders im Bereich der Organisation des Austauschs der Teammitglieder untereinander dazu geführt, dass alle von der Arbeit mit dem Index überzeugt wurden. Mit der Zeit hatte sich ein Rhythmus etabliert, bei dem sich alle Teammitglieder vorstellen können, die Entwicklung und die Arbeit mit dem Index kontinuierlich fortzusetzen.

- Den Index-Prozess weiterführen

Nach einer Weile sollten alle Beteiligten mit dem Index vertraut geworden sein. Möglicherweise hat sich der Prozess etabliert und ist fester Bestandteil der Entwicklung innerhalb der Einrichtung geworden. Neue Mitarbeiter müssen entsprechend informiert und mit dem Prozess vertraut gemacht werden.

9.9 Arbeit mit dem Kommunalen Index für Inklusion

Der Kommunale Index für Inklusion weicht in seiner Struktur von den anderen Indexen ab (Montag Stiftung Jugend und Gesellschaft, 2011; siehe auch *Kapitel 4 – Instrumente und Orientierungshilfen zur Umsetzung von Inklusion in Deutschland)*. Er ist natürlich auch wie die anderen Indexe nicht explizit für die Anwendung in ergotherapeutischen Einrichtungen vorgesehen, kann aber ebenso wie diese als Inspiration und in abgewandelter Form genutzt werden. Besonders die offene Struktur der Fragensammlungen ermöglicht einen flexiblen Einsatz.

Das folgende Fallbeispiel zeigt eine Möglichkeit, mit dem Kommunalen Index für Inklusion zu arbeiten. Der Index selbst beinhaltet im Original weitere Vorschläge zur Arbeit mit dem Index in Gruppen (ebd.).

Beispiel

Fallbeispiel: Arbeit mit dem Kommunalen Index für Inklusion in einer Gemeinschaftspraxis mit Logopäden, Physiotherapeuten, Psychologen und Ergotherapeuten

Innerhalb einer größeren Gemeinschaftspraxis interessiert sich eine kleine Gruppe von drei Therapeuten schon seit einiger Zeit sehr für das Thema Inklusion. Laura (Ergotherapeutin), Anne (Physiotherapeutin) und Mark (Psychologe) beschäftigen sich u.a. damit, welchen Beitrag sie zur Inklusion leisten können und ob ihre Einrichtung eigentlich inklusiv ist. Innerhalb der Einrichtung fühlen sie sich mit ihrer offenen Einstellung gegenüber Inklusion als Einzelgänger, weshalb sie sich zunächst nur zu dritt vornehmen, sich einmal die verschiedenen Indexe für Inklusion anzusehen. Sie entscheiden, sich näher mit dem Kommunalen Index für Inklusion zu befassen, da dieser mit seiner offenen Struktur und seiner Vielfältigkeit überzeugt.

Zunächst lesen alle den Index privat durch und überlegen sich, wie der Index wohl gut genutzt werden könnte. Sie beschließen, eine Möglichkeit auszuprobieren, bevor sie ihre Überlegungen mit den restlichen Kollegen teilen. Sie erhoffen sich daraus mehr Überzeugungskraft für die Arbeit mit allen.

Da zu diesem Zeitpunkt die Auseinandersetzung noch in der privaten Zeit stattfinden muss, einigen sich die drei zunächst nur auf eine Fragensammlung zu einem Thema, mit der sich jeder für sich zuhause beschäftigt. Sie beschließen, sich dafür nicht nach der Einteilung des Index zu richten und wählen das Blatt ‚Inklusive Werte'. Dieses gehört eigentlich in das Kapitel ‚Unsere Kommune als Wohn- und Lebensort', die drei wollen jedoch versuchen, alle Fragen möglichst auf ihre Einrichtung zu beziehen. So wollen sie auch herausfinden, ob der Index ausreichend adaptierbar ist.

Ihr **erstes privates Treffen** sieht folgendermaßen aus:
Alle drei haben ihre bearbeitete Version der Fragen dabei:

Orangefarbene Markierung für Fragen, zu denen dringender Gesprächsbedarf besteht, weil sie als wichtig, aber nicht zutreffend empfunden werden

Schwarze Markierung für Fragen, die wichtig erscheinen und Unklarheiten oder weitere Fragen aufwerfen

Graue Markierung für Fragen, die als wichtig empfunden werden und positiv beantwortet werden können

Keine Markierung für zusätzliche Fragen zu Punkten, die als wichtig empfunden werden, in ihrer Fragensammlung aber nicht aufgeführt werden

Es findet ein Austausch über die Fragen, die markiert wurden und die Hintergründe dazu statt. Abbildung 7 zeigt als Beispiel Marks Bearbeitung.

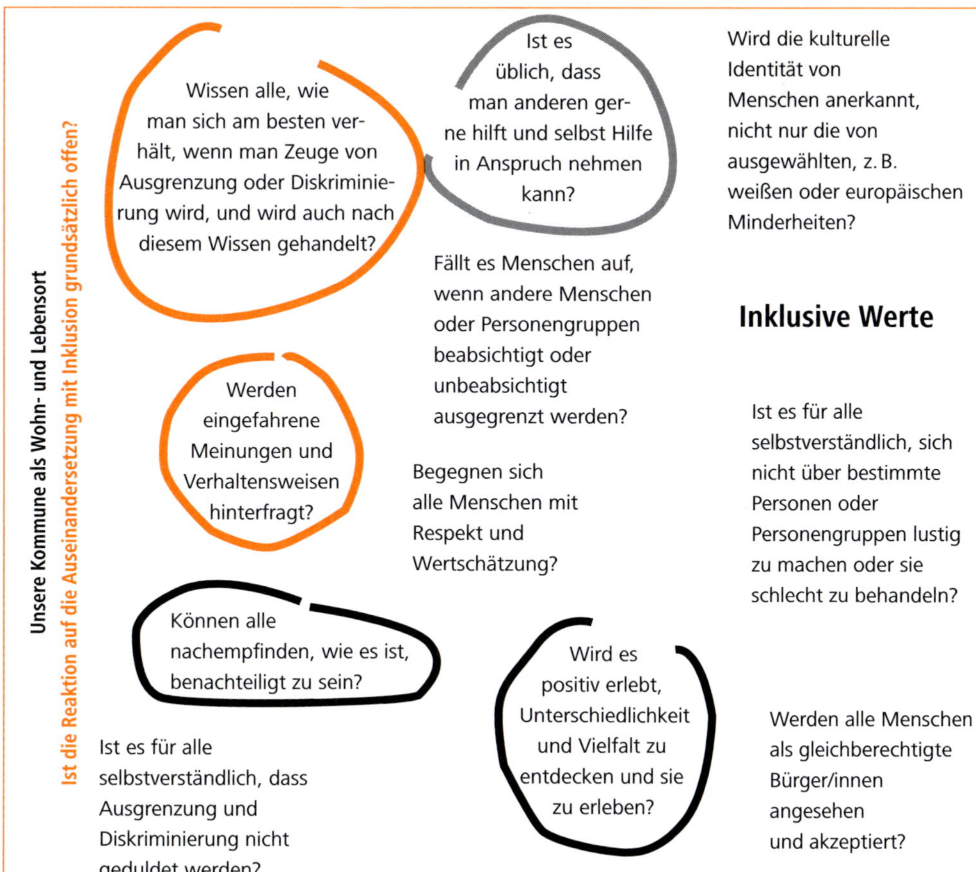

Abbildung 7: Marks Bearbeitung der Fragensammlung ‚Unsere Kommune und Inklusion – Inklusive Werte aus dem kommunalen Index für Inklusion' (Montag Stiftung Jugend und Gesellschaft, 2011, S. 40–41)

Mark erläutert seine Bearbeitung (Abb. 7):
„Ich fange mit etwas Positivem an: **Grau** ist der Punkt mit dem **gegenseitig Helfen und Hilfe annehmen,** weil ich persönlich den Eindruck habe, dass das mit meinen Kolleginnen und Kollegen sehr gut funktioniert. Die Frage zum **Nachempfinden von Benachteiligung** habe ich **schwarz** gemacht, weil es eine Frage ist, die mich interessiert, die aber für mich keine oberste Priorität hat. Mit der Frage zur **Vielfalt** ist es etwas anders. Die ist auch schwarz markiert, aber weil ich mich selbst frage, welche Dimension Vielfalt in unserer Einrichtung eigentlich annimmt. Ich denke, dass in dieser Frage eine ganze Menge interessante Auseinandersetzung steckt. Und nun zu den **orangefarbenen:** Die erste Frage habe ich sofort orange markiert, weil mir bewusst geworden ist, dass ich mir selbst sehr unsicher bin, wie ich **mit offener oder versteckter Diskriminierung umgehen** würde, ich habe da keinen grundsätzlichen Fahrplan. Möglicherweise geht es anderen genauso, und ich finde, das ist ein sehr wichtiger Punkt. Ganz eindeutig auch orange ist für mich die Frage nach dem **Hinterfragen von Einstellungen,** wir merken ja selbst gerade, wie schwer es ist, ein Thema wie Inklusion vernünftig und sachlich zu diskutieren. Da habe ich dann auch noch die Frage hinzugefügt, ob die **Auseinandersetzung mit Inklusion offen möglich ist,** weil ich denke, dass sie das nicht ist."
Die anderen beiden stellen ihre Bögen ebenfalls vor. Im Anschluss überlegen die drei, wie adaptierbar der Index sich bis dahin zeigt, und wie sie im Prozess weitermachen würden. Sie entschließen sich, beispielhaft Prioritäten festzulegen, welche Bereiche zunächst genauer betrachtet werden sollen. Auf einem gemeinsamen Bogen werden alle farbigen Markierungen zusammengetragen, um einen Überblick zu bekommen (siehe Abb. 8). Es stellt sich heraus, dass es neben Abweichungen auch einige Übereinstimmungen gibt. Letztendlich einigen sich die drei darauf, die Fragen nach dem **Hinterfragen von Einstellungen** und nach der **Offenheit im Umgang mit Inklusion** als Prioritäten zu setzen. Grund ist ihre gemeinsame Annahme, dass eine Arbeit mit dem Index mit allen Kollegen aufgrund dieser Punkte derzeit verhindert wird.

Während des **zweiten privaten Treffens** nehmen die drei die folgenden Fragen genauer unter die Lupe:
- Werden eingefahrene Meinungen und Verhaltensweisen hinterfragt?
- Ist die Reaktion auf die Auseinandersetzung mit Inklusion grundsätzlich offen?

Beide Fragen werden grundsätzlich mit nein beantwortet. Für die Arbeit mit dem Index sehen aber alle drei Offenheit und Reflexion als Grundvoraussetzungen. Also beschäftigen sie sich damit, worin die Ablehnung begründet sein könnte, und stellen anhand bisheriger Reaktionen im Zusammenhang mit Inklusion **folgende Vermutungen** auf:
- Einseitige Vorstellung von Inklusion durch aktuelle Mediendebatten:
  - „Inklusion ist gleichbedeutend mit einer Schule für alle."
  - „Inklusion ist Utopie."
  - „Inklusion gefährdet bestehende Arbeitsplätze."
- Unsicherheit, weil die tatsächliche Umsetzung von Inklusion in vielen Bereichen unklar ist
- Angst um den eigenen Arbeitsplatz

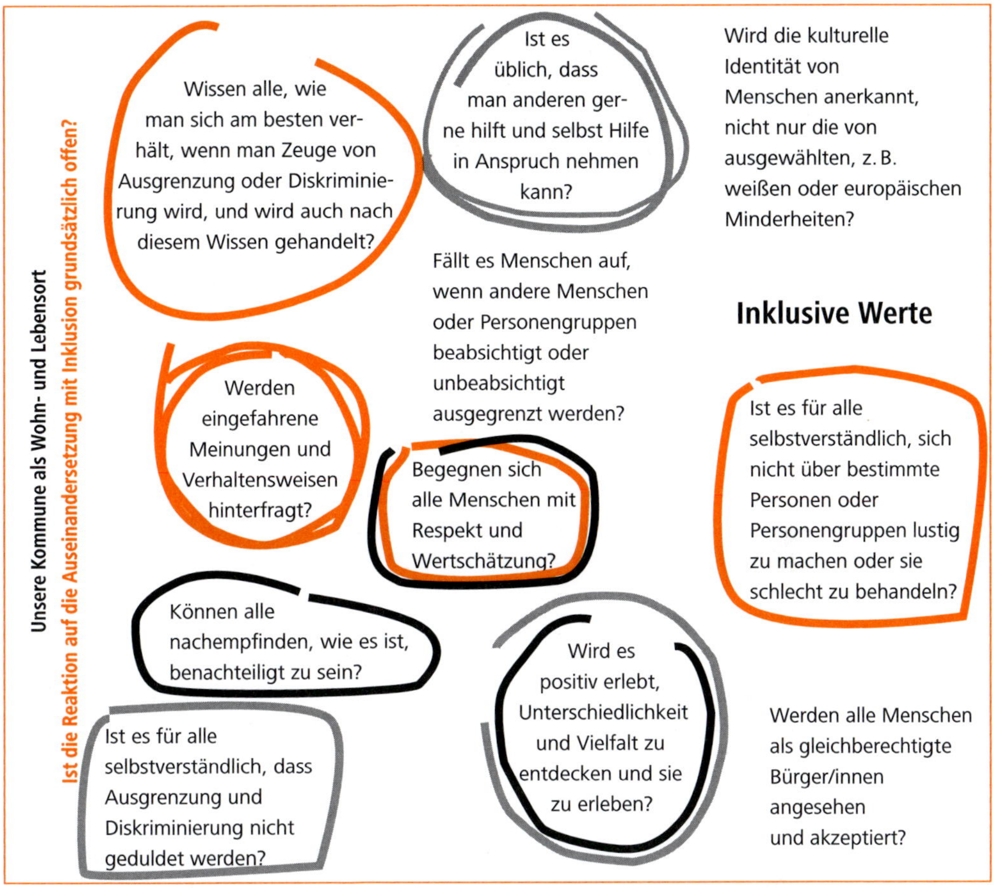

Unsere Kommune als Wohn- und Lebensort
Ist die Reaktion auf die Auseinandersetzung mit Inklusion grundsätzlich offen?
Wissen alle, wie man sich am besten verhält, wenn man Zeuge von Ausgrenzung oder Diskriminierung wird, und wird auch nach diesem Wissen gehandelt?
Ist es üblich, dass man anderen gerne hilft und selbst Hilfe in Anspruch nehmen kann?
Wird die kulturelle Identität von Menschen anerkannt, nicht nur die von ausgewählten, z. B. weißen oder europäischen Minderheiten?
Fällt es Menschen auf, wenn andere Menschen oder Personengruppen beabsichtigt oder unbeabsichtigt ausgegrenzt werden?
Inklusive Werte
Werden eingefahrene Meinungen und Verhaltensweisen hinterfragt?
Begegnen sich alle Menschen mit Respekt und Wertschätzung?
Ist es für alle selbstverständlich, sich nicht über bestimmte Personen oder Personengruppen lustig zu machen oder sie schlecht zu behandeln?
Können alle nachempfinden, wie es ist, benachteiligt zu sein?
Wird es positiv erlebt, Unterschiedlichkeit und Vielfalt zu entdecken und sie zu erleben?
Werden alle Menschen als gleichberechtigte Bürger/innen angesehen und akzeptiert?
Ist es für alle selbstverständlich, dass Ausgrenzung und Diskriminierung nicht geduldet werden?

Abbildung 8: Zusammenfassung der Einzelbearbeitungen der Fragensammlung ‚Unsere Kommune und Inklusion – Inklusive Werte aus dem kommunalen Index für Inklusion' (Montag Stiftung Jugend und Gesellschaft, 2011, S. 40–41):

Anschließend überlegen sie, wie sie den einseitigen Vorstellungen begegnen können:

- Möglichkeit zum Ausdruck der eigenen Vorbehalte und deren Gründe
- Information:
  - Was kann Inklusion alles bedeuten?
  - Was kann die Aussetzung mit Inklusion innerhalb der Einrichtung bedeuten?
  - Was ist der Kommunale Index für Inklusion?
  - Welche Erfahrungen haben sie bereits mit dem Index gesammelt?

Während der Auseinandersetzung ist allen dreien klar geworden, dass Inklusion auch bedeutet, *die Partizipation aller Beteiligten zu ermöglichen,* sobald ein Thema angeschnitten wird, das alle betrifft. Hieraus entsteht die Überlegung, nicht nur auf der Grundlage der eigenen Vermutungen über die Gründe für die Ablehnung gegenüber Inklusion zu handeln. Stattdessen ist der erste aktive Schritt eine anonyme schriftliche Erhebung zu der Einstellung gegenüber Inklusion und deren Begründung der einzelnen Kollegen.

Drittes privates Treffen: Planung nächster Schritte und deren Vorbereitung

- Vorhaben der Einrichtungsleitung präsentieren und um Zeit für die weitere Arbeit bitten
- Einigung darüber, als Index-Team den Prozess zu gestalten

Nach Absprache mit der Einrichtungsleitung geplant:

- Anonyme Kurzerhebung zum Verständnis von Inklusion und Informationsveranstaltung im Rahmen einer Teamsitzung mit allen Mitarbeitern der Einrichtung, um dort die zusammengefassten Ergebnisse der Kurzerhebung zu präsentieren. Anonyme Abstimmung am Ende: Ich kann mir die Arbeit mit dem Index vorstellen: Ja – Nein – Vielleicht
- Planung eines Inklusionstages für weitere Arbeit mit dem Index im gesamten Kollegium

Umsetzung der Schritte und Ergebnisse

- Das Gespräch mit der Einrichtungsleitung hat ergeben, dass diese einverstanden ist, mit dem Index zu arbeiten, dafür aber das Einverständnis der Mitarbeiter voraussetzt.
- Für die weitere Planung bekommt das Team offiziell Stunden zur Verfügung gestellt.
- Die Kurzerhebung wird durchgeführt. Sie hat eine hohe Beteiligung, sodass aussagekräftige Eindrücke in die Informationsveranstaltungen einfließen.
- Die Informationsveranstaltung findet innerhalb der Arbeitszeit statt, sodass eine hohe Beteiligung herrscht.
- Die Abstimmung ergibt, dass ein Teil der Angestellten sich die Arbeit mit dem Index vorstellen kann, einige Angestellte können sie sich vielleicht und keiner der Angestellten kann sich die Arbeit gar nicht vorstellen. Dieses Ergebnis bewertet die Einrichtungsleitung als ausreichend, um die weiteren Schritte zu planen.

Laura, Anne und Mark sind freudig überrascht über die bisherigen Ergebnisse ihres Versuchs, den Index für Inklusion in ihrer Einrichtung einzuführen. Die erste große Hürde ist geschafft, ihr Einsatz hat sich gelohnt. **Die Arbeit mit dem Index hat es ihnen ermöglicht, von Anfang an eine inklusive Herangehensweise an das Thema Inklusion innerhalb der Einrichtung zu entwickeln.** Sie stehen nun vor der großen Herausforderung, den weiteren Prozess zu planen und die Arbeit mit dem Index auf das gesamte Kollegium zu übertragen. Sie beschließen, sich hierfür ausreichend Zeit zu lassen, und dazu die Anregungen aus dem Kommunalen Index für Inklusion zu nutzen.

Teil IV:
Neue ergotherapeutische Handlungsfelder – Inklusion am Beispiel bestehender Projekte und innovativer Konzepte

10 Aktuelle inklusive Praxis im Kontext ergotherapeutischer Arbeit

Dieser Teil des Buches beschäftigt sich mit konkreten Beispielen des ergotherapeutischen Beitrags in der Umsetzung von Inklusion. Die Beispiele und Visionen sind in die Bereiche Kinder, junge Erwachsene im Übergang zum Beruf, Berufstätige und Menschen im Rentenalter unterteilt.
Die Recherche nach Ergotherapeuten, die bereits in inklusive Projekte involviert sind oder solche entwickelt haben, gestaltete sich sehr schwierig. Ob dies daran liegt, dass der Einsatz von Ergotherapeuten in inklusiven Projekten noch ganz am Anfang ist oder daran, dass tätige Ergotherapeuten ihre Arbeit noch nicht veröffentlicht haben, ist schwer einzuschätzen. Wir gehen eher von der ersten Annahme aus. Bestimmt gibt es aber auch Kollegen unter uns, die ihre inklusive Arbeit noch nicht veröffentlicht haben. Dies ist sehr schade, da es sich vermutlich um Modellprojekte handelt, die bestimmt auch in anderen Bundesländern umgesetzt werden könnten oder Ideen für weitere Projekte bieten können. Der stetige Austausch in diesem Bereich ist sehr sinnvoll.

Ein Ansprechpartner für einen Austausch ist der Deutsche Verband der Ergotherapeuten e. V. Hier haben sich bereits Gruppierungen zusammengetan, um die Umsetzung des Inklusionsgedankens aus ergotherapeutischer Sichtweise weiterzuentwickeln und Handlungsstrategien zu entwickeln. In vielen Landesgruppen ist das Thema Inklusion bereits ein Dauerbrenner. Federführend ist hier die Landesgruppe Nordrhein-Westfalen, die eine erste Arbeitsgruppe Inklusion gebildet hat.
Am 16.09.2013 fand zum Thema schulische Inklusion ein Initiierungstreffen der DVE-Projektgruppe statt. Die Planung der Gruppe beinhaltete die Erstellung eines Konzeptes, um Ergotherapie im schulischen Setting zu integrieren. Hierbei liegt der Schwerpunkt auf einer klientenzentrierten, betätigungsorientierten und alltagsorientierten Ergotherapie (Wirth, Schweiger, Zillhardt & Hasselbusch, 2014). Auch in den vorhergehenden Kapiteln wurde die klientenzentrierte, betätigungsorientierte und alltagsorientierte Ergotherapie im Kontext der Inklusion gesehen.
Die Projektgruppe des DVE hat sich in zwei Untergruppen aufgeteilt. Die eine Gruppe schaut sich die strukturellen Rahmenbedingungen an, die andere Gruppe wird sich dem inhaltlichen, konzeptionellen Teil widmen.
Für Mitglieder bietet der DVE eine erste Anlaufstelle für die Förderung von Projekten. Über einen Projektantrag können Vorschläge an den Vorstand gerichtet werden. In den nächsten Jahren wird es immer wichtiger werden, auf den ‚fahrenden Zug' aufzuspringen und die Kompetenzen der Ergotherapeuten im Kontext der Inklusion zu verdeutlichen. Wichtig ist hierbei, sich darüber klar zu werden, dass wir als Berufsgruppe einiges an fachlicher Kompetenz mitbringen, sei es auf therapeutischer, pädagogischer oder psychologischer Ebene. Umweltadaption, Teilhabe und die betätigungsorientierte sowie klientenzentrierte Sichtweise sind stark in der Ergotherapie verankert. Dies hilft aber nicht, wenn nur Ergotherapeuten wissen, welche Kompetenzen sie haben. Wichtig ist die **weitere intensive Öffentlichkeitsarbeit** um das Berufsbild der Ergotherapie in der Gesellschaft weiter zu verankern.

Ein weiterer Punkt wird die **Entwicklung von Leistungsbeschreibungen** in unterschiedlichen Bereichen sein, wie es z. B. für den Bereich der betrieblichen Gesundheitsförderung geschehen ist. Die konkrete Beschreibung des Leistungsprofils von Ergotherapeuten in unterschiedlichen Bereichen kann vor allem gegenüber anderen Berufsprofessionen, aber auch Kostenträgern herangezogen werden, um den Einsatz von Ergotherapeuten in dem jeweiligen Bereich zu begründen. Konkrete Leistungsbeschreibungen können dazu führen, dass sich neue Handlungsfelder für Ergotherapeuten ergeben bzw. Ergotherapeuten in bereits bestehenden Handlungsfeldern verstärkt eingesetzt werden. Beispiel könnte hier der Einsatz von Ergotherapeuten im Bereich der Migrationshilfe, mit Asylbewerbern oder direkt in Flüchtlingsunterkünften sein.

Ein weiteres Beispiel stellt die **Primärprävention** dar. Der primärpräventive Charakter des Inklusionsgedankens bietet eine Möglichkeit für die Ergotherapie, im Rahmen der Umsetzung von Inklusion und in Verbindung mit dem bereits erwähnten Präventionsgesetz neue Handlungsfelder besonders im Bereich der Primärprävention zu erschließen. Hier besteht das Potenzial, die Abhängigkeit der Ergotherapeuten von ärztlichen Verordnungen weiter zu reduzieren und davon losgelöst den Bestand des Berufsbildes zu sichern. Seit 2012 gibt es den DVE-Aktionsplan zur Umsetzung der UN-BRK. Das dort erwähnte möglichst aktive Mitwirken bei der **Entwicklung von Aktionsplänen** ist besonders auf kommunaler Ebene wichtig. Wie in Kapitel 4 dargestellt, bieten Aktionspläne eine Strukturmöglichkeit zur Umsetzung des Inklusionsgedankens. Auf politischer Ebene werden Aktionspläne auch häufig als zeitlicher Plan aufgestellt. Aus diesem Grund erscheint es wichtig, dass auch der DVE aktiv an Aktionsplänen mitwirkt, innerhalb der Bundesländer z. B. durch die Landesgruppen oder auf Bundesebene, um Ergotherapie bei der Umsetzung de Aktionspläne als Berufsprofession zu verankern.

Einen weiteren Schwerpunkt bildet der **Bereich Forschung.** Viele Themen erfordern eine wissenschaftliche Auseinandersetzung. Grund und Notwendigkeit einer wissenschaftlichen Auseinandersetzung ist auch hier wieder die evidenzbasierte und begründete Tätigkeit von Ergotherapeuten. Mögliche Themen können z. B. folgende sein:

- Occupational Science
- Zusammenhang zwischen Teilhabe und Gesundheit
- Hypothese: ‚Kosteneinsparung im Gesundheitssystem durch positive Wirkung von Inklusion auf das Gesundheitsgefühl'

Es gibt viel zu tun! In diesem Sinne: „Wer Inklusion will, sucht Wege, wer sie verhindern will, sucht Begründungen" sagte 2012 Hubert Hüppe, Beauftragter der Bundesregierung für die Belange behinderter Menschen. Im nachfolgenden Abschnitt werden Konzepte beschrieben, die von Kollegen entwickelt und zum Teil bereits umgesetzt werden. Des Weiteren werden Möglichkeiten zur Umsetzung des Inklusionsgedankens aufgezeigt.

10.1 Kinder und Jugendliche bis zum Berufseinstieg

Das Programm „Discemotorik" – Wir lernen bewegt
Aline Klusen und Christoph Lenz, beide staatlich anerkannte Ergotherapeuten, entwickelten das Konzept *,Discemotorik'*. Aline Klusen, zusätzlich Erzieherin, arbeitet seit mehreren Jahren in einem integrativen Kindergarten und ist an der Pestalozzischule in Eisenberg tätig. Christoph Letzel arbeitet seit einigen Jahren in einem integrativen Kindergarten der Lebenshilfe Worms und als Dozent an der Prof. König- und Leisterschule für Ergotherapie und Logopädie in Kaiserslautern. Ebenso ist er in der Tagesförderstätte der Lebenshilfe Kirchheimbolanden tätig.
Das Konzept *,Discemotorik – Wir lernen bewegt'"* ist bundesweit ein einzigartiges Förderprogramm zum Ausgleich von Defiziten der Wahrnehmungsverarbeitung und Motorik. Das Konzept fördert eine inklusive und gesundheitsfördernde Pädagogik in Kindergärten und Grundschulen. Zielgruppe sind alle Kinder im Vor- und Grundschulalter. Folgende Leitfragen standen für die Entwickler des Konzepts im Vordergrund:

- Wie kann man Kindern helfen, die z. B. ihre Kräfte nicht dosieren können, kaum still sitzen können, die Lernanforderungen in der Schule trotzdem zu meistern?
- In welchen Bereichen gibt es Auffälligkeiten, die das Lernen der Kinder behindern?
- Wie kann ich feststellen, wo das Kind Schwierigkeiten hat?
- Wie kann man die genannten Fähigkeiten fördern?
- Wie kann inklusives Lernen in der Praxis umgesetzt werden?

(Klusen & Letzel, 2014, S. 47).

Das Konzept kann mit allen Kindern zum Einsatz kommen, womit eine gute Voraussetzung für inklusives Arbeiten gegeben ist. Inhaltlich werden Elemente aus den Bereichen der Ergotherapie sowie der Psychomotorik zu einem ganzheitlichen Ansatz miteinander verbunden. Dabei stehen im Vordergrund:

- Verbindung bzw. Verknüpfung wahrnehmungs- und bewegungsfördernder Angebote mit Lerninhalten
- Anbahnung von ausgeglichenen und physiologischen Bewegungsmustern, um mögliche Defizite innerhalb der Wahrnehmungsverarbeitung und Motorik zu verbessern, gemeinsames Lernen, Vermittlung von positiven Erfolgserlebnissen, die sich lernmotivierend auswirken
- Angebot von handlungsorientierten Lerninhalten
- Vertiefung von Lerninhalten
- Lernen mit allen Sinnen
- Förderung von sozialen Kompetenzen, wie z. B. Teamarbeit
- Konzept ist fester Bestandteil in den Schulklassen

(ebd., S. 47–48).

Discemotorische Förderung – Vorgehen (ebd., S. 49)

1. **Implementierung der discemotorischen Förderung in den Kindergarten oder die Grundschule**

- Feststellung des Bedarfes an Förderung
- Gründung eines Kompetenzteams – eigene Auseinandersetzung mit dem Konzept. Möglichst Bildung eines interdisziplinären Teams, z. B. Erzieherin und Ergotherapeutin
- Informationsveranstaltung für das pädagogische Personal
- Vorstellung des Konzeptes am Elternabend, um alle Akteure aus dem Alltag zu involvieren

2. **Ablauf der discemotorischen Förderung** (ebd., S. 49–50)

- Bestimmung der konkreten Überforderung des Kindes
- Durchführung der Eingangsdiagnostik „Die wilden Tiere in der Schule", die aus zwei Teilen besteht
  - Teil 1: eine Geschichte wird vorgelesen. In dieser kommen unterschiedliche Tiere vor. Aufgabe der Kinder ist, die Tiere zu imitieren (motorisch)
  - Teil 2: Bearbeitung von Arbeitsblättern. Schwerpunkt hierbei ist der visuelle Wahrnehmungsbereich
- Auswertung erfolgt mithilfe eines Auswertungsbogens.
- Nach Feststellung der spezifischen Schwachstellen beginnt die Förderung im Klassenzimmersetting oder einem anderen eingerichteten Erlebnis- und Bewegungsraum.
- Aufstellung eines Parcours
- Kinder ziehen zu Beginn eine Karte, welche an spezifischen Stellen oder am Ende des Parcours gelöst werden muss. Der Parcours wird im Klassenraum oder einem eigens eingerichteten Erlebnis- und Bewegungsraum aufgebaut. Der Parcours beinhaltet die therapeutischen Medien, die zur jeweiligen Förderung des Kindes benötigt werden.
- Während die Kinder die spezifischen Stationen durchlaufen, können während des Spiels Entwicklungsverzögerungen durch die Ergotherapeutin beobachtet werden.
- Der Parcours kann bereits im Vorfeld durchlaufen werden, mit dem Ziel eine Bewegungsdiagnostik durchzuführen und die Ergebnisse bei den Gesprächen mit den Eltern oder bei der Erstellung eines Förderplans für das jeweilige Kind zu berücksichtigen.
- Der Parcours kann aber auch im Kontext des bewegten Lernens immer wieder zwischendurch angewendet werden.

12 Fragen an Aline Klusen – ein Interview über ihre Erfahrungen mit Inklusion

Frage 1: Wodurch wurde die Schule auf den inklusiven Weg gebracht?
Die vier- bis fünfzügige Grundschule der Verbandsgemeinde Eisenberg (Pfalz) mit ca. 400 Kindern ist nicht nur von der allgemeinen Bevölkerungsstruktur her eine Schule im sozialen Brennpunkt. Sie bindet auch Schülerinnen und Schüler aus einem SOS-Kinderdorf und einem Kinderheim ein. Eisenberg ist als Industrieort durch einen sehr hohen Anteil an Arbeiterschaft gekennzeichnet. Dies führt unter anderem auch dazu, dass Kinder unterschiedlicher Nationalitäten die Schule besuchen. Schon seit langer Zeit hat das Team der Pestalozzischule daher für sich herausgefunden, dass das Prinzip „ein Lehrer – eine Klasse" hier nicht ausreichen kann: Bildung von Teamstrukturen und regelmäßiger Austausch wurden als Bedingung erkannt, um auf die komplexen unterschiedlichen Bedürfnisse der Kinder eingehen zu können.
Die Pestalozzischule Eisenberg (Pfalz) wurde zum Schuljahr 2001/2002 „Schwerpunktschule". Kinder mit und ohne Beeinträchtigung erhalten seither gemeinsam inklusiven Unterricht durch den Einsatz des gesamten Pädagogen-Teams.
Eine inklusive Schule:

- Schätzt alle Schülerinnen, Schüler und Mitarbeiter in ihren Werten und heißt alle willkommen
- Fördert die individuellen Begabungen und Interessen aller Schüler
- Ermöglicht, gleichaltrige Vorbilder zu finden und selbst Vorbild zu sein
- Entwickelt entsprechende Haltung und entsprechende Werte im Kollegium und steigert Leistung

Frage 2: Welche Berufsgruppen sind an der Schule vertreten?
Grundschullehrerinnen, Erzieher, Sozialpädagogen, Heilerziehungspfleger, Ergotherapeutin, Sozialarbeiterin, Integrationshelfer.

Frage 3: Wie ist die Rollenverteilung im gesamten Team der Schule?
„Schule ein Team" ist eines unserer Leitmotive. Kommunikations- und Kooperationsstrukturen sind in unserer Schule in vielen Ausprägungsformen zu finden.

- Schulleitung und Verwaltung
- Teams unterschiedlicher beruflicher Qualifikationen arbeiten in einer Klasse
- Gemeinsame Ausarbeitung von Lernzeitportfolios für alle Kinder der Schule
- Besprechungen und Planungen in Klassenteams
- Planungstreffen der Klassenstufen zur Planung und Evaluation
- Teamarbeit zwischen Schülerinnen und Schülern im Unterricht
- Pädagogischer und informeller Austausch mit pädagogischen Einrichtungen und therapeutischen Praxen

Frage 4: Wer kam auf die Idee, Ergotherapeuten ins Team aufzunehmen bzw. wie kam es dazu?
Eigeninitiative ... meine Intention war es, meinen Erstberuf (staatl. anerkannte Erzieherin) mit meiner ergotherapeutischen Ausbildung zu verzahnen.

Frage 5: Wie wird Ihre Stelle finanziert?
Die Stelle wird von der Aufsichts- und Dienstleistungsdirektion (ADD) finanziert. Erzieherinnen und Ergotherapeuten werden als pädagogisch/therapeutische Fachkräfte im öffentlichen Dienst eingestellt.

Frage 6: In welcher Form ist bereits das Konzept „Discemotorik" an der Schule implementiert?
Discemotorik ist ein wesentlicher Baustein der inklusiven Schulkonzeption in der Pestalozzischule Eisenberg (Pfalz). In einem eigens für die Discemotorik eingerichteten Erlebnis- und Bewegungsraum lernen die Schüler aller Jahrgangsstufen mit viel Freude „bewegt". Dieser Raum wird von mir betreut. Durch die enge Zusammenarbeit mit den Lehrerteams, die den aktuellen Lerninhalt „liefern", und anhand der Förderpläne ist es möglich, die Kinder ihrem Leistungsstand entsprechend individuell und differenziert zu fördern. Die erfolgreiche Umsetzung des Konzepts findet auch in den Klassen und auf den Schulfluren statt und ist an unserer Schule zu einem festen Unterrichtsbestandteil und Unterrichtsprinzip geworden. So werden den Kindern in ihren Klassen täglich Lerninhalte „bewegt" angeboten.
Ausgangspunkt der gezielten Förderung bildet immer die discemotorische Beobachtungsdiagnostik „Die wilden Tiere in der Schule", die mit allen Schülern der ersten Klassen 4 Wochen nach Schulbeginn durchgeführt wird. Die Beobachtungen und Schlussfolgerungen, die Lehrer und pädagogische Fachkräfte anhand der Diagnostik ziehen, münden in einen individuellen Förderplan, der neben der individuellen Förderung des Kindes eine gute Grundlage für die Beratung der Eltern darstellt.

Frage 7: Wie lautet Ihr konkreter Arbeitsauftrag als Ergotherapeutin an der Schule?
Förderung und Forderung aller Kinder!

Frage 8: Wer entscheidet, welche Kinder ergotherapeutisch betreut werden? Werden nur Kinder betreut, die eine medizinische Indikation haben?
Als pädagogisch-therapeutische Fachkraft, bin ich in der Schule angestellt und arbeite nicht auf Rezept. Eine medizinische Indikation ist daher nicht zwingend. Anhand unserer Beobachtungsdiagnostik werden Kinder gefördert, die Defizite innerhalb ihrer Wahrnehmung und Motorik haben oder aufgrund sozial-emotionaler Auffälligkeiten wenig Lernerfolge erzielen. Das Klassenteam erstellt gemeinsam unter Einbeziehung des Kindes und der Eltern einen individuellen Förderplan.

Frage 9: Was klappt im Alltag bei der Umsetzung des Inklusionsgedankens gut?
- Das gemeinsame Lernen innerhalb der Klasse durch individuelle, differenzierte Lernangebote
- Die Akzeptanz der Schüler untereinander
- Die Arbeit im multiprofessionellen Team
- Die Wertehaltung innerhalb des Kollegiums

Frage 10: Welche Herausforderungen müssen bei der Umsetzung des Inklusionsgedankens im Alltag noch bewältigt werden?
Der Umgang mit Schülern, die eine Beeinträchtigung im sozial-emotionalen Bereich aufzeigen, ist äußerst schwierig. Häufig sind diese Kinder nur 1–2 Schulstunden innerhalb des Klassenverbands beschulbar. Wir sind bemüht, diese Kinder durch unsere Schulsozialarbeit aufzufangen. Auch Kinder mit einer schwerstmehrfach Beeinträchtigung können wir in unserer Schule bislang nicht unterrichten, da wir kein Pflegepersonal (Krankenschwester) an unserer Schule haben und die Räumlichkeiten keine entsprechende Ausstattung haben.

Frage 11: Was möchten Sie Ergotherapeutinnen mit auf den Weg geben, die sich praktisch mit Inklusion auseinandersetzen möchten?
Schule ist für Ergotherapeuten ein neues Berufsfeld. Inklusion kann nur gelingen, wenn ein multiprofessionelles Team gemeinsam Inklusion umsetzt. Es ermöglicht Ergotherapeuten, Kinder in ihrem „natürlichen" und sozialen Umfeld zu erleben und ganzheitlich zu fördern. Der Austausch mit Lehrern und pädagogischen Fachkräften ermöglicht eine umfassende Förderung des Kindes. *Wege entstehen dadurch, dass man sie geht!* (Franz Kafka)

Frage 12: Inklusion für Sie in 5 Wörtern?
Vielfalt, Wertehaltung, Akzeptanz, Toleranz, Stärken stärken

10.2 Inklusion im Kindergarten

Erzieher sind in der Auseinandersetzung mit dem Inklusionsgedanken häufig offener als Lehrer. Dies liegt an dem Konzept ‚Offene Gruppen', das man in den Kindergärten häufig antrifft. Lehrer haben vor allem in Regelschulen die begründete Befürchtung, bei gleichbleibenden personellen und räumlichen Ressourcen das Konzept der Inklusion umsetzen zu müssen und dann an den Vorgaben zu den schulischen Lernzielen zu scheitern. Bei Fortbildungsveranstaltungen zeigt sich die offene Einstellung von Erziehern in folgenden Aussagen:

- Inklusion ist gut, aber wir erhalten keine weitere finanzielle Unterstützung.
- Was kann ich jetzt aktuell tun, um Inklusion umzusetzen?
- Unsere Einrichtung ist nicht behindertengerecht, kann ich das Konzept der Inklusion dann anwenden?
- Wir brauchen Unterstützung von Experten, denn wir sind nicht geschult, Barrieren zu identifizieren.
- U.v.m.

Für die Erzieher ist es erleichternd zu erkennen, dass Inklusion nicht von heute auf morgen umsetzbar ist, sondern manchmal bereits kleine Teilschritte viel wert sind.

Vanessa Barth (2012) beschäftigte sich in ihrer Bachelorarbeit mit Inklusion im Kindergarten und kooperierte mit dem Kindergarten „Eulenspiegel" in Idstein. Hierbei identifizierte sie Barrieren, die Kinder in ihrer Handlungsfähigkeit einschränken. Die

Einschränkungen bildete sie anhand des Bieler Modells ab. Für die Barrieren, die Barth (2012) identifizierte, zeigte sie mögliche ergotherapeutische Adaptionen auf, um die Barrieren abzubauen. Für die Erzieher war es wichtig, einen Handlungsplan zu bekommen, den sie im Alltag umsetzen können. Die Zusammenarbeit empfanden die Erzieher in der Tagesstätte Eulenspiegel als sehr hilfreich und anregend. Der Wunsch, aber auch der Bedarf an interdisziplinärer Zusammenarbeit wurden deutlich und die Integration eines Ergotherapeuten als festem Teammitglied als positiv empfunden.

Identifizierung von Barrieren und mögliche ergotherapeutische Adaptionen am Beispiel des Kindergartens „Eulenspiegel" in Idstein, Taunus

Nach GEW (2006, S. 119) ist die Einrichtung so ausgestattet, dass Spielen, Lernen und Partizipation gefördert werden.

Ergotherapeutische Adaptionen (Barth, 2012, S. 25):

- Die Beschreibung der Funktionsräume und die Informationsbroschüren sollten in mehreren Versionen zur Verfügung stehen – das kann bedeuten, dass sie in größerer Schrift für eine bessere Lesbarkeit, in anderer oder leichter Sprache vorhanden sind. Ebenfalls ist zu überdenken, ob die Beschreibung der Räume oder auch die Informationsbroschüren in Brailleschrift vorhanden sein sollten.
- Die Symbole an der Kindergarderobe können als taktile Orientierungshilfe mit plastischen Gegenständen ausgestattet werden, damit sich die Kinder, um ihre Garderobe zu finden, sowohl visuell als auch taktil orientieren können.

10.3 Inklusion im Bereich der Freizeit

Auch der Bereich Freizeit ist ein Betätigungsbereich, den Ergotherapeuten nicht außer Acht lassen. Welche Barrieren im Bereich von Freizeitaktivitäten auftreten können und welchen Beitrag Ergotherapeuten zum Abbau von Barrieren beitragen können, schauten sich Studierende der Hogeschool Zuyd in Heerlen/NL während ihrer Bachelorarbeit an (Dahl, Riedel & Spreth, 2011). Das Thema der Arbeit war „Reisen mit Paraplegie". Sie beleuchteten dabei die Reiseplanung und den Reiseweg sowie den eigentlichen Aufenthalt am Urlaubsort. Auch hier wurde wieder ein ergotherapeutisches Modell herangezogen. Die Betrachtung der Thematik wurde anhand des CMOP-E vorgenommen. Ihre Schlussfolgerungen waren folgende:

Ergotherapeuten können

- Klienten dahingehend beraten, welches Hotel z. B. für Rollstuhlfahrer geeignet ist
- Unterstützung bei organisatorischen Vorkehrungen anbieten
- eine Hilfsmittelberatung dazu durchführen, welche Hilfsmittel für die Reise unterstützend sein können
- die Angehörigen oder Begleitpersonen beraten

(ebd., 2011).

Strommenger (2012) beschäftigte sich in ihrer Arbeit ebenfalls mit dem Bereich der Freizeit. Hier ging es um die „konzeptionelle Erarbeitung zur Umgestaltung eines Idsteiner Spielplatzes im Sinne der Inklusion". Das Fazit ihrer Arbeit war, dass Ergotherapeuten die Gestaltung eines Spielplatzes durch die Eruierung und Minimierung bestehender Barrieren, das Einbringen von Adaptionen und die gezielte Auswahl von Spielgeräten unterstützen können. Sie empfiehlt die Zusammenarbeit von Architekten, Spielplatzgremien und Ergotherapeuten, um bei der Umgestaltung von Spielplätzen möglichst die Vielfalt aller Kinder zu erfassen.

Der Einbezug von Ergotherapeuten in erlebnispädagogische Programme wurde in einem intensiven Austausch mit der Inklusionsfachkraft eines großen deutschen Anbieters erlebnispädagogischer Klassenreisen erörtert. Aus ihrer Erfahrung bezeichnete sie die Herangehensweise der Erlebnispädagogen als bereits sehr inklusiv, da grundsätzlich bei der Auswahl von Aktionen und der Gestaltung des Rahmenprogramms auf die Bedürfnisse aller Teilnehmer geachtet werde, und Erlebnispädagogik immer ressourcenorientiert sei. Es wurde auch der finanzielle Aspekt thematisiert, da viele Einrichtungen in diesem Bereich mit einem geringen Budget arbeiten und deshalb sehr zurückhaltend gegenüber der Einstellung z. B. von Ergotherapeuten wären. Aus Sicht der Autorin, die auf eigenen Erfahrungen im Bereich der erlebnispädagogischen Arbeit beruht, ist in diesem Bereich dennoch Luft nach oben. Vorstellbar ist in jedem Fall die Arbeit in einer erlebnispädagogischen Einrichtung als Ergotherapeutin mit einer entsprechenden erlebnispädagogischen Zusatzqualifikation, sodass auch der ganz normale Betrieb der Einrichtung unterstützt werden kann, gleichzeitig aber der Aspekt der Teilhabe und Barrierefreiheit von der Ergotherapeutin immer im Blick behalten wird. Die erlebnispädagogische Arbeit ist grundsätzlich mit den ergotherapeutischen Grundannahmen vereinbar, wie z. B. ein 2014 von der Autorin beim BundesSchüler- und StudierendenTreffen des DVE durchgeführter Workshop herausarbeitete.
Sind Ergotherapeuten bei der Gestaltung von inklusiven Freizeitangeboten involviert, so kann der „Index für die Jugendarbeit zur Inklusion von Kindern und Jugendlichen mit Behinderung" eine große Hilfestellung bieten. Ähnlich wie der Index für Inklusion, Kindergarten oder der kommunale Index, bietet der Index für die Jugendarbeit zur Inklusion von Kindern und Jugendlichen mit Behinderung die Möglichkeit einer strukturierten Herangehensweise in der Planung sowie die Möglichkeit der Reflexion und Identifizierung von noch vorhandenen Barrieren (Mayer & Kieslinger, 2014).

10.4 Berufstätige

Unternehmen

Auch auf dem Arbeitsmarkt findet eine Separation statt und inklusive Anteile haben noch wenig Zugang gefunden. Durch eine Exklusion aus dem ersten Arbeitsmarkt sind Menschen gefährdet, die unter einer physischen, psychischen oder kognitiven Beeinträchtigung leiden. Diese sind als Exklusionsrisiken zu betrachten. Auch wenn gesetzlich versucht wird, diesen Exklusionsrisiken entgegenzuwirken, zeichnen die Statistiken ein anderes Bild. Arbeitgeber, die im Jahresdurchschnitt monatlich mindestens 20 Arbeitsplätze zur Verfügung haben, sind im Sinne des § 73 SGB IX verpflichtet, 5 % dieser Arbeitsplätze mit Menschen mit einer Schwerbehinderung zu besetzen. Kommt ein Arbeitgeber dieser Verpflichtung nicht nach, muss eine Ausgleichsabgabe gezahlt werden. Diese errechnet sich auf Grundlage der Beschäftigungsquote/Ist-Quote und der Arbeitsplatzzahl (Bundesagentur für Arbeit, 2014[1]).

Laut dem statistischen Bundesamt (DESTATIS, 2014[2]) lebten Ende 2013 in Deutschland 7,5 Millionen Menschen mit einer Schwerbehinderung. Im Vergleich zum Jahresende 2011 waren das 260.000 Menschen, also 3,6 %, mehr. Daraus resultiert, dass 9,4 % der gesamten Bevölkerung in Deutschland schwerbehindert sind. Von einer Schwerbehinderung spricht man, wenn von den Versorgungsämtern ein Grad der Behinderung von 50 und mehr festgestellt und ein Schwerbehindertenausweis ausgehändigt wurden (ebd.). Laut der Statistik ‚Schwerbehinderte Menschen in Beschäftigung' der Bundesagentur für Arbeit (2014[1]) gehen lediglich 964.650 Menschen mit einer Schwerbehinderung einer Arbeit auf dem allgemeinen Arbeitsmarkt nach. Bei solchen Zahlen stellt sich die Frage: Ist das Inklusion? Es gibt aber auch positive Beispiele. Darunter sind auch solche von Ergotherapeuten, die einen Beitrag zum inklusiven Arbeitsmarkt leisten.

Fraport AG

Dass schwerbehinderte Menschen eine Chance auf einen Arbeitsplatz auf dem allgemeinen Arbeitsmarkt haben können, zeigt z. B. das Presse- und Informationsamt der Bundesregierung (2014[3]). Die Fraport AG hat sich „… die dauerhafte berufliche Integration von Menschen mit Behinderung zum Ziel gesetzt. Damit liegt das Unternehmen deutlich über der gesetzlich vorgeschriebenen Quote von 5 %". Mehr als 11 % der Arbeitsplätze in der Firma sind mit schwerbehinderten Menschen besetzt. Dies ist ein richtiger Schritt in Richtung eines inklusiven Arbeitsmarktes. Fraport hat auch einen eigenen Aktionsplan zur Umsetzung der UN-BRK in ihrem Unternehmen veröffentlicht (Fraport AG o. J.[4]).

---

1 Bundesagentur für Arbeit (2014). Beschäftigung nach Ländern in wirtschaftlicher Gliederung (WZ 2008). http://statistik.arbeitsagentur.de/Statischer-Content/Statistik-nach-Themen/Statistik-nach-Wirtschaftszweigen/Generische-Publikationen/Beschaeftigung-nach-Laendern.pdf [15.05.2015].

2 Statistisches Bundesamt (DESTATIS) (2014). 7,5 Millionen schwerbehinderte Menschen leben in Deutschland. https://www.destatis.de/DE/PresseService/Presse/Pressemitteilungen/2014/07/PD14_266_227pdf.pdf;jsessionid=74541CFF9B726E11E22E0BD9D688CBAC.cae4?__blob=publicationFile [30.04.2015].

3 Presse- und Informationsamt der Bundesregierung (2014). Menschen mit Behinderung. Nicht ohne uns über uns. http://www.bundesregierung.de/Content/DE/Artikel/2014/03/2014-03-25-5-jahre-ratifizierung-un-konvention-inklusion.html [06.09.2015].

4 Fraport AG Frankfurt Airport Services Worldwide, Beauftragter des Arbeitgebers für die Belange schwerbehinderter Beschäftigter (SBV) (o. J.). Aktionsplan. Unser Weg zur gelebten Inklusion. http://www.fraport.de/content/fraport/de/misc/binaer/nachhaltigkeit/beschaeftigte/fraport-aktionsplan/jcr:content.file/fraport-aktionsplan.pdf [06.09.2015]

Ganz im Sinne von „Das Beste kommt aus der Praxis“ wurde 2015 zum vierten Mal der Inklusionspreis „Für mehr Beschäftigung von Menschen mit Behinderung“ verliehen. Der Preis wird an Unternehmen verliehen, die Menschen mit Behinderung erfolgreich in das Wirtschaftsleben integrieren konnten. Prämiert werden Unternehmen, die 2014/2015 beispielhafte Projekte und Aktionen durchgeführt haben zur:

- **Einstellung und Ausbildung von Menschen mit Behinderung**
- **Weiterbeschäftigung von leistungsgewandelten Mitarbeitern**
- **Erhaltung der Beschäftigungsfähigkeit**

Die Auslobung des Inklusionspreises erfolgt durch eine Initiative des UnternehmensForum in Zusammenarbeit mit der Bundesagentur für Arbeit, der Bundesvereinigung der Deutschen Arbeitgeberverbände und der Charta der Vielfalt unter Schirmherrschaft der Bundesministerin für Arbeit und Soziales, Andrea Nahles (UnternehmensForum e. V., 2015[5]).

Volkswagen (VW)

Auch eine weitere große Firma, der Autohersteller VW, geht seit Jahren mit gutem Beispiel voran. Das Unternehmen stellt Ergotherapeuten ein und tut aktiv etwas im Bereich der Prävention und Gesundheitsförderung (Marotzki & Adam, 2008). Was hat dies aber mit Inklusion zu tun? „Der Erhalt der Gesundheit und Beschäftigungsfähigkeit unserer Mitarbeiter ist eines der wichtigsten Ziele der Volkswagen Personalpolitik“ (VW Geschäftsbericht, 2011[6]). Des Weiteren steht die weitere Verbesserung der Ergonomie an allen Arbeitsplätzen im Vordergrund. Hier wird ein wichtiger Schritt zur Teilhabe am Arbeitsplatz geschaffen. Ergotherapeuten verfügen über grundlegende Fachkenntnisse in den Bereichen der Arbeitsplatzanpassung, -adaption sowie der Erstellung von Fähigkeits- und Anforderungsprofilen. Ein Ziel in der betrieblichen Gesundheitsförderung ist es, geistige, emotionale und soziale Bedürfnisse eines Arbeitnehmers bei der Arbeit zu erkennen (Marotzki & Adam, 2008). Hierbei können Ergotherapeuten folgende Beiträge leisten:

- Vermitteln von Kenntnissen über Belastung und Ressourcen in der Arbeitswelt
- Eigenwahrnehmung stärken
- Eigenverantwortung stärken

VW geht einen ersten wichtigen Schritt und bezieht u. a. Ergotherapeuten aktiv in die betriebliche Gesundheitsförderung ein. Im Sinne der Inklusion ist es erstrebenswert, Ergotherapeuten weiter in dem Bereich der betrieblichen Gesundheitsförderung zu etablieren. Ergotherapeuten können einen wichtigen Beitrag zur Identifizierung von Barrieren leisten und eine Anpassung der Arbeitsumwelt für eine heterogene und leistungsunterschiedliche Arbeitnehmerschaft vornehmen. Ganz

5 UnternehmensForum e. V., (2015). Inklusionspreis 2015. http://www.inklusionspreis.de/ [06.09.2015].

6 Volkswagen (o. J.). Geschäftsbericht 2011. Gesundheitsvorsorge und Arbeitsschutz. http://geschaeftsbericht2011.volkswagenag.com/lageberichtwertsteigerndefaktoren/mitarbeiter/gesundheitsvorsorgeundarbeitsschutz.html [24.04.2015].

im Sinne der Anforderungen des zuvor erwähnten Inklusionspreises, setzt VW mit seinem Konzept auf die Erhaltung der Beschäftigungsfähigkeit.

Netzwerk Arbeitsförderung für Menschen mit Behinderung – Anschub Wuppertal

Auch das Netzwerk *‚Runder Tisch Übergang Schule und Beruf'* hat sich Inklusion auf die Fahne geschrieben und befasst sich mit der Situation von Menschen, die mit einer körperlichen und geistigen Behinderung leben (Kuhlmann, o. J.[7]). Das Netzwerk begleitet vor allem Menschen, die sich aktuell im Übergang von der Schule in das Berufsleben befinden. Zielsetzungen sind:

- Verbesserung der individuellen Berufsvorbereitung
- Verbesserung der Berufsprospektive

„Das Netzwerk bietet die Möglichkeiten zur Information, zum Austausch, zur Beratung, zur gegenseitigen Unterstützung und der gemeinsamen Öffentlichkeitsarbeit. Es ist Plattform zur Entwicklung neuer Ideen und Konzepte" (ebd.).

Naba's Café

Geschäftsführerin des Naba's Café ist die Ergotherapeutin Anne Schütz-Wiebe. Das Team im Naba's Café ist ein ganz besonderes Team. Hier arbeiten zu gleichen Teilen Menschen mit und ohne Behinderung. In ihrer täglichen Arbeit werden sie tatkräftig von Praktikanten, Ehrenamtsmitarbeitern und Menschen, die aus verschiedensten Gründen (noch) nicht auf dem allgemeinen Arbeitsmarkt arbeiten können, unterstützt (Hamacher, 2012[8]). Hierbei handelt es sich um ein Integrationsunternehmen mit einem deutlichen Schritt in Richtung Inklusion.

Naba's Café ist ein integratives Projekt der Agentur für Arbeit und dem Nachbarschaftsheim. Gefördert wurde das Projekt von den Organisationen „Aktion Mensch" und dem Landschaftsverband Rheinland. Durch das Projekt sind sechs neue Stellen entstanden – drei davon für Menschen mit Behinderung (Nachbarschaftsheim Wuppertal e. V., 2015[9]). Das ergotherapeutische Know-how punktet vor allem in den folgenden Bereichen:

- Arbeitsdiagnostik
- Arbeitsanalysen durchführen
- Barrieren im Alltag identifizieren
- Eingliederungsprozesse neuer Mitarbeiter ganzheitlich betrachten, u. v. m.

7 Kuhlmann, M. (o. J.). Leitidee. http://www.anschub-wuppertal.de/ [23.04.2015].

8 Hamacher, S. (2012). Integrative Jobs: Ein Café macht es vor. http://www.wz-newsline.de/lokales/wuppertal/integrative-jobs-ein-cafe-macht-es-vor-1.1173889 [24.04.2015].

9 Nachbarschaftsheim Wuppertal e. V. (o. J.). Naba's Café ... einfach anders. http://www.nachbarschaftsheim-wuppertal.de/02_Reinkommen/02_07_nabas_cafe.html [24.04.2015].

10.5 Menschen im Rentenalter

Ältere Menschen haben ein erhöhtes Gefährdungspotenzial, in einem oder mehreren Lebensbereichen eingeschränkt zu sein und an der aktiven Teilhabe gehindert zu werden. Die Einschränkungen resultieren aus physischen oder psychischen Faktoren bzw. mehr oder weniger förderlichen individuellen Umfeld- und Umgebungsbedingungen. Dies bestätigt der Teilhabebericht, den die Bundesregierung im Sommer 2013 veröffentlichte. In ihm nahm die Bundesregierung „... zum erstem Mal, die tatsächlichen Lebenslagen der Menschen mit Behinderung in den Blick" (BMAS, 2013[10]). Erwähnenswert ist die Tatsache, dass für den Bericht nicht nur statistische Daten erhoben wurden, sondern die Betroffenen selbst befragt wurden, in welchem Maße sie am gesellschaftlichen Leben teilhaben. Folgende Faktoren wurden dabei identifiziert:

- Ältere Menschen, die einen familiären Hintergrund haben, fühlen sich weniger eingeschränkt.
- Ältere Menschen, die gut finanziell aufgestellt sind, haben mehr Möglichkeiten zu Teilhabe.
- Ältere Menschen, die zusätzlich eine Behinderung haben, fühlen sich am häufigsten ausgegrenzt.
- Die statistischen Kennzahlen zeigen, dass vor allem ältere Menschen eine Behinderung haben:
  - knapp die Hälfte der Menschen mit einer Schwerbehinderung gehört der Altersgruppe zwischen 55 und 77 Jahren an
  - weitere ca. 25 % sind älter als 75 Jahre

Ergotherapeuten können dazu beitragen, das Risiko der Exklusion zu minimieren und Inklusion – und somit Teilhabe – zu fördern. Eine Möglichkeit sind die Mehrgenerationenhäuser, die sich in den letzten Jahren entwickelt haben.

Mehrgenerationenhäuser I

2006 stellte das Bundesministerium für Familie, Senioren, Frauen und Jugend (BMFSF) das ‚Aktionsprogramm Mehrgenerationenhäuser I' erstmals vor. Zielsetzung und Aufgabe des Konzeptes waren es, „Vorteile und Leistungen und damit das Potenzial der familiären Netzwerke zu bewahren, zu stärken und in eine moderne Form zu transformieren". Dafür sollten „Orte entstehen und ausgestellt werden, die Begegnungen und vielfältige Interaktionen zwischen Generationen ermöglichen" (BMFSFJ, 2014[11]).

10 Bundesministerium für Arbeit und Soziales (2013). Teilhabebericht der Bundesregierung über die Lebenslagen von Menschen mit Beeinträchtigungen. Teilhabe – Beeinträchtigung – Behinderung. http://www.bmas.de/SharedDocs/Downloads/DE/PDF-Publikationen/a125-13-teilhabebericht.pdf?__blob=publicationFile&v=2 [05.09.2015].

11 Bundesministerium für Familie, Senioren, Frauen und Jugend. (2014). Mehrgenerationenhäuser – für nachhaltigen Zusammenhalt in der Gesellschaft. http://www.bmfsfj.de/BMFSFJ/Freiwilliges-Engagement/mehrgenerationenhaeuser.html [28.04.2015].

Mehrgenerationenhäuser II

Eine Weiterentwicklung des Konzeptes von 2006 erfolgte im Jahre 2012. Seit Beginn wird das Konzept wissenschaftlich begleitet. Auf bundesweiter Ebene nehmen nun 450 Mehrgenerationenhäuser daran teil. Diese erhielten über einen Zeitraum von 3 Jahren (2012–2014) je einen jährlichen Zuschuss von 40.000 Euro. 30.000 Euro wurden aus Mitteln des Bundes und des Europäischen Sozialfond (ESF) finanziert. Die restlichen 10.000 Euro übernahmen die Kommunen oder das Land. Im Jahre 2015 standen im Bundeshaushalt nochmals 16 Millionen Euro zur Verfügung um die rund 450 Mehrgenerationenhäuser und die Möglichkeiten einer Weiterentwicklung zu fördern (BMFSFJ, 2014).

Allgemeine Zielsetzung der Mehrgenerationenprojekte ist, dass sie ein fester Bestandteil des gesellschaftlichen Lebens werden und Menschen jeden Alters zusammen kommen (ebd.).

Der Dipl.-Ergotherapeut Stefan Rettig beschreibt einen ganz normalen Tag im Mehrgenerationenprojekt in Einhausen, Hessen, wie folgt:

„Verbissene Dreijährige beim Fische-Angeln, ältere Damen beim ernsthaften Rummicupspiel und Oma und Urenkel lachend beim Mensch-ärgere-dich-nicht“ (Das Nachrichtenportal Rhein-Neckar, morgenweb, 2012[12]).

Folgende Schwerpunkte umfasst das Aktionsprogramm Mehrgenerationenhäuser II:

Freiwilliges Engagement

- Zentrale Anlaufstelle für Menschen jeden Alters, die sich freiwillig engagieren möchten: Menschen aller Generationen und jeder Herkunft können sich dort engagieren.
- Die Mitarbeit in den Häusern eröffnet vielen Freiwilligen neue Chancen und Möglichkeiten, stärkt sie in ihrer sozialen Kompetenz und vermittelt fachliche Fertigkeiten.
- Auf diese Weise unterstützen die Häuser auch die berufliche Wiedereingliederung in den Arbeitsmarkt.
- Die entsprechende Beratung und Qualifizierung von freiwillig Aktiven hat deshalb ein besonderes Gewicht im Aktionsprogramm.

Angebot und Vermittlung von haushaltsnahen Dienstleistungen

- Auch Dienstleistungen, wie z. B. die Hol- und Bringdienste oder Einkaufshilfen werden angeboten. Dabei ist es das Ziel, die Familien zu entlasten, die aufgrund ihrer familiären und beruflichen Aufgaben die Teilhabe ihrer Angehörigen am Mehrgenerationenprojekt sonst nicht gewährleisten können.

12 Das Nachrichtenportal Rhein-Neckar, morgenweb (2012). Mehrgenerationenprojekt: Einhäuser Initiatoren ziehen Bilanz. Bei Jung und Alt klappt's nicht nur am Herd. http://www.morgenweb.de/region/bergstrasser-anzeiger/einhausen/bei-jung-und-alt-klappt-s-nicht-nur-am-herd-1.582482 [06.09.2015]

Integration und Bildung

- Bildung wird als zentraler Schlüssel wahrgenommen, das gemeinsame Lernen und der gegenseitige Austausch werden gefördert und als motivierend angesehen.
- Vor allem für Menschen mit Migrationshintergrund werden auf ihre Bedürfnisse zugeschnittene Aktivitäten angeboten (z. B. Sprachkurse oder Beratungsangebote).

Alter und Pflege

- Vor allem für Menschen kurz vor oder kurz nach ihrem Ruhestandseintritt bieten Mehrgenerationenhäuser viele kreative Angebote und die Möglichkeit, sich zu engagieren.
- Positiv ist die aktive Teilhabe, auch in einem prägenden Lebensabschnitt wie dem des Ruhestandes.
- Zielsetzung bei älteren Menschen ist die Förderung des selbstständigen und selbstbestimmten Lebens im eigenen, gewohnten Umfeld.
- Hilfestellung erhalten Mehrgenerationenhäuser von Pflegeberatungsstellen und Pflegestützpunkten, mit denen sie kooperieren. Weitere Zielgruppen können z. B. demenziell erkrankte Menschen und deren betreuende Angehörige sein.

(BMFSFJ, 2014).

Ansatzpunkte für Ergotherapeuten

Ergotherapeuten werden in Mehrgenerationenhäusern auf ein bunt gemischtes interdisziplinäres Team treffen: Freiwillige, Experten, Dienstleister etc. Allgemein müssen Ergotherapeuten auf einen besonders wichtigen Aspekt achten: die lokalen Gegebenheiten. Folgende Ansatzpunkte ergeben sich aus dem Konzept für Ergotherapeuten:

Beratung

- Aufgrund der Vielfalt und heterogenen Gruppe kann die Beratung sehr unterschiedlich sein. Hier können Ergotherapeuten „freiwillig Engagierte[n], über die Beratung von Selbsthilfeorganisationen oder Senioren bis hin zu[r] beratenden Begleitung von Menschen in der beruflichen Orientierungsphase oder während der Integration in den Arbeitsmarkt" (Coqui, 2012) zur Seite stehen. Hierbei spielen vor allem das fachspezifische Wissen und der Blick auf die Handlungsbefähigung des Menschen eine wichtige und tragende Rolle.

Qualifizierung

- „Ergotherapeuten können aufgrund ihre[r] spezifischen Perspektiven und Methoden zur Qualifizierung von Personal für die Haushaltsnahen Dienstleistungen Module bezüglich alltagsorientierter Problemstellung anbieten" (ebd.). Beispielhaft führt Coqui folgende Qualifikationen von Ergotherapeuten auf, die eingesetzt werden können:
  - Lösungswege bei Demenz mit herausforderndem Verhalten
  - Soziale Kompetenz im Umgang mit überlasteten Angehörigen

- Welchen konkreten Beitrag Ergotherapeuten einbringen können, sollte immer vor Ort besprochen werden (ebd.). Hierbei könnte ein klientenzentrierter Ansatz nach dem COPM erfolgen. Ziele sind immer die Förderung der selbstständigen Betätigung, Aktivierung von Ressourcen, Abbau von Barrieren und die aktive Teilhabe. Hilfestellung und Auskunft bzgl. der aktuellen Formen einer Finanzierung von Qualifizierungsangeboten erhält man bei den zuständigen Landesministerien in ihren Stabstellen Bürgerengagement und Freiwilligendienste (ebd.).

Integration, Bildung und Berufsförderung

- Im Zusammenhang mit sozialen und beruflichen Problemen können Mehrgenerationenprojekte integrationsfördernd und bildungsunterstützend sein. Mögliche Aufgabenfelder von Ergotherapeuten können sein:
  - die Förderung und Unterstützung der persönlichen Entwicklung
  - Interessen und Ressourcen sichtbar machen
  - Steigerung des Selbstvertrauens
  - Stärkung einer realistischen Selbsteinschätzung
  - Zielsetzung: die Förderung lebenspraktischer Selbsthilfekompetenzen

(ebd.).

Gemeinwesenorientierte Prävention und Gesundheitsförderung

- Ergotherapeuten können eine Bedarfsanalyse durchführen und Angebote entwickeln, „… die die vielfältigen Wünsche von Bürgern nach Aktivitäten und sinnvollen Aufgaben erfüllen" (ebd.), z. B.:
  - Entwicklung von Setting-orientierten Konzepten
  - Organisation und Durchführung gesundheitsfördernder, generationenübergreifender Aktivitäten
  - zu Betätigung und sozialer Teilhabe außer Haus auffordern

Möglichkeiten der Finanzierung

Für die Finanzierung von Ergotherapeuten in Mehrgenerationenprojekten gibt es verschiedene Möglichkeiten. Dies kann auf der einen Seite z. B. durch Projektmittel oder durch Arbeitsverträge mit dem Landesverband geschehen, wie es der Fall bei Dipl.-Ergotherapeut Ulrich Coqui ist. Er ist Mitarbeiter des Mehrgenerationenhauses Mannheim und hat einen Arbeitsvertrag mit dem Landesverband des Paritätischen Baden-Württemberg, der über die Bezirksstelle Träger des Mehrgenerationenhauses Mannheim ist. Des Weiteren können Ergotherapeuten Gesundheitsförderung und Gemeinwesenangebote als Erweiterung der Angebotsstruktur ihrer Praxis anbieten oder als unabhängige Honorartätigkeit in Rechnung stellen. Der Kontakt und die Verhandlung mit Krankenkassen können Möglichkeiten bieten, damit die ergotherapeutischen Angebote und die Kostenabrechnung unter die präventiven Angebote fallen. Weitere Finanzierungsmöglichkeiten können mittels einer Ko-

> **Hinweis**
>
> **Beispiele und ein Video für Mehrgenerationenhäuser und weiterführende Informationen finden Sie unter folgendem Link: http://www.bmfsfj.de/BMFSFJ/Freiwilliges-Engagement/mehrgenerationenhaeuser.html**

operation mit Kirchen und anderen freien Trägern wie z. B. Caritasverband oder dem Diakonischen Werk etc. gefunden werden (ebd.).

Im Interview mit der Zeitschrift ERGOTHERAPIE UND REHABILITATION antwortet Ulrich Coqui auf die Frage *„Welche Tipps geben Sie Ergotherapeutinnen, die sich in einem Mehrgenerationenhaus engagieren wollen?"*, wie folgt:

„Nehmen Sie einfach Kontakt auf – sofern tatsächlich berufliches und persönliches Interesse für eine gemeindenahe Tätigkeit besteht, ebenso Lust an der Begegnung und das erforderliche inhaltliche Fachwissen. Von der Krabbelgruppe über die Bauchtanztruppe bis zu einem Programm zum Thema Sturzprävention für Hochaltrige – hier ist vieles möglich. Menschen, egal welcher Nation, Religion oder Altersgruppe zusammenzubringen, um soziale Teilhabe und Gesundheit leben zu können, ist immer gefragt. Man sollte allerdings im Vorfeld die lokalen Gegebenheiten bedenken, ebenso das gegenseitige betriebswirtschaftliche Verständnis sowie die Bedarfslagen der Menschen kennen, und bereit sein, (auch gemeinsam) die Suche nach Förderinstitutionen aufzunehmen. Dafür gibt es z. B. informative Arbeitshilfen auf der Internetseite www.gesundheitliche-chancengleichheit.de" (ERGOTHERAPIE UND REHABILITATION, 51. Jg., 2012, Nr. 7: 10–14, Hrsg. DVE).

Teil V:
Inklusion im Ausland – Ideensammlung aus dem Ausland und die Möglichkeit, diese Ideen auch in Deutschland zu implementieren

11 Ausgewählte Beispiele inklusiver Praxis aus dem Ausland

Dieses Kapitel beschäftigt sich mit beispielhaften Ansätzen oder Projekten außerhalb von Deutschland, in denen entweder der Inklusionsgedanke erkennbar oder Inklusion verankert ist. Es wurden zwei Beispiele ausgewählt, die aufzeigen, dass Inklusion nicht nur im schulischen Setting wichtig ist und praktiziert wird, sondern dass es auch Handlungsmöglichkeiten in anderen Bereichen gibt. In Deutschland ist seit der Ratifizierung der UN-BRK der Schwerpunkt auf die inklusive Bildung und auf die Teilhabe behinderter Menschen gelegt worden. Andere Länder sind da bereits weiter.

11.1 Kwartiermaken – Gastfreundschaft aus den Niederlanden

Doortje Kal aus den Niederlanden ist Entwicklerin des Konzepts ‚Kwartiermaken'. Als Ursprung des Wortes ‚Kwartiermaken' nennen Kal & Prins (2012, S. 13) den Kwartiermaker, der die Aufgabe hat, eine Unternehmung vorzubereiten. In diesem Fall ist es die Unternehmung, die Gesellschaft gastfreundlicher zu machen für Menschen die ‚anders' sind. Es geht um Inklusion in einer Form, die sich nicht schwerpunktmäßig auf Einrichtungen des öffentlichen Lebens konzentriert, sondern auf das direkte Miteinander in der Nachbarschaft. Ursprünglich entwickelt wurde das Konzept mit einem besonderen Blick auf Menschen mit Psychiatrieerfahrung. Es ist in der Praxis allerdings keinesfalls auf eine bestimmte Personengruppe begrenzt (ebd.). Durch verschiedene wissenschaftliche Werke inspiriert stellte auch Kal (ebd., S. 14) sich der Frage „... wie eine ‚Ethik der Differenz' gestaltet werden kann, die dazu motiviert, Werte zu kultivieren, die Respekt vor und Engagement für das Anderssein des Anderen fördern". Sie greift das Verhältnis zwischen Gastgeber und dem Gast als Fremden auf und beschäftigt sich mit deren Rollen und Bedürfnissen. Ebenso Thema sind die Bedingungen, die nötig sind, um das sichtbar und verstehbar zu machen, was unsichtbar und nicht aussprechbar scheint (ebd.).

Hinweis

Das Buch Gastfreundschaft (Kal, 2010) ist die deutsche Übersetzung des Buchs Kwartiermaken und ist im Paranus Verlag erschienen.

Merke

Die Ausführungen zu dem Konzept bleiben an dieser Stelle eher abstrakt. Für einen umfassenden Überblick empfiehlt sich der Artikel ‚Arbeit an einer gastfreundlichen Gesellschaft – Elf Fragen an Doortje Kal zum Kwartiermaken' (Kal & Prins, 2012[1]).

1 Kal, D. & Prins, S. (2012). Arbeit an einer gastfreundlichen Gesellschaft – Elf Fragen an Doortje Kal zum Kwartiermaken. Sozialpsychiatrische Informationen. 42 (13–16). www.kwartiermaken.nl/downloads/Elf_Fragen_an_Doortje_-_Sibylle_Prins.pdf [19.05.2015].

Grundgedanken des Kwartiermaken (Kal & Prins, 2012, S. 14):

- *„Es gibt einen ‚fremden Anderen', der seinen oder ihren Weg in die Gesellschaft nicht so leicht findet. Er erfährt die Gesellschaft als fremd, und wird von ihr auch manchmal als lästig oder fremd erfahren.*
- *Um diesen ‚fremden Anderen' in ihre Mitte aufzunehmen, muss die Gesellschaft an ihrer Gastfreundschaft arbeiten und ihre Ausgrenzungsmechanismen und -strukturen reflektieren. Diese Reflexion wird in vielen Fällen den gewohnten Gang der Dinge aufbrechen. Es muss etwas ‚außerhalb des Gewöhnlichen' für den ‚außergewöhnlichen Anderen' getan werden. Kwartiermaken ist also ein gesellschaftskritisches Unterfangen".*

Grundlage des Konzepts ist nicht die Annahme, die Gesellschaft sei schuld an psychischen Erkrankungen und Störungen. Es ist vielmehr ein Ansatz, den gesellschaftlichen Zusammenhang weiter zu untersuchen und dahingehend zu nutzen, dass der Umgang mit ‚Anderssein' erleichtert statt erschwert wird (ebd.).

Ansätze zur Umsetzung des Konzepts

- ‚Freundschaftsdienste'

Der Ansatz basiert darauf, dass ehrenamtlich Tätige andere Menschen mit Psychiatrieerfahrung regelmäßig besuchen und mit ihnen gemeinsam die „Schwellen der Außenwelt" (ebd.) überwinden. Durch diese Art eines *Freundespaars* werden Begegnung und Unterstützung gefördert.

- ‚Kwartiermaker'

Kwartiermaker versuchen die Bedürfnisse von Menschen herauszufinden, die von Ausgrenzung betroffen sind. Sie versuchen, Barrieren zur Teilhabe zu identifizieren und dann an verschiedenen Stellen des gesellschaftlichen Zusammenlebens einen gastfreundlichen Empfang der von Ausgrenzung Betroffenen herzustellen und für sie zu sensibilisieren. Die Finanzierung erfolgt über eine Anstellung bei psychosozialen Trägern oder der Gemeinde (ebd., S. 15).

- Multilog-Treffen

Das Projekt *Kwartiermaken Zoetermeer* definiert den Multilog folgendermaßen: *„In den Multilogtreffen werden Psychiatrieerfahrene, deren Angehörige, Helfer und Professionelle aus anderen Bereichen, die aufgrund ihrer Arbeit mit psychiatrischen Problemen zu tun haben (Polizei, Mitarbeiter von Wohnungsgesellschaften, Wohlfahrtsmitarbeiter, kirchliche Mitarbeiter, Lehrer etc.) eingeladen, miteinander ins Gespräch zu kommen" (ebd.). Dies ist die Grundlage für offenes Verständnis und für die Überlegungen, wie Barrieren abgebaut und die Nachbarschaft ‚gastfreundlicher' gestaltet werden kann. In Deutschland organisiert die Brücke Neumünster ähnliche Zusammenkünfte unter dem Namen ‚Wandertreffen'"* (Bremer, 2010; zitiert in Kal & Prins, 2012, S. 15).

- ‚Kwartiermakersfestivals'

Es handelt sich hierbei um kulturelle Festivals, bei denen Menschen mit und ohne Psychiatrieerfahrung unter professioneller oder halb-professioneller Anleitung gemeinsam ein Bühnenprogramm verwirklichen. Das Ziel ist die Entstigmatisierung in den Köpfen der Teilnehmer und Zuschauer. Neben vielen positiven Erlebnissen gibt es auch kritische Überlegungen hierzu: Lohnt sich die Investition? Kann ein Stigma dadurch auch ungewollt verstärkt werden (ebd., S. 16)?

Kritische Überlegungen

In welchen Elementen das Konzept tatsächlich mit dem Inklusionsgedanken vereinbar ist, und wo es möglicherweise Unstimmigkeiten gibt, sind zwei interessante Fragen.

Man könnte sich z. B. fragen, ob die Idee des Freundschaftsdienstes nicht doch davon ausgeht, dass die Person mit den Schwierigkeiten irgendwie einen Weg in die Gesellschaft finden muss, nicht aber die Gesellschaft einen Weg zu ihr. Andererseits schafft dieser Ansatz einen direkten realen Kontakt zu Menschen in der Nachbarschaft und basiert auf Sympathie und Unterstützung, ist also keine klassische Fürsorgesituation zwischen Therapeutin und Klientin.

Zu Beginn des Buches kam bereits der Anspruch zur Sprache, jegliche Kategorisierung und Gruppenbildung von Menschen zu vermeiden, um Diskriminierung zu verhindern. Das Konzept Kwartiermaken dagegen nimmt bewusst Menschen mit Psychiatrieerfahrung und ihre Möglichkeiten der Teilhabe in den Blick. Im ersten Moment kann der Eindruck entstehen, dass es doch um eine Integration von Menschen mit Psychiatrieerfahrung in eine bestehende Gesellschaft geht. Bei genauerer Betrachtung löst sich dieser Eindruck jedoch auf. Zum einen wird davon ausgegangen, dass sich alle gemeinsam damit auseinandersetzen, welche Veränderungen das Aufeinandertreffen von Menschen mit verschiedenen Lebenserfahrungen erleichtern können. Dies geschieht durchaus im Sinne des Inklusionsgedankens. Ein weiterer nennenswerter Punkt geht in die Richtung der Äußerung von Hinz (2008, S. 39), wonach auf dem Weg zur Inklusion manchmal die Definition von Gruppen sinnvoll und notwendig sein kann. Im Kwartiermaken wird auch nicht nur von Psychiatrieerfahrenen und den restlichen Menschen ausgegangen (2-Gruppen-Theorie), sondern es gibt viele unterschiedliche Beteiligte am Multilog, mit Erfahrungen aus unterschiedlichen Lebensbereichen. Aus diesem Blickwinkel kann das Konzept durchaus als inklusiv betrachtet werden.

Hinweis

Ergotherapeuten als Kwartiermaker? Eine durchaus denkbare Vorstellung!

Der Kwartiermaker erweckt mit seinem Ziel, Barrieren zu identifizieren und abzubauen, den Eindruck eines Inklusionsbeauftragten. Er tritt ganz im Sinne des Inklusionsgedankens für die Belange von Menschen ein, die dazu aus verschiedenen Gründen nicht selbst in der Lage sind, z. B. weil sie als ‚anders' angesehen und von sich und anderen stigmatisiert werden. Er wirkt also wie ein Wegbereiter mit dem Ziel der Inklusion. Dies entspricht ja auch genau der weiter oben genannten Erläuterung des Wortes Kwartiermaker.

Für Ergotherapeuten auf dem Weg in Richtung Inklusion kann die nähere Auseinandersetzung mit diesem Konzept durchaus lohnenswert sein, denn es entsteht der Eindruck, dass Ergotherapeuten prädestiniert sind für die Rolle des Kwartiermakers.

11.2 Occupational Therapy without Borders (OtwB) – Ergotherapie ohne Grenzen

OtwB ist ein Konzept der Organisation *Spirit of Survivors – Occupational Therapy without Borders (SOS-OtwB)*. Die Organisation nimmt Betätigung als ursprünglichen Fokus der Ergotherapie in den Blick und rückt den bis dato kaum erwähnten Bereich der ergotherapeutischen Arbeit mit Menschen am Rand der Gesellschaft in den Mittelpunkt: geflüchtete Menschen, Kriegsopfer, Gefängnisinsassen usw. Sie führen den Begriff *‚occupational justice'* – ‚Betätigungsgerechtigkeit' und als Gegenstück dazu den der *‚occupational apartheid'* – ‚Betätigungsdeprivation' ein (Kronenberg, Pollard & Simó-Algado, 2005, S. 15–17).
Bei den beiden Veröffentlichungen *Occupational Therapy without Borders – Learning from the spirit of survivors* (ebd.) und *Occupational Therapy without Borders – Volume 2. Towards an Ecology of Occupation-Based Practice* (Kronenberg, Pollard & Sakellariou, 2011) handelt es sich um zwei Herausgeberwerke mit einer großen Sammlung an Ideen und Beispielen aus der Praxis zu betätigungszentrierter Ergotherapie. Die Beiträge gehen weit über die klassische Definition und die übliche Ausdehnung des Berufsfeldes hinaus.
Das erste Buch ist das Ergebnis einer Einladung der Herausgeber an ihre Mitverfasser, sich in einen kritischen Austausch zu begeben, rund um das Thema *‚Entwicklung und Einsatz von Ergotherapie mit marginalisierten Bevölkerungsgruppen aus einer Gesundheitsperspektive der Betätigungsgerechtigkeit'* heraus (Kronenberg, Pollard & Simó-Algado, 2005, S. 15–17). Das Ergebnis ist eine reichhaltige und viel diskutierte Sammlung von Ideen und Beispielen zur Arbeit mit Menschen, deren Zugang zu Betätigung durch Bedingungen wie z. B. Armut und Gewalt oft versperrt ist. Das zweite Buch führt diesen Diskurs weiter und enthält wiederum zahlreiche Beispiele aus der internationalen Praxis. Die einzelnen Beiträge, von denen jeder für sich eine eigene Auseinandersetzung mit Betätigung oder einen eigenen Blickwinkel enthält, geben in ihrer Gesamtheit einen vielfältigen Einblick in die Auseinandersetzung von Ergotherapeuten auf der ganzen Welt mit Betätigung, Inklusion und realen Barrieren zur Teilhabe. Sie enthalten z. B. Kapitel zu Ergotherapie in Verbindung mit dem Konzept der *‚community-based rehabilitation'*. Dabei handelt es sich um einen Ansatz, der speziell für Menschen mit Behinderungen in Gebieten entwickelt wurde, in denen diese Personen keinen Zugang zu jeglicher Form von Gesundheitsversorgung haben (Fransen, 2005). Ein anderer Beitrag beschäftigt sich mit sozialer Ergotherapie aus einer sozio-historischen Perspektive. Die Autoren behandeln u. a. das Aufkommen des sozialen Kontextes in der ergotherapeutischen Betrachtungsweise und thematisieren den möglichen Beitrag der Ergotherapie zur Deinstitutionalisierung in der Gesundheitsversorgung (Dias Barros, Esquerdo Lopes & Garcez Ghirardi, 2005). Auch interessant für die Auseinandersetzung mit Inklusion über den deutschen Tellerrand hinaus sind Beiträge wie *'Situated meaning: a matter of cultural safety, inclusion, and occupational therapy'*, in dem es in einer sehr beispielhaften Form um die kulturelle Ausprägung von ergotherapeutischer Theorie, Wissen und Praxis und die Gefahr kulturell ‚unsicherer' Ergotherapie geht (Iwama, Macdonald & Thomson, 2011).

11.3 „Andere Länder sind schon weiter" – die Umsetzung des Inklusionsgedankens im Bereich Bildung

Als Musterbeispiel der Umsetzung und Implementierung des Inklusionsgedankens im Bildungsbereich möchten wir an dieser Stelle die Provinz New Brunswick im Osten Kanadas nennen (Aktion Mensch, o.J. b), die bereits seit 30 Jahren Inklusion praktiziert (Köpfer, 2013[2]). Seit 1986 hat die Provinz ihr Schulsystem flächendeckend auf einen gemeinsamen Unterricht von Kindern mit und ohne Handicap eingestellt (Trautsch, 2011[3]). Das separierende System, das System der Sonderschulen, wurde abgeschafft und auch getrennte Klassen sind weitestgehend abgeschafft worden. An jeder Schule gibt es ein Team mit sogenannten Method & Resource Teachers. Diese besonders erfahrenen und qualifizierten Pädagogen nehmen eine beratende Funktion im schulischen Setting ein und stehen den regulären Lehrern unterstützend zur Seite. Sie helfen bei allen Fragen, die die Inklusion betreffen – also immer dann, wenn ein Schüler besondere Förderung braucht. Das Team der Method & Resource Teachers erstellt gemeinsam mit dem Klassenlehrer einen sogenannten „Special Education Plan", der alle wichtigen Bausteinen zu einer inklusiven Praxis beinhaltet – angefangen bei Hilfsmitteln bis hin zu einem individuellen Bildungs- und Erziehungsplan. Des Weiteren gibt es in jeder Klasse einen Teacher Assistant, der den Lehrer beim Unterricht unterstützt (z.B. Gruppenarbeiten anleiten) (ebd.).

1991 wurde auch in Italien der gemeinsame Unterricht von Kindern mit und ohne Behinderung flächendeckend eingeführt und gesetzlich verankert. Dass von der gesetzlichen Regelung bis hin zur Umsetzung ein weiter Weg ist, zeigt sich auch in Italien. „Die Handhabung dieser Regelung und ihr Erfolg variiert allerdings stark in den einzelnen Regionen des Landes" (Aktion Mensch, o.J. b). Ein separierendes System wie in Deutschland, gibt es z.B. auch in Österreich. Dort ist aktuell eine hitzige Diskussion über die Abschaffung der Sonderschulen entfacht. Sehr unterschiedlich ist der Umgang mit der Abschaffung der Sonderschulen in den verschiedenen Bundesländern. So werden z.B. in der Steiermark 84% der Kinder mit Förderbedarf an Regelschulen unterrichtet. Im Vergleich dazu sieht es in anderen Bundesländern in Österreich weitaus schlechter aus.

Auch in sogenannten Entwicklungs- und Schwellenländern werden Fortschritte verzeichnet. 2013 konnte in Neu-Delhi, Indien, „... unter schwierigsten Bedingungen die erste nationale Vereinigung von sogenannten ‚Self-Advocates', das heißt von

2 Köpfer, A. (2013). Inklusive Unterstützungsstrukturen und Rollen am Beispiel kanadischer Schulen in den Provinzen New Brunswick, Prince Edward Island und Québec. Zeitschrift für Inklusion (2013) (4). http://www.inklusion-online.net/index.php/inklusion-online/article/view/196/202 [06.09.2015].

3 Trautsch, Matthias, (2011). Von Kanada lernen. Reise ins gelobte Land der Inklusion. Frankfurter Allgemeine Rhein-Main. http://www.faz.net/aktuell/rhein-main/frankfurt/von-kanada-lernen-reise-ins-gelobte-land-der-inklusion-1649799.html?printPagedArticle=true #pageIndex_2 [06.09.2015].

Menschen mit Behinderung, die sich selbst vertreten, gegründet werden" (ebd.[4]). Die nationale Vereinigung wurde von Mitgliedern aus ganz Indien gegründet. Trotz großer Herausforderungen, wie z. B. langen Anreisen oder Sprachbarrieren aufgrund von unterschiedlichen Dialekten, konnten sie ihre Wünsche und Forderungen diskutieren und in einer in einfacher Sprache verfassten Resolution zusammenfassen (ebd.).

In den mittel- und osteuropäischen Ländern wird sehr wenig für die inklusive Bildung getan. In folgenden Ländern werden Kindern mit sonderpädagogischem Förderbedarf noch sehr häufig in separaten Bildungseinrichtungen unterrichtet:

- Deutschland
- Lettland
- Niederlanden

Besonders schwer mit dem Inklusionsgedanken tut sich die Schweiz. Bislang hat der Schweizer Bundesrat die UN-BRK noch nicht unterzeichnet. Das liegt vor allem an dem sehr unterschiedlichen und föderalistisch organisierten Bildungssystem. In Tessin gibt es bereits, ähnlich wie in Italien, seit 30 Jahren eine Schule für alle. Hingegen ist der Weg zu einem inklusiven Bildungssystem in der deutschsprachigen Schweiz noch sehr lang (ebd.).

Woran liegt es aber, dass in Deutschland und anderen mittel- und osteuropäischen Ländern die Entwicklungen, hin zu einem inklusiven Bildungssystem, so schwer fallen? In anderen Ländern wie Neuseeland, England oder Kanada klappt es doch auch. Vor allem die gesetzliche Regelung spielt hierbei eine große Rolle. So sind z. B. in Neuseeland Ergotherapeuten fest im Schulsystem etabliert (Wirth, Schweiger, Zillhardt, Hasselbusch, 2014). Hingegen dürfen in Deutschland Ergotherapeuten als Angehörige des Gesundheitswesens noch immer nur mit einer ärztlichen Überweisung behandeln. Außerhalb der Praxis darf nur in besonderen Fällen behandelt werden, z. B. wenn die Behandlung auf der Verordnung als Hausbesuch gekennzeichnet ist, oder über einen Kooperationsvertrag mit Schulen (ebd., 2014). Interdisziplinäre Leistungen im Rahmen der medizinisch-therapeutischen Versorgung von Schülern mit sonderpädagogischem Förderbedarf an hessischen Förderschulen und inklusiven Unterricht können z. B. in Hessen zusätzlich über die Hessische Arbeitsgemeinschaft für Gesundheitserziehung e. V. abgerechnet werden (HAGE, 2015[5]).

Die nachfolgende Tabelle, die Wirth et al. (2014) in der Zeitschrift ERGOTHERAPIE UND REHABILITATION veröffentlichten, zeigt das ergotherapeutische Arbeiten im schulischen Setting in Deutschland und anderen Ländern im Vergleich.

4 Aktion Mensch. (o. J. b). Andere sind schon weiter. https://www.aktion-mensch.de/magazin/fokus/internationaler_inklusionsvergleich.html [19.08.2014].

5 Hessische Arbeitsgemeinschaft für Gesundheitserziehung e. V. (HAGE) (2015). Abrechnungsformular für Ergotherapeuten. http://www.hage.de/files/ergotherapeuten-abrechnungsformular.pdf [07.04.2015].

Tabelle 12: Ergotherapeutisches Arbeiten im Schulsetting im Vergleich (Wirth et al., 2014)

Ergotherapeutisches Arbeiten in Ländern wie z. B. USA, Neuseeland, Israel	Derzeitige Situation in Deutschland
▪ Schulsysteme, in denen alle Schüler gemeinsam durch die Elementar-, Mittel- und Oberstufe gehen	▪ Dreigliedriges Schulsystem mit Grund-, Haupt- oder Realschulen oder Gymnasien
▪ Keine Förderschulen, oder Schulkinder werden nur auf ausdrücklichen Wunsch der Eltern in einer Förderschule beschult	▪ Sehr gut ausgebautes Förderschulsystem
▪ Es bestehen Gesetzesvorgaben, die die Situation von Schülern mit Förderbedarf im inklusiven Schulumfeld festlegen bzw. verbessern sollen	▪ Aktionspläne zur Umsetzung schulischer Inklusion wurden/werden in jedem Bundesland Deutschlands ausgearbeitet. Therapeutische Dienste sind nur empfohlen (Stellungnahme Deutsche Vereinigung für Rehabilitation [DVfR] zu Art. 24, 2011)
▪ Ergotherapeuten sind Teil des Schulteams (gesetzlich verankert) ▪ Sie sind im Bildungssystem eingebunden und werden darüber finanziert	▪ Ergotherapeuten sind vor allem über fachfremde Anstellungen, über Praxen oder Kooperationsverträge tätig, und sind teilweise abhängig von den Einstellungen der Entscheidungsträger ▪ Sie sind Teil des Gesundheitssystems und werden darüber finanziert – Ausnahme: Präventionsangebote
▪ Verändertes Rollenverständnis: Das Kennen von gesetzlichen Grundlagen und des Schulsystems wird als zentral für die Arbeit im schulischen Setting gesehen	▪ Ein medizinisch-therapeutisch geprägtes Rollenverständnis ▪ Verständnis des Schulsystems ist bisher nicht vordergründig wichtig
▪ Verschiebung der Arbeitsweise (service delivery) von direkter Arbeit am Kind im separaten Raum hin zu – Arbeiten im Klassenraum und im natürlichen Umfeld des Schülers (natural setting) – Beratung oder Anleiten von Personal – Allgemeinen Maßnahmen für alle Kinder (Universal Design für Learning, Response to Intervention)	▪ Arbeitsweise: direktes Therapiemodell – Arbeiten in Form einer Eins-zu-Eins-Behandlung in den Praxisräumen oder evtl. im separaten Raum/Flur der Schule – der Alltagstransfer kann kaum direkt überprüft werden
▪ Direkte Zusammenarbeit mit den Pädagogen ist organisatorisch geregelt, etwa über Arbeitsmodelle wie „Monitoring" und „Consultation" im Rahmen der allgemeinen Arbeitszeit	▪ Zusammenarbeit mit den Pädagogen oft in der Freizeit, meist nur bei hohem persönlichem Engagement aller Beteiligten möglich
Ziel der ergotherapeutischen Intervention: optimale Unterstützung der Kinder im Bildungsprozess für bestmögliche Bewältigung des Schultags	Ziel der ergotherapeutischen Intervention: Verbesserung der Ausführungskomponenten und Grundlagenfunktionen sowie Entwicklung und Erprobung von Strategien, um dann in der Schule zurechtzukommen. Nach Möglichkeit individuell initiierte Zusammenarbeit mit Lehrern/Erziehern/Eltern und Anpassungen der Lebensumwelt

Zusammenfassend kann gesagt werden, dass die meisten Erfahrungen in der Umsetzung des Inklusionsgedankens in anderen Ländern im Bereich der Bildung liegen. In Deutschland steckt die Umsetzung des Inklusionsgedankens noch in den Kinderschuhen. Positiv aber ist zu vermerken, dass in Deutschland z. B. die Sicherung individueller Rechtsansprüche und Rehabilitation und Teilhabe rechtlich verankert ist, wie in Kapitel 2 aufgezeigt wurde.

Literatur

Aselmeier, L. (2008). Community Care und Menschen mit geistiger Behinderung: Gemeinwesenorientierte Unterstützung in England, Schweden und Deutschland. Wiesbaden: VS Verlag für Sozialwissenschaften.

Baron, K., Kielhofner, G., Goldhammer, V. & Wolenski, J. (2011). Benutzerhandbuch für das Occupational Self Assessment (OSA). Dt. Übersetzung: Reinhartz, S. Idstein: Schulz-Kirchner.

Barth, V. (2012). Inklusion in Kindertagesstätten und Ergotherapie. Das Bieler Modell als konzeptionelle Grundlage zur Ermöglichung von Handlungsfähigkeit. Unveröffentlichte Bachelor-Arbeit. Idstein: Hochschule Fresenius.

Berding, J. (2008). Theorien, Werte, Grundlagen. In: Deutscher Verband der Ergotherapeuten (Hrsg.). Ergotherapie im Profil. Karlsbad: Deutscher Verband der Ergotherapeuten e. V., 10–13.

Beyermann, G. (2001). Woher – Wohin? Didaktischer Leitfaden zur Ausbildungsplanung in den Gesundheitsberufen am Beispiel der Ergotherapie. Idstein: Schulz-Kirchner.

Biewer, G. (2009). Grundlagen der Heilpädagogik und inklusiven Pädagogik. Bad Heilbrunn: Julius Klinkhardt.

Boban, I. & Hinz, A. (2003). Index für Inklusion. Lernen und Teilhabe in der Schule der Vielfalt entwickeln. http://www.eenet.org.uk/resources/docs/Index%20German.pdf [22.01.2014].

Boban, I. & Hinz, A. (2004). Qualität des Gemeinsamen Unterrichts (weiter-)entwickeln – Inklusion. Leben mit Down-Syndrom, Heft 45, 10–74.

Boban, I. & Hinz, A. (2013). Der neue Index für Inklusion – eine Weiterentwicklung der deutschsprachigen Ausgabe. http://www.inklusion-online.net/index.php/inklusion-online/article/view/11/11 [12.11.2014]

Böhm, W. (1994). Wörterbuch der Pädagogik (14. Aufl.). Stuttgart: Körner.

Booth, T. (2008). Ein internationaler Blick auf inklusive Bildung. Werte für alle? In: Bundesvereinigung Lebenshilfe für Menschen mit geistiger Behinderung e. V. (Hrsg.). Von der Integration zur Inklusion, Grundlagen – Perspektive – Praxis. Marburg: Lebenshilfe, 53–73.

Bosse, I. & Wacker, E. (2006). Behinderung im Fernsehen. Gleichberechtigte Teilhabe als Leitziel der Berichterstattung. Wiesbaden: Deutscher Universitäts-Verlag.

Braveman, B. et al. (2007). WRI – Benutzerhandbuch für das Worker Role Interview. Version 10.0. Dt. Übersetzung: Dehnhardt, B. & Dehnhardt, J. Idstein: Schulz-Kirchner.

Bundesministerium für Arbeit und Soziales (BMAS) (2011). Unser Weg in eine inklusive Gesellschaft – Der Nationale Aktionsplan der Bundesregierung zur Umsetzung der UN-Behindertenrechtskonvention. https://www.bmas.de/SharedDocs/Downloads/DE/PDF-Publikationen/a740-nationaler-aktionsplan-barrierefrei.pdf?_blob=publicationFile [17.05.2015].

Bundesministerium für Arbeit und Soziales (o. J.). Einfach machen. Gemeinsam die UN-Behindertenrechtskonvention umsetzen. http://www.gemeinsam-einfach-machen.de/BRK/DE/StdS/Home/stds_node.html [27.02.2015]

Bundschuh, K., Heimlich, K. & Krawitz, R. (2007). Wörterbuch Heilpädagogik (3. Aufl.). Bad Heilbrunn: Klinkhardt UTB.

Bürli, A. (1997). Internationale Tendenzen in der Sonderpädagogik – vergleichende Betrachtung mit Schwerpunkt auf den europäischen Raum. Hagen: Fernuniversität (Hagen).

Coqui, U. (2012). Ergotherapie im Netzwerk der Mehrgenerationenhäuser. ET Reha 51(7), 10–14.

Dahl, S., Riedel, J. & Spreth, G. (2011). Reisen mit Paraplegie. Möglichkeiten, Hindernisse, erfolgstherapeutische Beratung. ET Reha (50)4, 12–16.

Deutsches Institut für Medizinische Dokumentation und Information (DIMDI) (2005). ICF. Internationale Klassifikation der Funktionsfähigkeit, Behinderung und Gesundheit. http://www.dimdi.de/dynamic/de/klassi/downloadcenter/icf/endfassung/icf_endfassung-2005-10-01.pdf [30.08.2011].

Deutsche UNESCO-Kommission (DUK) (2009). Inklusion: Leitlinien für die Bildungspolitik. Bonn: Deutsche UNESCO-Kommission.

Deutscher Verband der Ergotherapeuten e. V. (Hrsg.) (2005). Ethikkodex und Standards zur beruflichen Praxis der Ergotherapie. Karlsbad: DVE.

Deutscher Verband der Ergotherapeuten e. V. (Hrsg.) (2008). Ergotherapie im Profil. Karlsbad: DVE.

Deutscher Verband der Ergotherapeuten e. V. (Hrsg.) (2011). Indikationskatalog Ergotherapie. Idstein: Schulz-Kirchner.

Dias Barros, D., Esquerdo Lopes, R. & Garcez Ghirardi, M. (2005). Socio-occupational therapy. A socio-historical perspective. In: Kronenberg, F., Simó-Algado, S. & Pollard, N. (Hrsg.), Occupational Therapy without borders. Learning from the spirit of survivors. London: Elsevier Churchill Livingstone, 140–151.

Eberwein, H. (2008). Zur Entstehung und Entwicklung des Sonderschulwesens – Darstellung und Kritik. In: Eberwein, H. & Mand, J. (Hrsg.). Integration konkret – Begründung, didaktische Konzepte, inklusive Praxis. Bad Heilbrunn: Julius Klinkhardt, 15–25.

Ecarius, J. (2007). Lebenslauf und Erziehung. In: Krüger, H. & Helsper, W. (Hrsg.). Einführung in Grundbegriffe und Grundfragen der Erziehungswissenschaften (8. Aufl.). Opladen: Leske und Budrich, 247–256.

Fischer, A. (2007). Internationale Klassifikation der Funktionsfähigkeit, Behinderung und Gesundheit (ICF). In: Scheepers, C., Steding-Albrecht, U. & Jehn, P. (Hrsg.). Ergotherapie. Vom Behandeln zum Handeln (3. Aufl.). Stuttgart: Thieme, 96–102.

Fisher, A.G. (2006). Assessment of Motor and Process Skills. Vol. 1: Development, Standardization and Administration Manual (6th ed.). Fort Collins, CO: Three Star Press.

Forsyth, K., Simon, S., Salamy, M. & Kielhofner, G. (2011). The Assessment of Communication and Interaction Skills 4.0 (ACIS) – Das Assessment der Kommunikations- und Interaktionsfertigkeiten, Version 4.0. Dt. Übersetzung: Dehnhardt, B. & Dehnhardt, J. Idstein: Schulz-Kirchner.

Fransen, H. (2005). Challenges for occupational therapy in community-based rehabilitation. Occupation in a community approach to handicap in development. In: Kronenberg, F., Simó-Algado, S. & Pollard, N. (Hrsg.). Occupational Therapy without borders. Learning from the spirit of survivors. London: Elsevier Churchill Livingstone, 166–182.

Frühauf, T. (2010). Von der Integration zur Inklusion – ein Überblick. In: Bundesvereinigung Lebenshilfe für Menschen mit geistiger Behinderung e. V. (Hrsg.). Von der Integration zur Inklusion. Grundlagen – Perspektiven – Praxis. Marburg: Lebenshilfe, 11–32.

Gede, H., von Kampen, S., Strebel, H. & Sulzmann-Dauer, I. (2014). Kinder zu Wort kommen lassen: Die adaptierte Version des Canadian Occupational Performance Measure für Grundschulkinder (COPM$^{a\text{-}kids}$). Idstein: Schulz-Kirchner.

George, S., Flotho, W., Dehnhardt, B., Harth, A. & Romein, E. (2009). Derzeitiger Entwicklungsstand rund um das kanadische Modell in Deutschland (2009). In: Jerosch-Herold, C., Marotzki, U., Stubner, B.M. & Weber, P. (Hrsg.). Konzeptionelle Modelle für die Ergotherapeutische Praxis. Heidelberg: Springer, 172–181.

Götsch, K. (2007). Definition, Systematik und Wissenschaft der Ergotherapie. In: Scheepers, C., Steding-Albrecht, U. & Jehn, P. (Hrsg.). Ergotherapie. Vom Behandeln zum Handeln (3. Aufl.). Stuttgart: Thieme, 2–9.

Habermann, C. & Moser, S.F. (2008). Pädagogik mit Behindertenpädagogik. Unterrichts- und Praxisbuch für die Therapiewissenschaften. Idstein: Schulz-Kirchner.

Hagedorn, R. (2000). Ergotherapie – Theorien und Modelle. Die Praxis begründen. Stuttgart: Thieme.

Hajkova, V. (2006a). Anerkannte Subjekte – oder: Akzeptanz/Ressourcenorientierung und Selbstbestimmung. In: Bloemers, W. & Hajkova, V. (Hrsg.). Richtung Inklusion in Europa, Towards Inclusion in Europe. Berlin: Frank & Timme, 95–112.

Hajkova, V. (2006b). Charakteristiken der pluralistischen Gesellschaft am Beispiel Europa. In: Bloemers, W. & Hajkova, V. (Hrsg.). Richtung Inklusion in Europa, Towards Inclusion in Europa. Berlin: Frank & Timme, 113–117.

Heller, B. (2006). Behandlungsprozess. In Becker, H. & Steding-Albrecht, U. (Hrsg.). Ergotherapie im Arbeitsfeld Pädiatrie. Stuttgart: Thieme, 91–100.

Hemmingsson, H., Egilson, S., Hoffman, O. & Kielhofner, G. (2012). Das School Setting Interview, SSI, Version 3.0. Dt. Übersetzung: Berger, B. & Dehnhardt, B. Idstein: Schulz-Kirchner.

Hillmann, K.H. (1994). Wörterbuch der Soziologie (4. Aufl.). Stuttgart: Körner.

Hinz, A. (2002). Von der Integration zur Inklusion – terminologisches Spiel oder Weiterentwicklung? Zeitschrift für Heilpädagogik, 53(9), 354–361.

Hinz, A. (2003). Inklusion – mehr als nur ein neues Wort!? Lernende Schule 23(6), 15–17.

Hinz, A. (2008). Inklusion – historische Entwicklungslinien und internationale Kontexte. In: Hinz, A., Körner, I. & Niehoff, N. (Hrsg.). Von der Integration zur Inklusion. Grundlagen – Perspektiven – Praxis. Marburg: Lebenshilfe, 33–52.

Hinz, A. (2009). Inklusive Pädagogik in der Schule – veränderter Orientierungsrahmen für die Sonderpädagogik!? Oder doch deren Ende? Zeitschrift für Heilpädagogik, Heft 5, 171–179.

Hinz, A. (2010). Inklusion – historische Entwicklungslinien und internationale Kontexte. In: Hinz, A., Körner, I. & Niehoff, N. (Hrsg.). Von der Integration zur Inklusion. Grundlagen – Perspektiven – Praxis. Marburg: Lebenshilfe.

Hucke, B. & Gans, M. (2009). Qualitätsmanagement und Ergotherapie. Idstein: Schulz-Kirchner.

Iwama, M.K., Macdonald R.M. & Thomson N.A. (2011). Situated meaning: a matter of cultural safety, inclusion, and occupational therapy. In: Kronenberg, F. Pollard, N. & Sakellariou, D. (Hrsg.). Occupational Therapy without borders. Volume 2. Towards an Ecology of Occupation-Based Practice. London: Elsevier Churchill Livingstone, 85–92.

Kal, D. (2010). Gastfreundschaft. Das niederländische Konzept Kwartiermaken (2. Aufl.). Neumünster: Paranus.

Kasberg, A. & Köser, P. (2014). Das Ende der Sonderwelten. Die Umsetzung des DVE Aktionsplans aus arbeitstherapeutischer Sicht (Teil 2). ET Reha 53(4), 19–24.

Kielhofner, G., Mentrup, C. & Niehaus, A. (2004). Das „Model of Human Occupation" (MOHO). Eine Übersicht zu den grundlegenden Konzepten und zur Anwendung. In: Jerosch-Herold, C., Marotzki, U., Stubner, B.M. & Weber, P. (Hrsg.). Konzeptionelle Modelle für die ergotherapeutische Praxis (2. Aufl.). Heidelberg: Springer, 56–83.

Kielhofner, G., Mentrup, C. & Langlotz, A. (2012). Checklisten des Model of Human Occupation. Dt. Übersetzung: Mentrup, C. & Langlotz, A. Idstein: Schulz-Kirchner.

Klusen, A. & Letzel, C. (2014). Wir lernen bewegt. Inklusive und gesundheitsfördernde Pädagogik in Kita und Grundschule. Weinheim: Beltz.

Kolster, F. (2009). Handlungsorientierte Diagnostik und Therapie. In: Habermann, C. & Kolster, F. (Hrsg.). Ergotherapie im Arbeitsfeld Neurologie (2. Aufl.). Stuttgart: Thieme, 821–841.

Kolster, F. (o. J.). Handlungsorientierte Diagnostik und Therapie (HoDT). http://ergokolster.de/hodt.html [14.05.2015].

Kosick, P. (2014). Patientenrechtegesetz. http://www.patienten-rechte-gesetz.de/bgb-sgbv/ [06.05.2015].

Kraus, E., Romein, E. & Weise, U. (2015). PEAP, Teil 1: Das Assessment. ET Reha, (54)4, 26–31.

Kraus, E., Romein, E. & Weise, U. (2015a). PEAP, Teil 2: Das Prozessinstrument. Et Reha, (54)5, 14–19.

Kronenberg, F., Pollard, N. & Sakellariou, D. (2011). Occupational Therapy Without Borders – Volume 2. Towards an Ecology of Occupation-Based Practice. London: Elsevier Churchill Livingstone.

Kronenberg, F., Pollard, N. & Simó-Algado, S. (2005). Occupational Therapy without borders. Learning from the spirit of survivors. London: Elsevier Churchill Livingstone.

Law, M., Polatajko, H., Carswell, A., Mc Coll, M.A., Pollock, N. & Baptiste, S. (2009). Das kanadische Modell der „Occupational Performance" und das „Canadian Occupational Performance Measure". In: Jerosch-Herold, C., Marotzki, U., Stubner, B.M. & Weber, P. (Hrsg.). Konzeptionelle Modelle für die ergotherapeutische Praxis (3. Aufl.). Heidelberg: Springer, 156–169.

Law, M. et al. (2015). COPM – Canadian Occupational Performance Measure, 5th Edition. Dt. Übersetzung: Dehnhardt, B., George, S. & Harth, A. Idstein: Schulz-Kirchner.

Lob-Hüdepol, A. (2010). Vielfältige Teilhabe als Menschenrecht – ethische Grundlage inklusiver Praxis. In: Bremer, F., Hansen, H. & Wittig-Koppe, H. (Hrsg.). Teilhabe in Zeiten verschärfter Ausgrenzung? Kritische Beiträge zur Inklusionsdebatte. Neumünster: Paranus, 13–21.

Longrée, A. (2012). Aktionsplan des Deutschen Verbandes der Ergotherapeuten e. V. (DVE) zur UN-Behindertenrechtskonvention (BRK) Teil 1. ET Reha 51(7), 24–28.

Longrée, A. (2012 a). Aktionsplan des Deutschen Verbandes der Ergotherapeuten e. V. (DVE) zur UN-Behindertenrechtskonvention (BRK) Teil 2. ET Reha 51(8), 26–28.

Markowetz, R. (2007). Inklusion und soziale Integration von Menschen mit Behinderungen. In: Cloerkes, G. (Hrsg.). Soziologie der Behinderten – Eine Einführung (3. Aufl.). Heidelberg: Universitätsverlag Winter, 207–277.

Marotzki, U. & Adam, P. (2008). Ergotherapie in der betrieblichen Gesundheitsförderung und Prävention. In: Köhler, K. & Steier-Mecklenburg, F. (Hrsg.). Arbeitstherapie und Arbeitsrehabilitation – Arbeitsfelder der Ergotherapie. Stuttgart: Thieme.

Marotzki, U. & Reichel, K. (2007). Praxismodelle: Steckbrief. In: Scheepers, C., Steding-Albrecht, U. & Jehn, P. (Hrsg.). Ergotherapie. Vom Behandeln zum Handeln (3. Aufl.). Stuttgart: Thieme, 110–126.

Mayer, T. & Kieslinger, C. (2014). Index für die Jugendarbeit zur Inklusion von Kindern und Jugendlichen mit Behinderung. Stuttgart: Institut für angewandte Sozialwissenschaften an der dualen Hochschule Baden-Württemberg.

Mentrup, C. (2007). Model of Human Occupation (MOHO). In: Scheepers, C., Steding-Albrecht, U. & Jehn, P. (Hrsg.). Ergotherapie. Vom Behandeln zum Handeln (3. Aufl.). Stuttgart: Thieme, 127–137.

Miesen, M. (2004). Die berufliche Entwicklung. In: Miesen, M. (Hrsg.). Berufsprofil Ergotherapie 2004. Idstein: Schulz-Kirchner, 27–50.

Möckel, A. (2007). Geschichte der Heilpädagogik (2. Aufl.). Stuttgart: Klett Cotta.

Montag Stiftung Jugend und Gesellschaft (2011). Inklusion vor Ort. Der Kommunale Index für Inklusion – ein Praxishandbuch. Berlin: Eigenverlag des Deutschen Vereins für öffentliche und private Führsorge e. V.

Montag Stiftung Jugend und Gesellschaft (o. J.). Kommunaler Index für Inklusion – Arbeitsbuch. http://www.montag-stiftungen.de/fileadmin/Redaktion/Jugend_und_Gesellschaft/PDF/Projekte/Kommunaler_Index/KommunenundInklusion_Arbeitsbuch_web.pdf [05.09.2015]

Moore-Corner, R., Kielhofner, G., Olson, L. (1998). The Work Environment Impact Scale (WEIS) (Version 2.0). Chicago: Model of Human Occupation Clearinghouse, Department of Occupational Therapy, College of Applied Health Sciences, University of Illinois.

Niehoff, U. (2008). Inklusion – eine Herausforderung für die Lebenshilfe und die Behindertenhilfe. Fachdienst der Lebenshilfe (2/08), 1–6.

O'Brien, C.L. & O'Brien J. (1997). Inclusion as a Force for School Renewal. In: Stainback, G. & Stainback, S. (Hrsg.). Inclusion. A Guide for Educators. Baltimore: Paul Brookes.

Ottinger, D. (2014). Sechs Fragen zum 60-jährigen DVE-Jubiläum. ET Reha 53(10), 28–29.

Priebe, C., Roleff-Correll, N. (2004). Menschenbild. In: Miesen, M. (Hrsg.). Berufsprofil Ergotherapie 2004. Idstein: Schulz-Kirchner, 109–127.

Reichel, K. (2009). Das AOTA-Framework. In: Winkelmann, I. (Hrsg.). Handwerk in der Ergotherapie. Stuttgart: Thieme, 104–110.

Sander, A. (2002). Über die Dialogfähigkeit der Sonderpädagogik: Neue Anstöße durch Inklusive Pädagogik. In: Warzecha, B. (Hrsg.). Zur Relevanz des Dialogs in Erziehungswissenschaft, Behindertenpädagogik, Beratung und Therapie. Münster: LIT, 59–68.

Sander, A. (2008a). Etappen auf dem Weg zu integrativer Erziehung und Bildung. In: Eberwein, H. & Mand, J. (Hrsg.). Integration konkret – Begründung, didaktische Konzepte, inklusive Praxis. Bad Heilbrunn: Julius Klinkhardt, 27–39.

Sander, A. (2008b). Über die Dialogfähigkeit der Sonderpädagogik: Neue Ausstöße durch inklusive Pädagogik. In: Warzecha, B. (Hrsg.). Zur Relevanz des Dialogs in Erziehungswissenschaft, Behindertenpädagogik, Beratung und Therapie. Münster: LIT, 59–68.

Schaub, H. & Zenke K.G. (2000). Wörterbuch Pädagogik (4. Aufl.). München: Deutscher Taschenbuch Verlag.

Scheepers, C. (2007). Ergotherapie im Kontext deutscher Rahmenbedingungen. In: Scheepers, C., Steding-Albrecht, U. & Jehn, P. (Hrsg.). Ergotherapie. Vom Behandeln zum Handeln (3. Aufl.). Stuttgart: Thieme, 41–54.

Scheiber, I. (1996). Ergotherapie in der Psychiatrie (2. Aufl.). Troisdorf: Bildungs-Verlag EINS.

Soltauer Initiative für Sozialpolitik und Ethik in sozialen Arbeitsfeldern (2010). Moralisch aufwärts im Abschwung? UN-Konvention über die Rechte von Menschen mit Behinderungen im Kontext von Sozial- und Wirtschaftspolitik. Großer Wurf in großer Krise? In: Bremer, Hansen, F. Wittig-Koppe, H. (Hrsg.). Teilhabe in Zeiten verschärfter Ausgrenzung? Kritische Beiträge zur Inklusionsdebatte. Neumünster: Paranus, 154–172.

Speck, O. (2010). Schulische Inklusion aus heilpädagogischer Sicht. Rhetorik und Realität. München: Reinhard Ernst.

Stademann, M. (2011). Inklusion im Gesundheitsbereich – Relevanz für die Ergotherapie in Deutschland. Unveröffentlichte Diplom-Arbeit. Idstein: Hochschule Fresenius.

Steinhart, I. (2010). Der Weg zu einer inklusiven Gesellschaft – Herausforderung für alle. In: Bremer, F., Hansen, H. & Wittig-Koppe, H. (Hrsg.). Teilhabe in Zeiten verschärfter Ausgrenzung? Kritische Beiträge zur Inklusionsdebatte. Neumünster: Paranus, 67–77.

Stichweh, R. (2000). Zur Theorie der politischen Inklusion. In: Holz, K. (Hrsg.). Staatsbürgerschaft, soziale Differenzierung und politische Inklusion. Wiesbaden: Westdeutscher Verlag, 161–170.

Strommenger, J. (2012). Möglicher Beitrag der Ergotherapie im Rahmen der UN-Behindertenrechtskonvention – konzeptionelle Erarbeitung zur Umgestaltung eines Idsteiner Spielplatzes im Sinne der Inklusion. Unveröffentlichte Bachelorarbeit. Idstein: Hochschule Fresenius.

Sumsion, T. (Hrsg.) (2002). Klientenzentrierte Ergotherapie. Stuttgart: Thieme.

Theunissen, G. (2007). Empowerment behinderter Menschen: Inklusion – Bildung – Heilpädagogik – Soziale Arbeit. Freiburg: Lambertus.

Theunissen, G. (2009). Empowerment und Inklusion behinderter Menschen. Eine Einführung in Heilpädagogik und Soziale Arbeit. Freiburg im Breisgau: Lambertus.

Theunissen, G. (2010). Inklusion – Für die Behindertenarbeit kritisch buchstabiert. In: Bremer, F., Hansen, H. & Wittig-Koppe, H. (Hrsg.). Teilhabe in Zeiten verschärfter Ausgrenzung? Kritische Beiträge zur Inklusionsdebatte. Neumünster: Paranus, 46–49.

Thiebes, K. (2008). Arbeitsfelder. In: Deutscher Verband der Ergotherapeuten (Hrsg.). Ergotherapie im Profil. Karlsbad: DVE, 22–26.

Tsangaveli, I. (2011). Inklusion und Ergotherapie – Konzept zur Implementierung ergotherapeutischer Ansätze in die inklusive Modellschule „Offene Schule Köln". Unveröffentlichte Diplomarbeit. Idstein: Hochschule Fresenius.

Waas, L. R. (2007). Repräsentation durch (Massen-)Partizipation und (Eliten-)Kompetenz? In: Thaa, W. (Hrsg.). Inklusion durch Repräsentation. Baden-Baden: Nomos, 39–60.

Weber, E. (1999). Grundfragen und Grundbegriffe. Pädagogische Grundvorgänge und Zielvorstellungen – Erziehung und Gesellschaft/Politik (8. Aufl.). Donauwörth: Auer.

Wirth, P., Schweiger, B., Zillhardt, C. & Hasselbusch, A. (2014). Abenteuer Schule. ET Reha 53(1), 25–31.

Wittig-Koppe, H. (2010). Wider die sozialstaatliche Kolonialisierung. In: Bremer, F., Hansen, H. & Wittig-Koppe, H. (Hrsg.). Teilhabe in Zeiten verschärfter Ausgrenzung? Kritische Beiträge zur Inklusionsdebatte. Neumünster: Paranus, 55–66.

Wocken, H. (2011). Zur Philosophie der Inklusion. Zeitschrift für Heilpädagogik, 50(2), 52–59.

Wunder, M. (2010). Inklusion – nur ein neues Wort oder ein anderes Konzept? In: Bremer, F., Hansen, H. & Wittig-Koppe, H. (Hrsg.). Teilhabe in Zeiten verschärfter Ausgrenzung? Kritische Beiträge zur Inklusionsdebatte. Neumünster: Paranus, 22–37.

Zinsmeister, J. & Reischle, B. (2004). Ergotherapie, Ethik und Recht. In Hack, B.M. (Hrsg.). Ethik in der Ergotherapie. Berlin: Springer, 86–106.

Gesetze

Beauftragte der Bundesregierung für die Belange behinderter Menschen (o. J.). Die UN-Behindertenrechtskonvention. Übereinkommen über die Rechte von Menschen mit Behinderungen. https://www.behindertenbeauftragter.de/SharedDocs/Publikationen/DE/Broschuere_UNKonvention_KK.pdf?__blob=publicationFile [16.05.2015].

Bundesministerium der Justiz (1949). Grundgesetz für die Bundesrepublik Deutschland. http://www.gesetze-im-internet.de/bundesrecht/gg/gesamt.pdf [02.08.2011].

Bundesministerium der Justiz (2006a). Allgemeines Gleichbehandlungsgesetz. http://www.gesetze-im-internet.de/bundesrecht/agg/gesamt.pdf [02.08.2011].

SGB II (o. J.). Grundsicherung für Arbeitssuchende. http://www.gesetze-im-internet.de/sgb_2/ [16.05.2015].

SGB V (o. J.). Gesetzliche Krankenversicherung. http://www.sozialgesetzbuch-sgb.de/sgbv/5.html [16.05.2015].

SGB VIII (o. J.). Kinder- und Jugendhilfe. http://www.sozialgesetzbuch-sgb.de/sgbv/8.html [16.05.2015].

SGB IX (o. J.). Rehabilitation und Teilhabe behinderter Menschen. http://www.gesetze-im-internet.de/sgb_9/ [16.05.2015].

Glossar

Advocacy in Action

Eine Bewegung/Gruppierung geistig behinderter Menschen, die für das Recht auf Selbstbestimmung eintreten und in englischsprachigen Ländern wie den USA, Großbritannien und Kanada aktiv sind.

Aktion Mensch e. V.

Die größte Förderorganisation im sozialen Bereich und Soziallotterie in Deutschland. „Aktion Mensch" fördert soziale Projekte, unter anderem Kampagnen mit der Thematik Inklusion. Fokus ist das selbstverständliche Miteinander von Menschen mit und ohne Behinderung in der Gesellschaft.

Aktivitäten des täglichen Lebens (ADL)

(Engl. Activities of Daily Life), ein Grundbegriff im Gesundheits- und Krankenpflegebereich. Beschreibt alltagsbezogene Aktivitäten, die eine Klientin in ihrem Alltag immer wieder durchführt, um die menschlichen Grundbedürfnisse zu erfüllen.

Akutbehandler

Therapeuten, die Klienten in der Frühphase behandeln, also unmittelbar nach dem Auftreten einer Erkrankung.

Allgemeine Erklärung der Menschenrechte

Eine von den Vereinten Nationen entwickelte Absichtserklärung, die die grundlegenden und elementaren Rechte für ein geordnetes „menschliches" Miteinander ermöglichen sollen.

Allgemeines Gleichbehandlungsgesetz (AGG)

Das AGG ist am 18. August 2006 in Kraft getreten mit dem Ziel, Benachteiligungen wegen der ethnischen Herkunft, des Geschlechts, der Religion oder Weltanschauung, einer Behinderung, des Alters oder der sexuellen Identität zu verhindern oder zu beseitigen.

Assistenz

Aus den Bürgerrechtsbewegungen „Independent Living" in den USA und „Selbstbestimmt-Leben" in Deutschland und Österreich entstandener Begriff. Das Assistenzmodell beschreibt wie Personen Menschen mit einer Behinderung professionell dabei unterstützen, ein selbstbestimmtes Leben zu führen.

Awareness

beschreibt das Krankheits- oder Störungsbewusstsein der Klientin, hat eine besondere Bedeutung in der Handlungsorientierten Diagnostik und Therapie (HoDT).

Barriere

beschreibt ein Hindernis, das einen Zugang zur Inklusion verhindert oder beeinträchtigt. Hier sind nicht nur bauliche Barrieren gemeint, sondern auch sprachliche, soziale, aufgabenbezogene oder institutionelle Barrieren.

Barrierefreiheit

gewährleistet die gesellschaftliche Teilhabe aller Menschen. Im Sinne der Inklusion umfasst Barrierefreiheit nicht nur bauliche Maßnahmen, also umweltbezogene Barrieren, sondern beschreibt auch die Gewährleistung von Zugangswegen jeglicher Art in den Bereichen Selbstversorgung, Produktivität und Freizeit.

Behindertengleichstellungsgesetz (BGG)

Das Behindertengleichstellungsgesetz ist am 1. Mai 2002 in Kraft getreten mit dem Ziel der Gleichstellung behinderter Menschen und der Herstellung barrierefrei gestalteter Lebensbereiche. Behinderte Menschen sollen zu allen Lebensbereichen einen umfassenden Zugang haben und nicht diskriminiert werden.

Betätigung

ist wesentlicher Bestandteil des Menschseins und bezeichnet als Kernkonzept der Ergotherapie die individuelle Gesamtheit der bedeutungsvollen Aktivitäten im Leben einer Klientin. Es wird von einem engen Zusammenhang zwischen Betätigung und Teilhabe ausgegangen. Betätigung im ergotherapeutischen Kontext ist sowohl Ziel als auch Behandlungsmedium.

Bewusstseinsbildung

ist in der UN-Behindertenrechtskonvention unter einem eigenen Paragrafen als Schritt in Richtung Inklusion und Teilhabe genannt. Im DVE-Aktionsplan und in diesem Buch werden ergotherapeutische Aufgaben zur Umsetzung von Inklusion u. a. im Bereich Bewusstseinsbildung identifiziert.

Bezugswissenschaften

Die Grundlagen der ergotherapeutischen Arbeit finden sich in verschiedenen Bezugswissenschaften; hierzu gehören z. B. Psychologie, Pädagogik, Medizin etc. In Abgrenzung dazu beschäftigt sich die Occupational Science mit dem ergotherapeutischen Konstrukt Betätigung als zentralem Forschungsgegenstand.

Bio-psycho-soziales Modell der Gesundheit

Modell zur Beschreibung von Faktoren zum Erhalt und zur Förderung von Gesundheit. Krankheit wird als Folge multifaktorieller Einflüsse im Leben einer Person gesehen, der subjektiv empfundene Gesundheitszustand variiert auf einem Kontinuum zwischen Gesundheit und Krankheit. Das bio-psycho-soziale Modell der Gesundheit steht im Gegensatz zu einem medizinisch-reduktionistischen Modell.

Community-based rehabilitation

Ein Ansatz der gemeindebasierten Versorgung, der sich speziell in Gebieten ohne ausreichenden Zugang zu gesundheitlicher Versorgung entwickelt hat.

Community Care

Ansatz der gemeinwesenbasierten Unterstützung für Menschen mit Behinderung.

Crowdfunding

Das Prinzip des Crowdfundings beschreibt die Finanzierung konkreter Projekte durch Spenden mehrerer Personen, die nicht zwangsläufig in Verbindung zu dem Projekt stehen. Diese Art der Finanzierung wird z. B. über Internetportale organisiert. In der Regel wird das Projekt in der Planungsphase beschrieben und der Spendenbeitrag kann frei variiert werden. Es kommt zur Zahlung der Einzelspenden, wenn die zuvor festgelegte benötigte Mindestsumme erreicht wurde.

Deutsche UNESCO-Kommission e. V. (DUK)

Die Deutsche UNESCO-Kommission wurde am 12. Mai 1950 gegründet. Sie fungiert als Mittlerorganisation für multilaterale Politik in Bildung, Wissenschaft, Kultur und Kommunikation. Sie unterstützt und berät die Bundesregierung, den Bundestag und andere Stellen bezüglich Fragestellungen, die sich aus der Mitgliedschaft in der UNESCO ergeben. Leitziele der DUK sind: Vielfalt fördern – Erbe wahren – nachhaltige Entwicklung gestalten.

Deutscher Bildungsrat

Eine Nachfolgeorganisation des Deutschen Ausschusses für das Erziehungs- und Bildungswesen. Wurde im Jahr 1965 von Bund und Ländern gegründet und 1995 aufgelöst. Ziel war die bundesweite Bildungsplanung.

Discemotorik

Ein Konzept für eine inklusive und gesundheitsfördernde Pädagogik. Es verbindet ergotherapeutische und psychomotorische Elemente zu einem ganzheitlichen Lernansatz in Gruppen.

DVE Aktionsplan zur Umsetzung der UN-BRK

Im Mai 2012 veröffentlicht. Der Fokus liegt auf elf der 50 BRK-Artikel und umfasst vier Handlungsfelder, die nach Einschätzung des DVE gerade für die ergotherapeutische Tätigkeit prädestiniert sind, um eine gleichberechtigte Teilhabe von Menschen mit Behinderung zu ermöglichen.

Empowerment

(Ermächtigung, Übertragung von Verantwortung) Strategien und/oder Maßnahmen um die Autonomie und ein selbstbestimmtes Leben von Menschen zu erhöhen.

Erklärung von Jomtien

Abschlusserklärung der UNESCO-Weltkonferenz für Bildung in Jomtien (Thailand) 1990. In dieser wurde erstmals der Leitsatz ‚Bildung für alle' geprägt und der Status von Bildung als Menschenrecht bestätigt.

Europäischer Sozialfonds (ESF)

Wichtiges Finanzierungsinstrument der Europäischen Union. Zielsetzung ist die Unterstützung von Beschäftigungsmaßnahmen in den jeweiligen Mitgliedsstaaten und des wirtschaftlichen und sozialen Zusammenhaltes.

Evidenz

Die Gesamtheit an klinisch-therapeutischen Erfahrungen und Informationen aus wissenschaftlichen Studien, die einen Sachverhalt verifizieren oder falsifizieren. Im therapeutischen Setting wird auch zwischen interner (persönliche und berufliche Erfahrungen) und externer Evidenz (wissenschaftliche Studien etc.) unterschieden.

Evidenzbasierte Praxis

Die Vorgehensweise des Therapeuten, jede Intervention auf der Basis der besten zur Verfügung stehenden Daten wissenschaftlicher Nachweise zu gestalten.

Exklusion

(Ausschluss, Ausgrenzung) bezeichnet den Gegensatz von Inklusion. Ein Mensch wird in seiner Teilhabe ausgeschlossen, dabei besteht ein enger Zusammenhang zu Diskriminierung in unterschiedlicher Form.

Exklusionsquoten

Der Anteil von Faktoren, die zu einem Ausschluss oder einer Ausgrenzung führen oder führen können.

Exklusionsrisiken

Faktoren, die zu Auschluss/Ausgrenzung führen oder führen können und somit eine Teilhabe nicht mehr ermöglichen.

Fördermittel-Blog für gemeinnützige Organisationen

Ein öffentliches Internetverzeichnis der Bundesländer rund um das Thema Fördermittel für Non-Profit-Organisationen.

Fördermitteldatenbank des Bundes

Eine Datenbank über Förderprogramme und Finanzhilfen des Bundes, der Länder und der EU.

Förderquoten

Der Anteil der Menschen, die eine Förderung benötigen.

Förderschule

Eine Schulart für Kinder und Jugendliche, die in ihren Bildungs-, Entwicklungs- und Lernmöglichkeiten als mehr oder weniger schwer behindert bezeichnet bzw. eingestuft werden. Es gibt verschiedene Förderschultypen. In diesen wird ein sonderpädagogischer Unterricht angeboten, der speziell auf die jeweiligen Beeinträchtigungen zugeschnitten sein soll.

Freinet-Pädagogik

Eine Richtung der Reformpädagogik, die von dem Franzosen Celestin Freinet (1896–1966), Volksschullehrer und Reformpädagoge, entwickelt wurde. Das pädagogische Freinet-Konzept stellt die Selbstverantwortung der Schüler während des Unterrichts in den Mittelpunkt.

Freizeitaktivitäten

Aktivitäten, die in einer freien Zeit zur Erholung, Bewegung, zum Wissenserwerb etc. unternommen werden können. Die Zuordnung zum Bereich Freizeit, Produktivität oder Selbstversorgung geschieht individuell.

Gemeinwesenorientierte Prävention und Gesundheitsförderung

Verschiedene Ansätze befassen sich mit der Dezentralisierung von Prävention und Gesundheitsförderung. In diesem Zusammenhang steht auch die gemeinwesenorientierte Prävention und Gesundheitsförderung.

Grundgesetz der Bundesrepublik Deutschland (GG)

wurde vom Parlamentarischen Rat, dessen Mitglieder von den Landesparlamenten gewählt worden waren, am 8. Mai 1949 beschlossen und von den Alliierten genehmigt. Es steht im Rang über allen anderen deutschen Rechtsnormen.

Handlungsfähigkeit

wird als die Fähigkeit verstanden, im Alltag die individuell bedeutungsvollen Aktivitäten entsprechend der eigenen Vorstellung bestmöglich ausführen zu können.

Handlungstheorien

beschäftigen sich mit der Bedeutung und den Zusammenhängen rund um die Handlungen im Leben eines Menschen. In den Handlungstheorien werden die Aktivitäten als Handlungen bezeichnet, mit denen Menschen zielgerichtet und bewusst auf ihre Umwelt einwirken.

Häusliche Aktivitäten des täglichen Lebens

Alle Aktivitäten, die die Klientin in ihrem häuslichen Setting durchführt. Hierbei handelt es sich um Grundbedürfnisse, wie z. B. essen, trinken, waschen, zur Toilette gehen etc.

Heilmittelerbringer

Berufsgruppen, die eine ärztlich verordnete medizinische Dienstleistung erbringen, wie z. B. Ergotherapeuten, Physiotherapeuten, Logopäden.

Heilpädagogik

Eine Richtung der Pädagogik. Grundgedanke der Heilpädagogik ist die „Ganzheitlichkeit". Es wird der ganze Mensch (mit seinen Fähigkeiten, Problemen und Ressourcen sowie seinem sozialen Umfeld) bei der Bearbeitung und Lösung von Problemstellungen betrachtet und einbezogen.

Heterogenität

bezeichnet die Unterschiedlichkeit, Uneinheitlichkeit, Andersartigkeit im Gegensatz zur Homogenität. Im Sinne der Inklusion auf Personengruppen bezogen, z. B. auf Religion, Herkunft, Aussehen, Geschlecht etc.

Independent-Living-Bewegung

In den USA reichen die Anfänge der Bewegung zurück bis in die 1960er Jahre. Fokus war die Entwicklung eines Konzepts für ein autonomes Wohnen behinderter Menschen in der Gemeinde.

Index für Inklusion in Schulen (Bildungseinrichtungen)

wurde von Tony Booth und Mel Ainscow entwickelt und 2000 in erster Auflage publiziert. Prof. Dr. Andreas Hinz und Ines Boban übersetzten den Index für Inklusion 2003 ins Deutsche. Er beinhaltet eine Sammlung von Materialien, Aussagen und Fragen zur Umsetzung von Inklusion und gibt Hilfestellung zur systematischen Entwicklung einer inklusiven Schullandschaft. Der Leitfaden dient auch zur Reflexion und Evaluation der bisherigen Ergebnisse und des Inklusionsprozesses.

Index-Prozess

beschreibt den Prozess der Umsetzung von Inklusion mithilfe eines Index.

Index-Team

beschreibt die Personen, die den Index-Prozess in allen Phasen vorbereiten und koordinieren. Das Index-Team kann, muss aber nicht Teil der Zielgruppe des Prozesses sein.

Initiative Inklusion

Im Rahmen des Nationalen Aktionsplans zur Umsetzung der UN-BRK entstandene Initiative mit Maßnahmen zur Förderung der Teilhabe schwerbehinderter Menschen am Arbeitsleben auf dem allgemeinen Arbeitsmarkt.

Inklusion

will alle Dimensionen von Heterogenität in den Blick nehmen und gemeinsam betrachten. Dabei kann es um unterschiedliche Fähigkeiten, Geschlechterrollen, ethnische Herkunft, Nationalitäten, Erstsprachen, soziale Milieus, Religionen und weltanschauliche Orientierungen, körperliche Bedingungen oder anderes mehr gehen. Charakteristisch ist dabei, dass Inklusion sich gegen dichotome Vorstellungen wendet, die jeweils zwei Kategorien konstruieren: Deutsche und Ausländer, Männer und Frauen, Behinderte und Nichtbehinderte, Reiche und Arme usw.

Inklusive Pädagogik

Ein Ansatz der Pädagogik. In einem inklusiven Bildungssystem lernen alle Kinder zusammen, unabhängig von ihrer Behinderung, Herkunft etc. Homogene und separierende Lerngruppen werden nicht gebildet.

Inklusive Schule

Eine Schule, in der alle Kinder zusammen lernen.

Integration

Das Einbezogenwerden als neues Mitglied in ein bestehendes Konstrukt, eine bestehende Gruppe.

Integrationsamt

Amt für die Sicherung der Integration schwerbehinderter Menschen im Arbeitsleben.

International Classification of Functioning, Disability and Health (ICF)

Die Internationale Klassifikation der Funktionsfähigkeit, Behinderung und Gesundheit ist eine Klassifikation der Weltgesundheitsorganisation (WHO). Mit der ICF können die bio-psycho-sozialen Aspekte von Krankheitsfolgen unter Berücksichtigung der Kontextfaktoren systematisch erfasst werden.

Jenaplan-Pädagogik

Ein von Peter Petersen (1884–1952) begründetes Schulentwicklungskonzept. Ein Bereich der Reformpädagogik. Fokus hierbei sind unter anderem altersgemischte Gruppen und das jahresübergreifende Lernen.

Kommunale Aktionspläne für Inklusion

Aktionspläne, die auf die jeweiligen Landkreise, Kommunen, Städte angepasst sind und für diese entwickelt wurden. In vielen Städten werden Aktionspläne entwickelt.

Kultusministerkonferenz (KMK)

Ein Zusammenschluss der für Bildung und Erziehung, Hochschulen und Forschung sowie kulturelle Angelegenheiten zuständigen Minister bzw. Senatoren der Länder.

Kulturelle Voraussetzungen
Gesamtheit der Gewohnheiten, Einstellungen und Einrichtungen, die sich auf Familie, staatliche Gestaltung, Wirtschaft, Arbeit, Ethik, Rechtswesen, Denken, Kunst, Religion u. ä. beziehen

Kwartiermaken
Ein Konzept aus den Niederlanden, das sich mit einer gastfreundlichen Nachbarschaftskultur auseinandersetzt, in der ein gegenseitiges Willkommenheißen von Menschen mit und ohne Psychiatrieerfahrung praktiziert wird.

Lebensbereiche
So werden die verschiedenen Settings bezeichnet, in denen Menschen ihre Zeit verbringen: ADL, Arbeit/Beruf bzw. Schule/Ausbildung, Freizeit, Spiel. In der ergotherapeutischen Definition gehen wir von den Bereichen der Selbstversorgung, Produktivität, Freizeit aus.

Leistungen zur Teilhabe
Werden im SGB IX unter § 4 aufgeführt. Sie beschreiben und gewährleisten die Teilhabe behinderter Menschen am Arbeitsleben und das Leben in der Gesellschaft.

Marginalisierte Gruppen
Gruppen, die an den Rand der Gesellschaft gedrängt, ausgegrenzt werden.

Materielle Voraussetzungen
Darunter werden die räumlich-zeitlichen Bedingungen, Gegenstände und Materialien sowie finanzielle Voraussetzungen verstanden.

Medizinisch-reduktionistisches Modell von Krankheit
Modell zur Erklärung der Ursachen von Krankheit, die als objektiv messbar betrachtet wird. Als Ursache für Krankheit kommen externe Erreger wie Viren und Bakterien infrage. Gesundheit wird definiert als die Abwesenheit von Krankheit. Das Modell steht im Gegensatz zum bio-psycho-sozialen Modell der Gesundheit.

Mehrgenerationenprojekte
Generationenübergreifende Projekte oder Angebote.

Method- and Resource Teachers
Erfahrene und qualifizierte Pädagogen, die eine beratende Funktion im schulischen Setting einnehmen und regulären Lehrern unterstützend zur Seite stehen.

Montag Stiftung Jugend und Gesellschaft
Eine eigenständige gemeinnützige Stiftung im Verbund der Montag Stiftungen. Getragen von einer inklusiven Grundhaltung engagiert sie sich für die Gestaltung eines Gemeinwesens, in dem alle Menschen gleichberechtigt am gesellschaftlichen Leben teilhaben können.

Netzwerk Selbsthilfe e. V.

ist Begründer eines solidarischen Förderfonds, der durch seine Mitglieder getragen wird. So können Projekte gefördert und unterstützt werden, die sich für eine solidarische und lebenswerte Gesellschaft einsetzen.

(Nicht)-Diskriminierung

bezeichnet eines der Merkmale inklusiver Grundannahmen: Ein Fokus liegt auf dem Erkennen von Diskriminierung in jeglicher Form, mit dem Ziel, diese durch strukturelle Veränderungen auf unterschiedlichen Ebenen zu verhindern.

Occupational Opportunities for Refugees & Asylum Seekers Inc. (OOFRAS)

Organisation, die sich mit der ergotherapeutischen Versorgung von geflüchteten Menschen in Australien beschäftigt.

Occupational Therapy without Borders (OtwB)

Ein Projekt der Organisation Spirit of Survivors (SOS). Fokus ist der Bereich der ergotherapeutischen Arbeit mit Menschen in marginalisierten Gruppen bzw. in marginalisierenden Settings.

Patientenrechtegesetz (Gesetz zur Verbesserung der Rechte von Patientinnen und Patienten)

Im Februar 2013 in Kraft getreten. Sinn des PRG ist laut der Bundesregierung, die Position der Patienten gegenüber Leistungserbringern, z. B. Ärzten und Krankenhäusern sowie den Krankenkassen zu stärken.

Präventionsgesetz

Der Deutsche Bundestag hat am 18.06.2015 das Gesetz zur Stärkung der Gesundheitsförderung und der Prävention (Präventionsgesetz – PrävG) verabschiedet. Ziel ist es, die Grundlagen für eine stärkere Zusammenarbeit der Sozialversicherungsträger, Länder und Kommunen in den Bereichen Prävention und Gesundheitsförderung für alle Altersgruppen und in vielen Lebensbereichen zu gewährleisten.

Primärprävention

Alle Maßnahmen oder Verhaltensweisen, die dazu beitragen eine Krankheit zu verhindern bzw. ihre Entstehung zu verlangsamen.

Quartiersmanagement

Stadtteilmanagement. Ein nach Möglichkeit partizipatives Verfahren in der Stadtentwicklung.

Reformpädagogik

Eine Richtung der Pädagogik seit dem Beginn des 20. Jahrhunderts. Prägte den alternativen Schulunterricht, wie z. B. den offenen Unterricht, den altersübergreifenden Unterricht etc.

Rehabilitation

Rehabilitation bezeichnet Wiederherstellung, in diesem Fall von Funktionen und Fähigkeiten oder von Betätigung und Teilhabe in verschiedenen Lebensbereichen.

Salamanca-Erklärung

stellt den weltweiten Konsens über zukünftige Richtungen der Pädagogik, insbesondere für Kinder mit besonderen Bedürfnissen, dar. Auf der Salamanca-Konferenz (1994) wurden im Sinne des Leitsatzes „Bildung für alle" (Erklärung von Jomtien) grundlegende politische Änderungen besprochen, um integrative Pädagogik zu fördern. Es wurde als notwendig erachtet, auf eine Schule für alle hinzuarbeiten.

Selbstbestimmung

meint grundsätzlich die Möglichkeit in verschiedenen Lebensbereichen Entscheidungen zur Wahrung und Berücksichtigung der eigenen Interessen und Bedürfnisse treffen zu können. In verschiedenen Konzepten ist das Konstrukt der Selbstbestimmung unterschiedlich ausgeweitet. In der Inklusion ist Selbstbestimmung von Menschen sowohl Ziel als auch Grundlage für den Veränderungsprozess im Sinne von Inklusion.

Separation

Ausgrenzung, Absonderung eines Individuums. Im Kontext der Pädagogik die Ausgrenzung/Absonderung eines Kindes von der Regelschule. In der Phase der Separation erfolgte die Ausbildung von Kindern mit einer Behinderung in besonderen Einrichtungen.

Sonderpädagogik

Teildisziplin der Pädagogik. Setzt sich mit der Theorie und Praxis der Erziehung, Bildung und Rehabilitation von Menschen mit Behinderungen und besonderem Förderbedarf auseinander.

Sonderschule

bezeichnet eine Schule mit pädagogischen Angeboten, die die Bedürfnisse von Kindern mit Behinderungen unterschiedlicher Form berücksichtigen. Ursprünglich erste und einzige Möglichkeit zur Beschulung von Kindern, die nicht die Anforderungen für einen Regelschulbesuch erfüllen.

Sozialgesetzbuch (SGB)

Kodifikation des Sozialrechts. Gliedert sich in 12 Bücher mit in sich fortlaufenden Paragrafen. Das SGB regelt im Wesentlichen alle Bereiche des Sozialrechts, wie z. B. Sozialversicherung, staatliche Leistungen etc.

Special Education Plan

Ein individueller, auf die Bedürfnisse der Kinder angepasster Lernplan (in Regelschulen).

Systemtheorien

Theorien über die wechselseitigen Einflüsse einzelner Komponenten eines Systems und über die Reaktion auf externe Einflüsse. Grundsätzlich wird davon ausgegangen, dass innerhalb eines Systems alle Einzelkomponenten miteinander in Verbindung stehen und Veränderungen an einer Stelle sich immer auf das ganze System und seine Operationsweise auswirken. Systemtheorien sind Grundlage für verschiedene ergotherapeutische Modelle, wie z. B. MOHO und KAWA. Erkennbar ist dies z. B. daran, dass der Mensch in diesen Modellen nicht als isoliertes Wesen, sondern in unterschiedlichem Maße als Teil seiner Umwelt betrachtet wird.

Teilhabe – Partizipation

Teilhabe bezeichnet das Einbezogensein in unterschiedlicher Form und die individuell sinnvolle Betätigung in verschiedenen gesellschaftlichen Settings. Teilhabe ist Ziel und Methode in der Umsetzung von Inklusion.

Top-down-Ansatz

Ein betätigungsorientierter Behandlungsansatz in der Ergotherapie, der sich z. B. an den übergeordneten Ebenen der ICF orientiert. In Befunderhebung und Therapieplanung stehen die Klientin, deren Teilhabe und konkrete Alltagssituationen im Fokus, im Gegensatz zu einem Ansatz auf Körperfunktions- und Körperstrukturebene.

Tragweite von Inklusion

bezeichnet in diesem Buch die Tragweite einer konsequenten Umsetzung von Inklusion. Inklusion lässt sich nicht auf einen Lebensbereich beschränken, entsprechend erstreckt sich die Tragweite der Umsetzung u. a. über die politische, professionelle, persönliche, gesellschaftliche Ebene.

UN-Behindertenrechtskonvention (UN-BRK)

Das Menschenrechtsübereinkommen der Vereinten Nationen, das am 13. Dezember 2006 von der Generalversammlung der Vereinten Nationen beschlossen wurde und am 3. Mai 2008 in Kraft getreten ist. Die UN-BRK beinhaltet neben den allgemeinen Menschenrechten auch eine Vielzahl spezieller, auf die Lebenssituation behinderter Menschen abgestimmter Regelungen.

UNESCO

Organisation der Vereinten Nationen für Bildung, Wissenschaft und Kultur (engl.: United Nations Educational, Scientific and Cultural Organization), eine von 16 Sonderorganisationen der Vereinten Nationen. Aktuell sind 195 Mitgliedstaaten in der UNESCO vertreten. Hauptaufgabe der UNESCO ist die Förderung der Zusammenarbeit zwischen den Völkern in den Bereichen Bildung, Wissenschaft und Kultur, als Beitrag zu Frieden und Sicherheit.

Vielfalt

bezeichnet im Zusammenhang mit Inklusion die menschliche Vielfalt innerhalb gesellschaftlicher Gruppen in verschiedenen Lebensbereichen. Eines der Hauptmerkmale des Inklusionsgedankens ist das Bestreben nach einem respektvollen und bereichernden Miteinander von Menschen mit unterschiedlichen Interessen und Bedürfnissen.

Wohnraumanpassung

Bauliche Veränderungen, Maßnahmen im häuslichen Setting oder das Anbringen von Hilfsmitteln, um dem Menschen eine größtmögliche Autonomie, Selbstständigkeit und Teilhabe zu ermöglichen.

Sammeln von Informationen

Interview , Beobachtung , Testverfahren

Informationen analysieren

Probleme identifizieren

ergotherapeutische Prozess nach Hagedorn